JN295780

シッダーマスターが示す悟りへの道

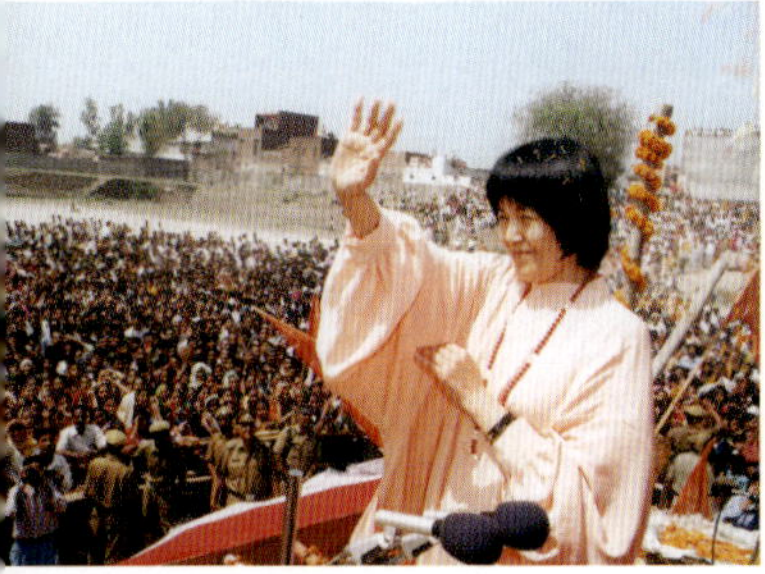

ヨグマタ・相川圭子

たま出版

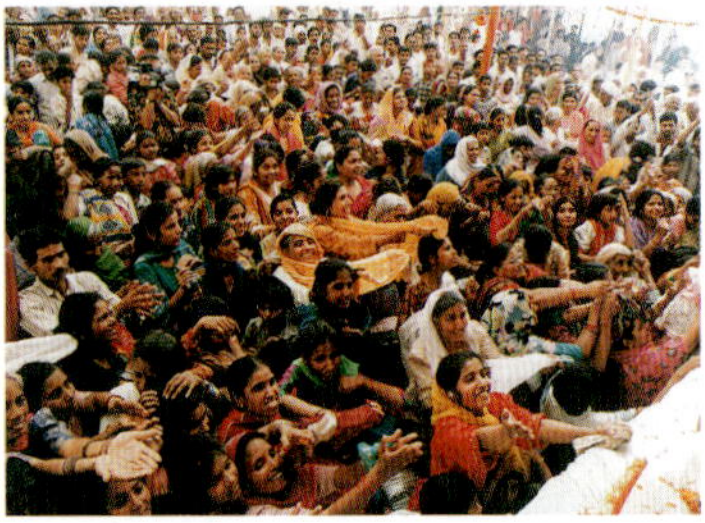
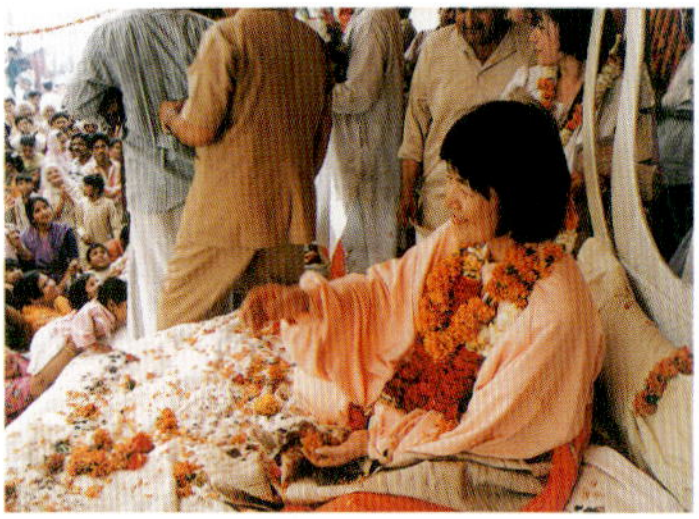

1991年から毎年行われている世界平和と地球環境浄化のための公開サマディは、2005年秋に17回目を迎えました。

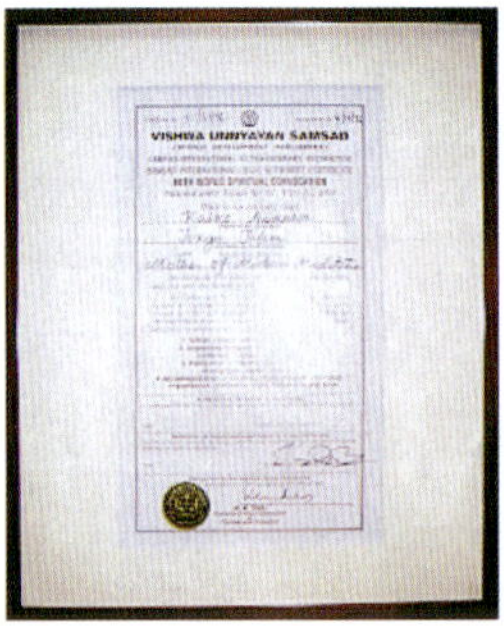

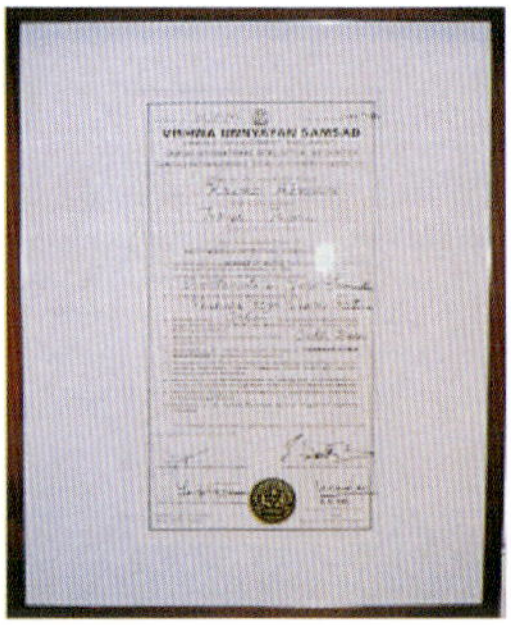

インド政府および聖者協会から、世界で2名しかいない「サマディマスター」のタイトル、「ヨグマタ」(ヨガの母)「現代瞑想の母」の尊称、「シュリーマ・マハ・マンドレシュワリ」(偉大なる宇宙のマスター)の称号をいただきました。

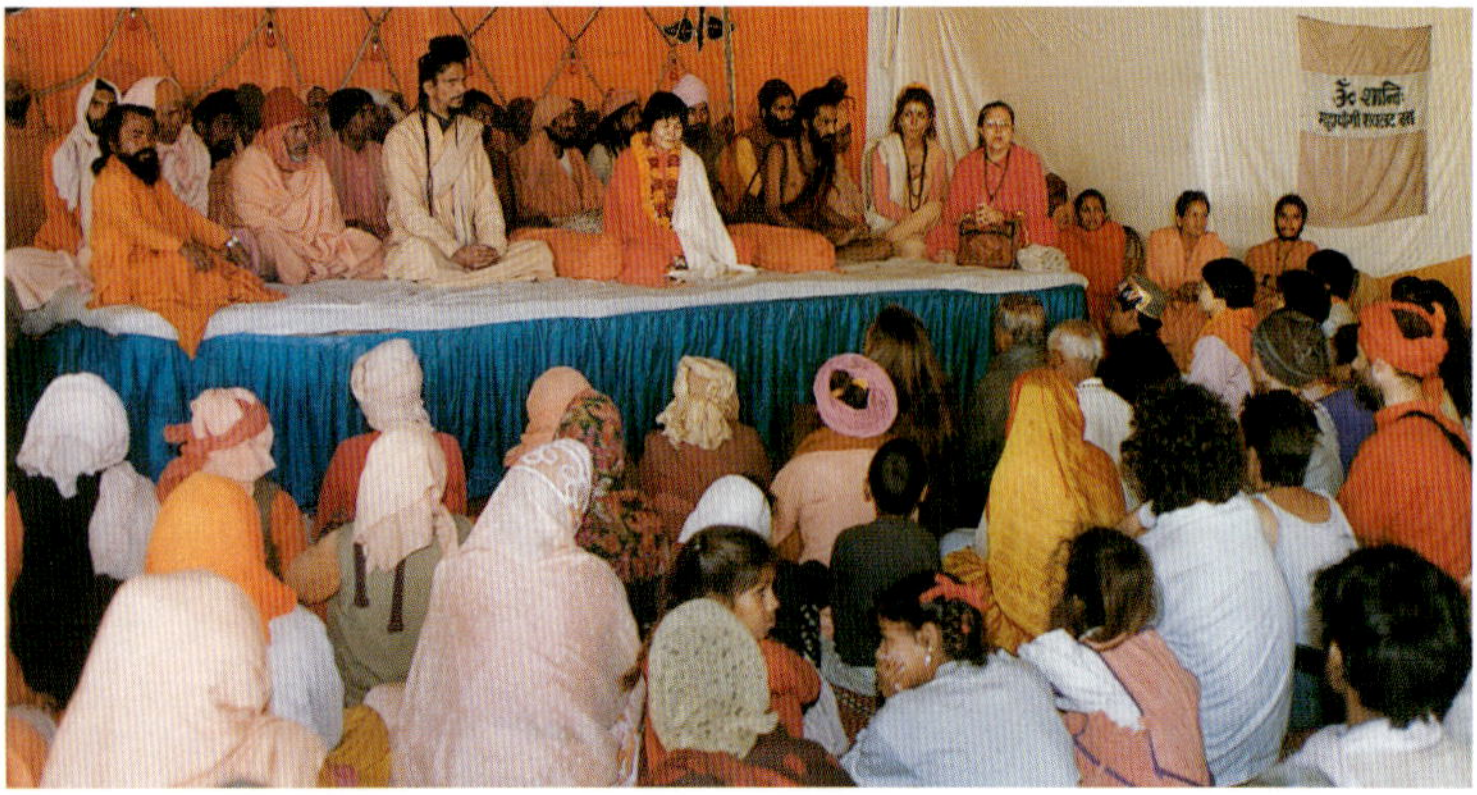

インドのスピリチュアルコンファレンスの様子。今も世界各国を訪問し、平和と愛のメッセージを伝え、サマディ、悟りへの道を示しています。

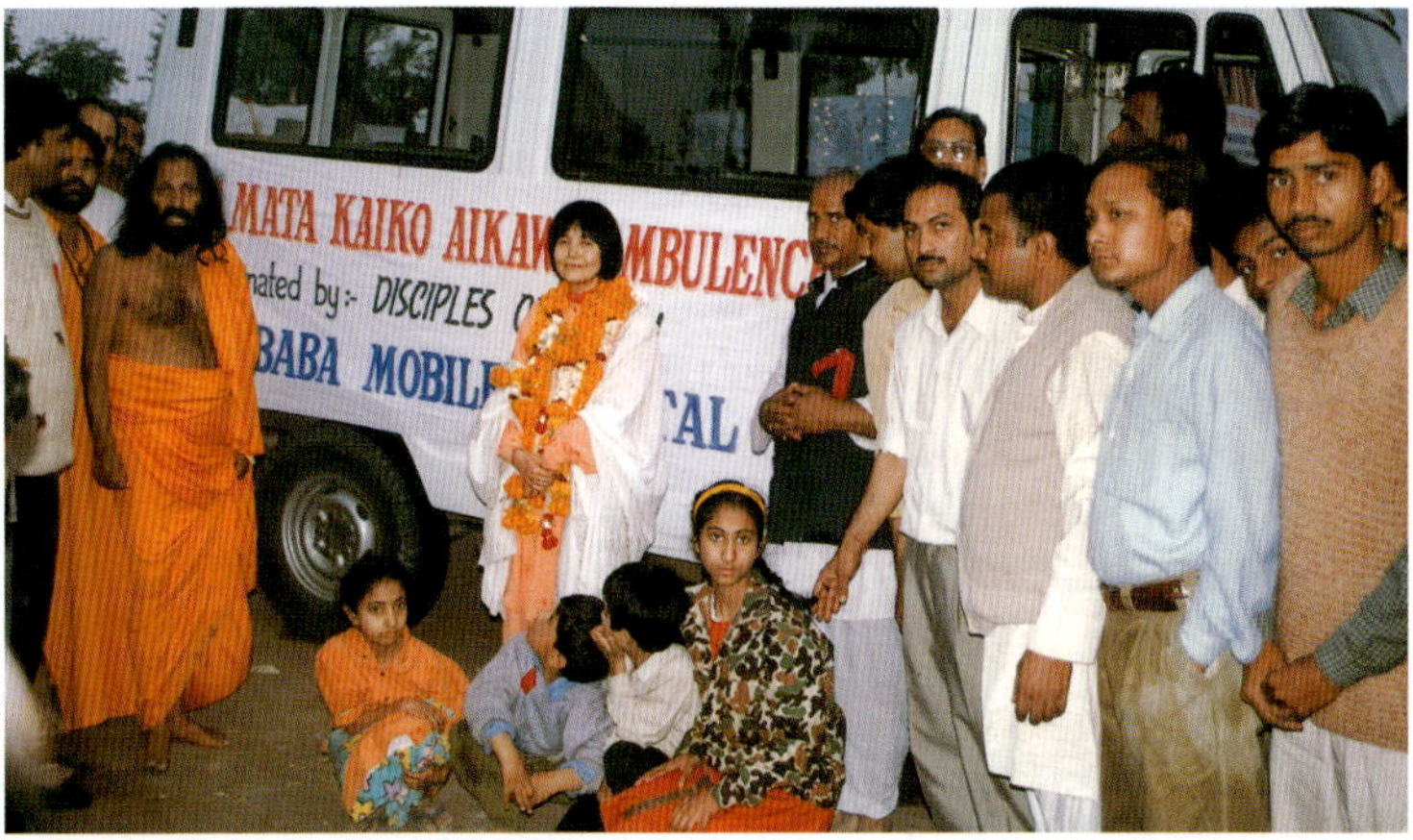

インドの無医村への救急車寄贈、病院建設などのチャリティ活動も積極的に行っています。

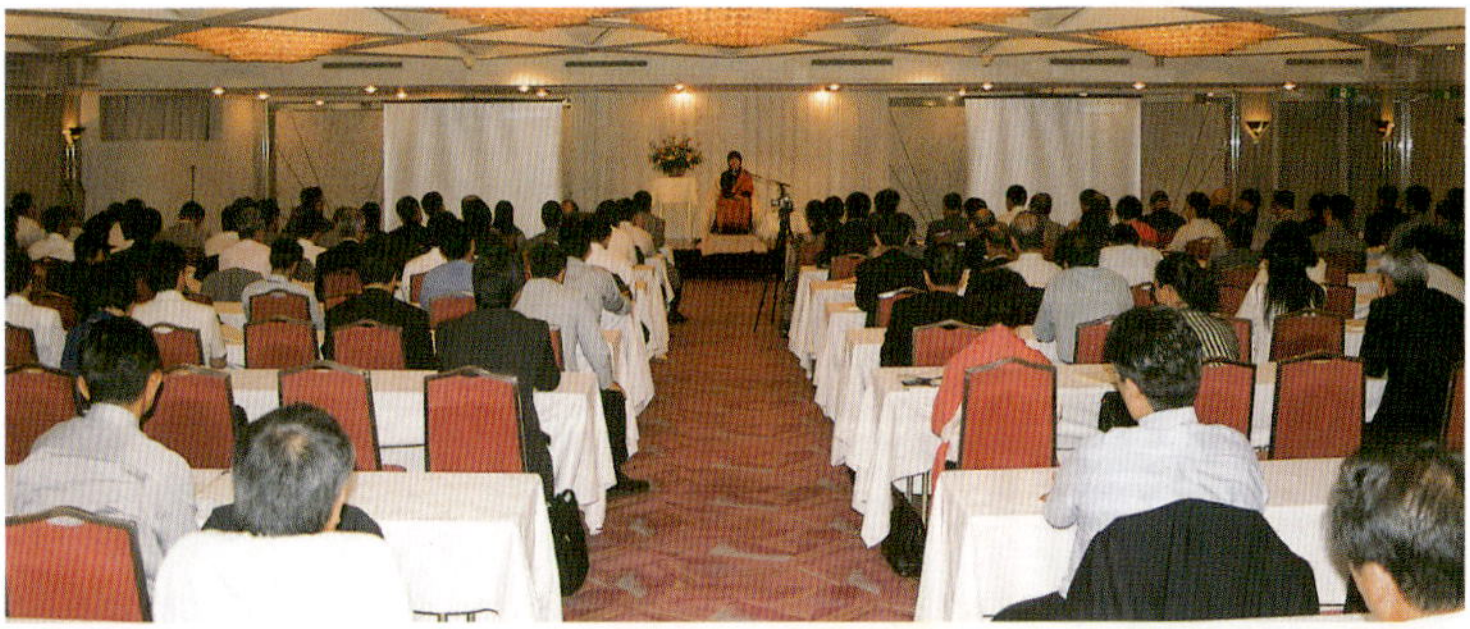

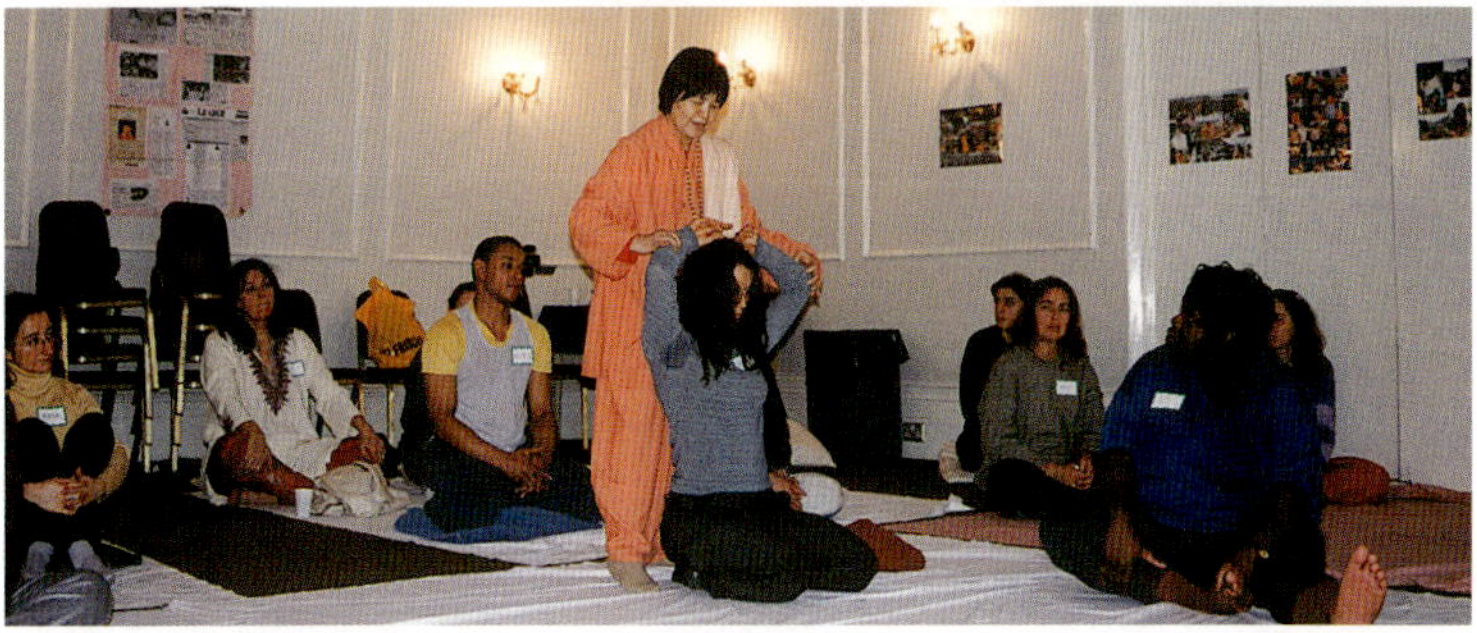

日本では、全国経営者セミナー（写真上）や、カルチャーセンターでの講演活動、また、海外でもロンドンやニューヨーク（写真下）などで普及活動を続けています。

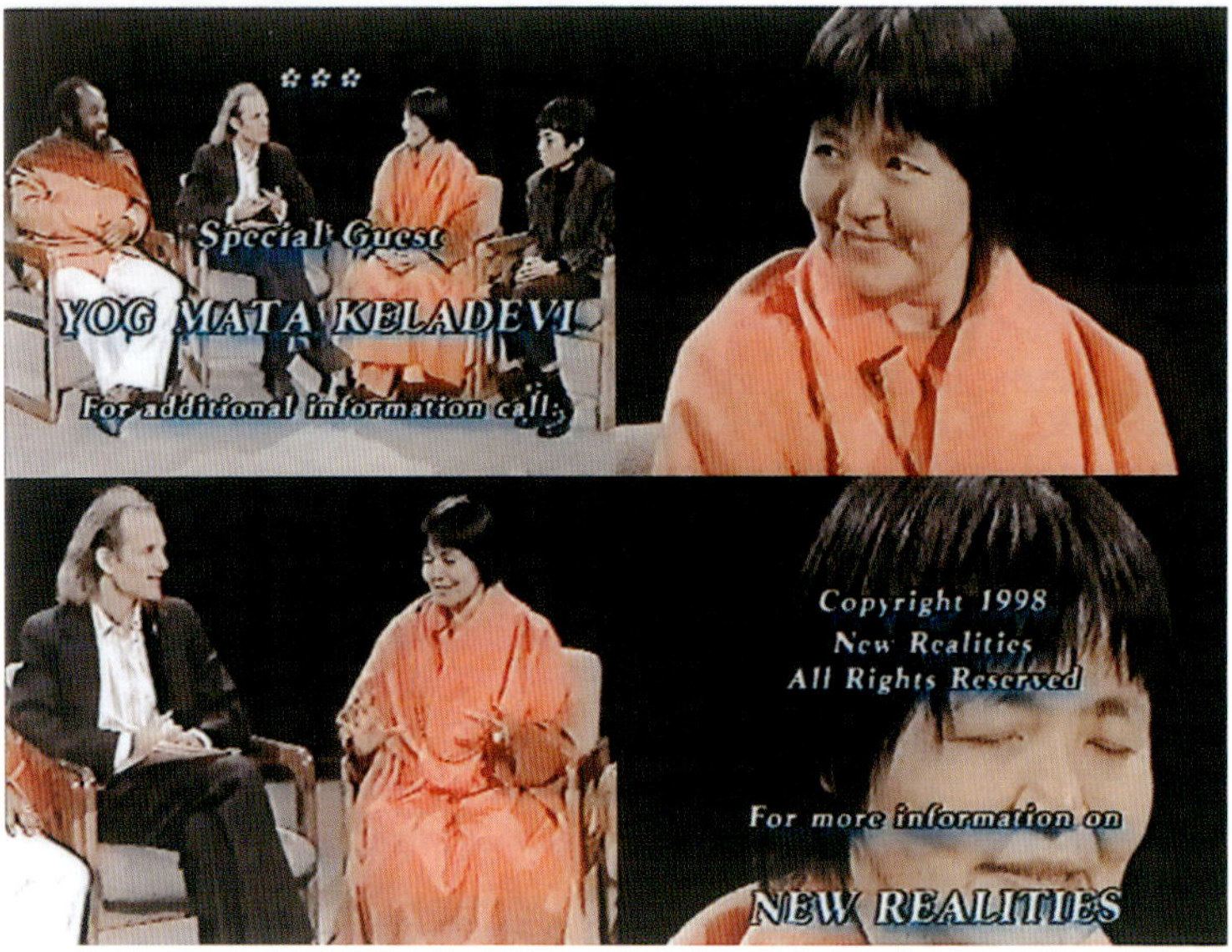

アメリカではテレビでも紹介されました。

DVD「Short Cut to Nirvana」

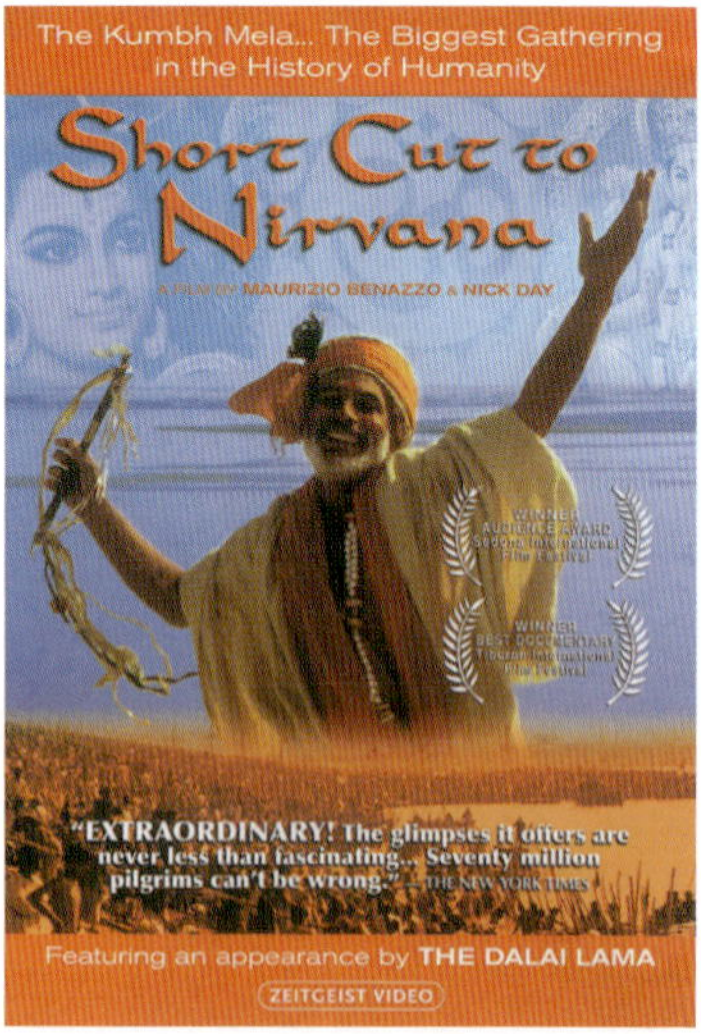

NHK CDセレクション　ラジオ深夜便
「ヨガと瞑想の極致を求めて」

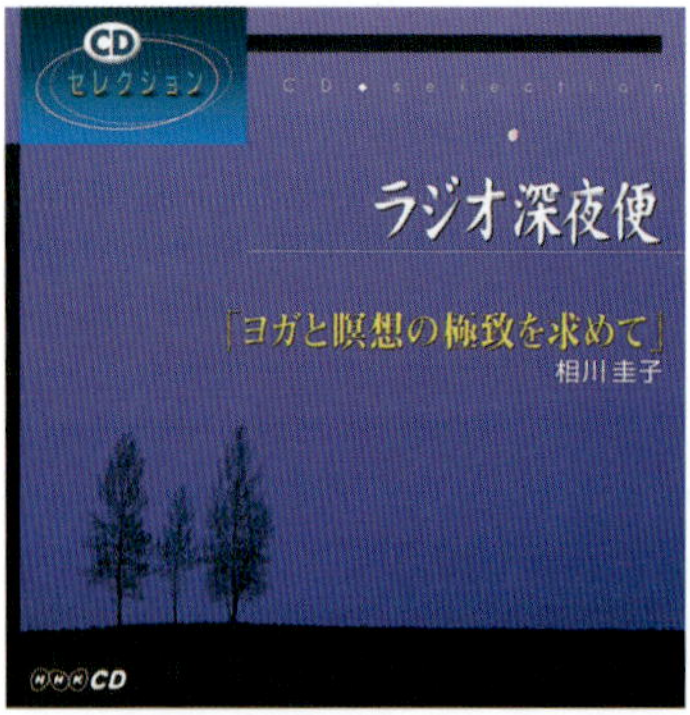

NHK「ラジオ深夜便」に出演し、反響が大きく、CDセレクションに加わることになりました。また、2001年のマハクンムメラでの公開サマディを紹介したドキュメンタリー映画は、各映画祭などで高い評価を受けています。

はじめに

私は、二十代後半から三十代の時期、一九七〇年頃から八〇年にかけて、ヒマラヤへの入り口であるリシケシやハリドワール、奥地のウッタラカシ、さらには東側にあるコルカタ、ポントチェリー、中部の聖地ヴァラナシ、モンゲール、南のチェンナイ、マドライ、マイソール、西側のムンバイ、プーナ、最南端ケープコモリン他、インド中にあるヨガ道場でヨガや瞑想の学びの旅をしていました。

一九七五年頃、インドでの修行のあとの三十代の頃には、それらと並行してアメリカや西洋諸国での学びも進めていました。

そうして一九八五年の春、ヒマラヤの奥地の聖地バドリナードやガンゴトリーに足を進め、そこに留まってサマディ修行を本格的にはじめたのです。

その後も、ヒマラヤ修行の旅は続きました。三十代後半から二十年間、インドの奥地ヒマラヤからラダック、続いてネパール、インドのヒマラヤを越えてチベットへ、神秘の湖マナスロワール湖を訪れ、湖の近くにあるパドマサンヴァの寺院やさらに霊峰カイラスへと、修行の旅は秘境地域へ広範囲に広がっていったのです。パドマサンヴァはナラーンダ仏教大学で学び、仏教を初めてチベットに伝えたインド人の仏教の僧侶のタントラヨギであり、チベット中のどこの寺院を訪れても彼の大きな仏像があり、仏陀の次の大切な仏として尊敬を集めていました。

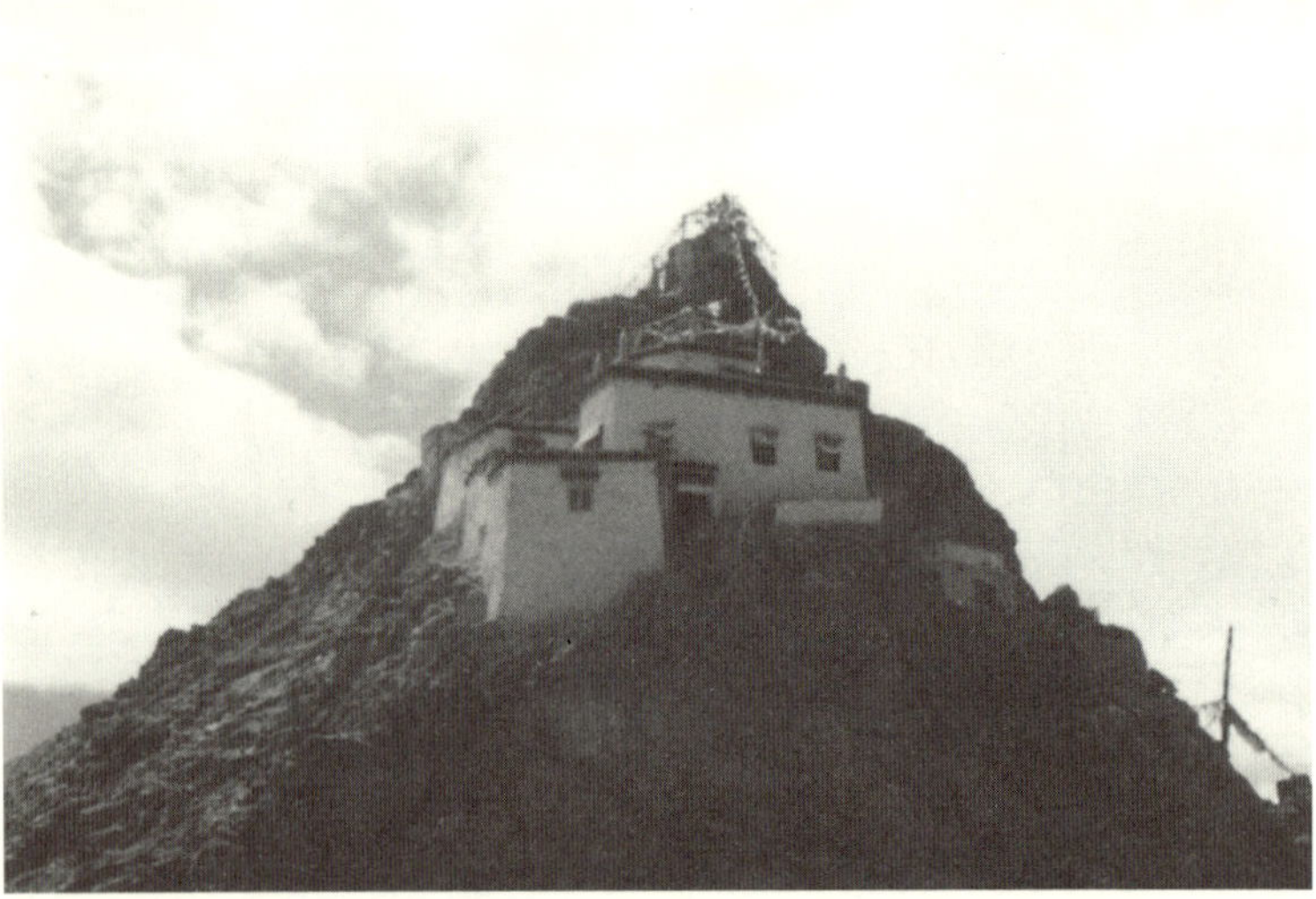

チベットに仏教を伝えたパドマサンヴァの祭られている寺院

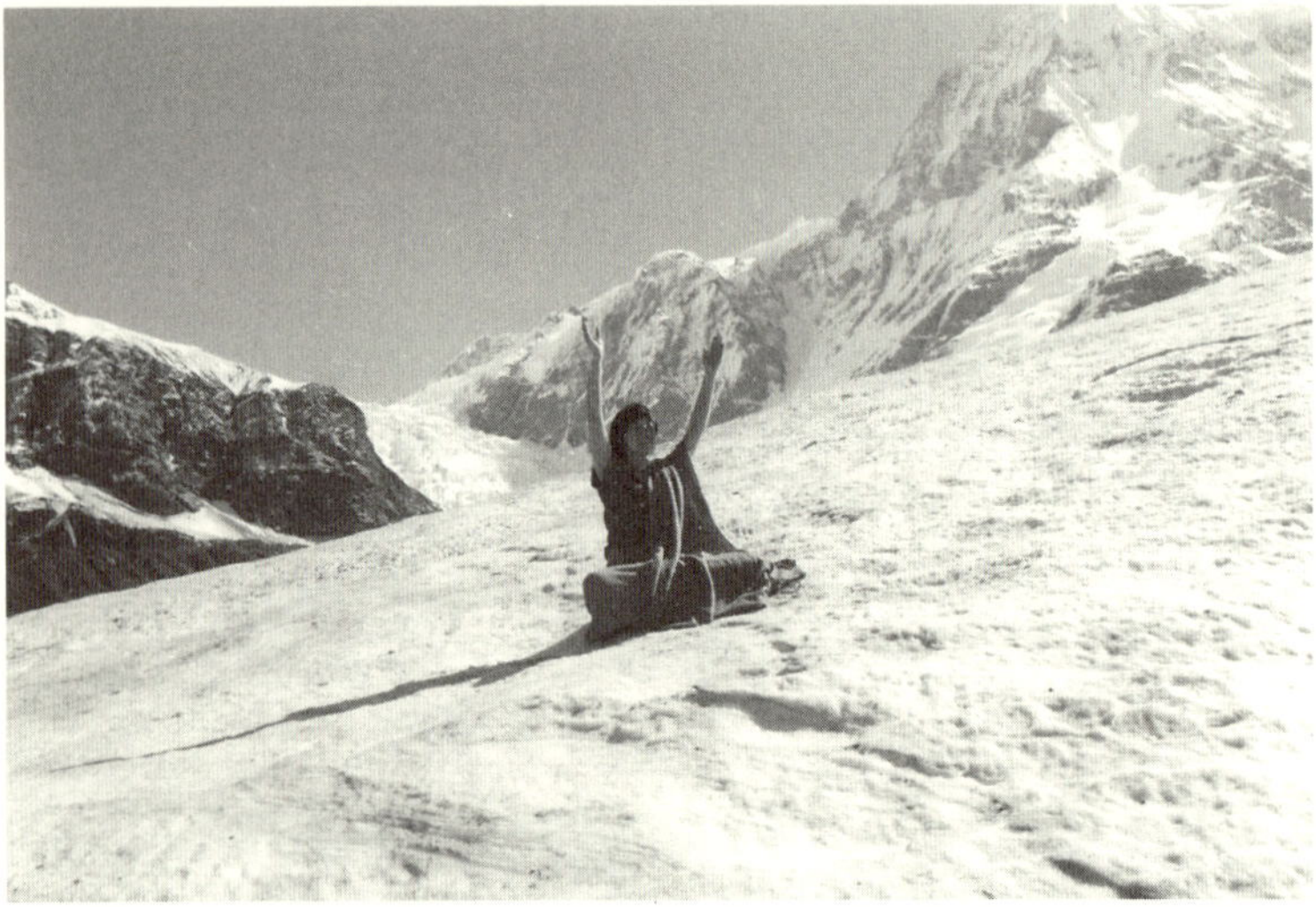

ヒマラヤピンダリーグレイシャにて

ヒマラヤの奥地には、長年修行を積み、すでに悟りも開かれたババジ※たちが何人もいらっしゃいます。彼らは、いずれも当時の私にとっては雲の上の人であり、仙人のように感じられました。

この人たちは、いったい何年間、こうして修行を続けているのだろう。いったい何歳くらいになっているのだろう。

ババジのお顔を拝見するたびに、そんな疑問を抑えきれなくなった私は、あるとき思い切ってババジのひとりに、こう訊ねました。

「いったい、おいくつになられたのでしょうか」

すると、彼は私をギロリと睨《にら》みつけ、

「聖者に年齢を訊くものではない」

と言ったのです。常に時空を超えた今にいるサマディに至った者に年はないのです。


私は、十代の頃からヨガや瞑想、ヒーリング療法などに馴れ親しんできました。精神世界との付き合いは、すでに四十五年以上になります。日本にヨガや瞑想ブームが起きるはるか前からそれらを生活の一部としてきたので、人々が私を特別な目で見たとしても不思議ではありません。

こうしたことは、当時はなかなか理解されず、肩身の狭い思いをしながらも、密かにヨガや瞑想、自然食や精神世界の研究を行うといった生活を続けました。日本でも、ヨガと瞑想が大きな評価を受けて理解が得られるときがくる、そう信じながら…。

やがて時代は変わり、社会や文化の流れも確実に変化してきました。ヨガや瞑想を日常に取り入れる人も次第に増え、自然食も多くの人に愛されるようになりました。さまざまな精神世界の本が、ところ狭しと書店に並ぶような時代が訪れました。それを目の当たりにしたとき、ようやく日本にも幸運な時代がやってきたと、しみじみ思ったものです。

その後、時代に応じて、ヨガと瞑想が流行っては落ち着き、落ち着いてはまた流行ったりと、流行の波は私が記憶しているだけで五回も起こり、今は五回目の波の真っただ中です。古くからヨガと瞑想を学び実践する者として、とても嬉しいことです。

物に満たされた今、社会は物質的豊かさだけではなく、健康や精神的豊かさへと目を向けはじめるなど、いろいろ変化してきています。私はずっと、自然のバランスを取り戻すヨガと瞑想の探究を続け、ヒーリングの研究を続け、サマディ修行をし、真理を求め続けてきました。それらは長い間、私の健康をつくるとともに、生きることを自由に楽にし、豊かで幸福な日常を送る礎《いしずえ》となっています。

ヨガと瞑想のルーツはヒマラヤの教えであり、そこに真のヨガと瞑想があります。それは単なる健康法にとどまらない、真理に至る教え、すべてが生まれ出る創造の源に達し、すべてを知る実践の哲学の教えなのです。

※創造の源の存在から生まれた心は、欲望が発達し、人類にとっていろいろ便利なものをつくり出し、科学は人間の欲望に応えて進化し、パワフルになりました。一方、政治権力は科学のパワーを誤って利用し、人々が危険にさらされ、平和も破られることもあるのです。科学によって心についても体についても、かなりいろいろなことが、細かいところまで解明されてきました。

しかし、科学はいくらいろいろなことがわかっても、すべてを創る源の存在、アートマンに、神に達していないのです。

物が豊かになっても、精神が豊かに見えても、科学は心の働きがつくりだすものです。心はアートマン、及び創造の源の神に達し得ないのです。心は混乱を招き、人は深いところでは不安なのです。

私たちの奥深い心の生まれた源には大きな愛と平和があり、生命力があります。そこにつながり、そこに還ったとき、すべての苦しみから解放されるのです。

唯一※ヒマラヤ聖者の※シッダーヨギが、それにつなげる力があるのです。心を超え、死を超え、源の存在に出会い、究極のサマディに達したシッダーヨギが完全なる健康と完全なる幸福、完全なる悟りをガイドすることができるのです。本来、ヒマラヤの隠れた知恵は、ほんのわずかな人々しか出合うことのできないものです。

私はヒマラヤで聖者、シッダーヨギに出会い、サマディ修行をしました。そこでついに究極のサマディに達したのです。死を超え、アートマン、真我になり、すべてを超えて、すべての創造の源、ブラフマンに達し、梵我一如となり、体と心の束縛から完全に自由になり、すべての疑問が解かれ、悟ったのです。人々を救い、人々を幸福にする真の知恵がサマディにあると確信したのです。

私の長い長い精神世界の旅は、ヒマラヤの修行で完結を見ました。

サマディは人生の最高の目的です。健康に、美しさに、ビジネス、世界の平和に、自然のバランスに、完全な悟りにと、すべての成功をもたらす源の存在に達することです。サマディはシッダーマスターによって起きるアヌグラハが必要です。アヌグラハという神のグレイスがシッダーマスターとの出会いで起きます。アヌグラハは、心身、スピリットの原子のレベルから浄化し、システムの変容と悟りのスピードアップが起きます。意識を進化させ、社会的成功をもたらします。それは生きた科学の最高の知恵です。

ディクシャというイニシエーションの儀式で、シッダーマスターのサマディパワーの伝授が橋となって与えられれば、アヌグラハとなります。アヌグラハで一瞬にして、積み重なったストレスが浄化され、パワフルに生まれ変わります。もちろんそれには、受け手の心と体が浄められ、何の疑いもなく受け取る信頼があることが前提です。

サマディへの道、悟りへの道はヒマラヤ秘教のシッダーヨギの教えであり、それは、今後ますます加速していくといわれる超高齢化社会と地球の温暖化、自然環境破壊の問題、競争社会、情報化社会というストレスを生む混乱する世の中にあって、健康で幸せな生活を送り、真理の知恵に目覚め、平和と愛の心を維持し、分かち合い、完全な人間になるためのヒントを与え、世界に平和をもたらす鍵なのです。私はそのメッセージを、この本に託したつもりです。

瞑想とは何か、心とは何か、サマディとは何か、悟りとは何か、本当の生きかたとは何か、本当の幸福とは何かという疑問や問いかけに本書が少しでもお答えできたなら、そして本書を読まれたあなたがシッダーマスターからのアヌグラハに出合い、ヒマラヤ秘教を実践し、心の苦しみから解放され、愛と平和に満たされる自分の魂に出会う悟りを身近に感じ、真の癒しと幸福へのチャレンジ精神に目覚めたなら、これほど嬉しいことはありません。

最後に、この本を出版するにあたり長くお待ちいただいた、たま出版の中村専務、編集に協力いただきました松澤様に深く感謝いたします。

平成十八年九月

ヨグマタ・相川圭子

※ババジ…ババとはインドのサドゥといわれる出家修行者の別の呼び方。ジは尊称。

※創造の源の存在…すべてを創り出す宇宙の存在。神、存在、あるいはハイヤーセルフ、超意識、ブラフマンともいう。

※ヒマラヤ聖者…ヒマラヤに住むすべてのサドゥ、修行者をヒマラヤ聖者という。真理を知るため、神に出会うためダンマという掟に従って正しく生き、タパスという苦行をする。ヒマラヤと呼ばれる地域は、ネパール、チベット、パキスタン、ブータンと、広範囲にまたがるが、インドのみでも日本の国土以上の大きさがある。

※シッダーヨギ…ヒマラヤ聖者の中でさらに最高のサマディに達し、梵我一如となり、神になったヨギ。シッダーマスターともいう。ヨギとはインドでは、最高のサマディを得た人、ニルバーナ、ムクシャに達した人。ヨギニは女性の、最高のサマディに達した人。ヨギ・ヨギニは本来の意味では、ただヨガをする人という意味ではない。

シッダーマスターが示す悟りへの道 ◆ 目次

第3章　純粋なものにつながる　107

2 まわりに影響されない人間になるためのQ&A

第1章

シッダーヨギ（サマディヨギ）への道

1　パイロットババジとの運命的な出会いにより、ヒマラヤへ

十代の頃からヨガや瞑想をし、アメリカで精神世界の習得も

私は、十代の頃からヨガや瞑想、ヒーリングなどを実践してきました。当時は、ヨガも瞑想もまだあまり知られていない時代でしたが、ほとんどの人が理解していない中で、私は素晴らしいヨガと瞑想の価値を知り、これは自分の生きる道であると確信していました。ですから、どんなに批判を浴びようと、人に奇異な視線を投げかけられようと、それによって信念を曲げるようなことはありませんでした。

そうした中で、一九七二年に「相川ヨガ教室」を創設し、ヨガの本格的な指導を開始したのです。

一方で、インドをはじめ、欧米やチベット、中国などを訪れては、ヒーリング、心理療法、瞑想などの研究を続けました。特にインドへは、一九七〇年代から毎年のように訪れ、さまざまな道場を巡り、ヨガに磨きをかけていました。

十年くらいして、インドに充分学んだと思った私は、それと並行して学びを広範囲に進めていきました。正月や盆休みには教室も比較的長期の休みに入るため、それを利用してアメリカに出かけては、精神世界の分野の研究に努めました。ずっと一人暮らしを続けている私にとって、正

月でさえ絶好の勉強の機会であったのです。

英語は得意ではありませんでしたが、どこに行っても持ち前の度胸で平気でした。おかげで、いろいろな心理療法やスピリチュアルのセミナーに参加できましたし、セラピストのお宅を個人的に訪れることもできました。

ヒマラヤ聖者のシッダーヨギ・パイロットババジとの運命的な出会い

インドで最も有名なヒマラヤの聖者であるパイロットババジと出会ったのは、そんな中でのことです。

一九八四年のある日、日本のテレビ局がパイロットババジを日本に招くことに成功したのですが、招いたはいいものの、ヒマラヤの偉大な聖者、シッダーマスターを日本でどのように待遇すればよいか、皆目見当がつかなかったのです。そこで私に白羽の矢が立ちました。私はその頃、日本におけるヨガの草分け的存在として、多少名前を知られるようになっていたのです。

テレビ局から、パイロットババジのテレビ出演に関するさまざまなことを手伝ってほしいとの依頼を受けたとき、私はすぐに快諾しました。ヒマラヤの偉大な聖者を目の当たりにし、そのお世話をすることは、願ってもないことだったからです。

一九八四年十一月、パイロットババジは、日本でアンダーグラウンドサマディを行いました。アンダーグラウンドサマディというのは、地上との接触をいっさい遮断した地下窟《くつ》で、内なる深い世界にあって、体を超え、心を超え、死を超えて、四日間サマディに入り、梵我一如となり、神の存在となって、その後復活するという修行です。これは、数あるヨガのなかでも、最も困難な行《ぎょう》であり、真の悟り、光明の魂となった証明とされています。

つまり真のサマディであり、ムクシャ、ニルバーナ、解脱、涅槃《ねはん》、光明、悟り、エンライトメントともいわれ、単にマインドの想像ではなく、実際にそうなる、究極段階、究極のサマディのことなのです。仏陀も洞窟に座ってサマディの修行をしていました。シルディ・サイババ（古いサイババ）やシャンカラチャリヤも、ケーブ（洞窟）で修行をしています。多くのヒマラヤの偉大な※セイントは皆、アスタルといわれる神聖な地下窟やケーブといわれる自然な洞窟でサマディを行ったのです。

サマディは人の至る最高の境地とされ、それをなす人は偉大な聖者、※シッダーマスターとして最も尊ばれてきました。サマディに達したそのパワーは、宇宙の五つのエレメント（241ページ参照）をコントロールでき、サマディに至り実際に神我一如となり、神を知った、その精妙で純粋、パワフルなエネルギーは、神との橋となり、アヌグラハ、神という※至高なる存在のグレイスを起こします。地球の磁場と人々を浄《きよ》めて変容させ、癒し、幸福にしていきます。サマディはヒマラヤの奥深くに住むほんのわずかの聖者にしか起きない、インドの人口の一％を占める、サドゥといわれる出家修行者の憧れのステージなのです。

サマディはたいへん高度で難しい行なので、インドの歴史の中で多くの行者がチャレンジしていますが、命を落とす人も多い行です。日本の八・四倍もの国土をもつインドには、一千万人ものさまざまな流派のサドゥがいますが、現在その中で、ヒマラヤから下り、人々の中にいて真のサマディにまで到達できたのは、パイロットババジと私のたった二人です。

誰も知らないヒマラヤの秘境の奥地では、山から下りず社会に接触しない偉大なる聖者、シッダーマスターがサマディに入っています。ヒマラヤの秘境は、シッダーロカー、ヴィヤンガンジ、シッダプリ、ビブティロカー、ディビヤロカー、シャングリラです。シッダーマスターたちはそれぞれの場所にいくつかのグループで住んでいます。誰かが近くに行っても、彼らが会いたいと望まなければ、見ることができないし、会うことができません。その場所を見つけることもできません。秘境があるヒマラヤは、インドのヒマラヤ、チベットのヒマラヤ、パキスタンのヒマラヤなどです。その中には何十年と、いや、それ以上にサマディに入っているシッダーヨギもいます。

インドで最も有名なシッダーヨギであり、マハヨギ（マハとは偉大という意味）といわれる、生きる仏陀のように慕われ、多くの人々が聖なる出会いのダルシャン※に訪れるパイロットババジは、そのサマディを行ったシッダーマスターであり、回数は百八回以上に及びます。それを日本で行い、その様子をテレビで放映しようというのです。

そのお手伝いをすることになった私は、以前からあったヒマラヤへの憧れをますます募らせていきました。なぜ自分がこれほどまでにヒマラヤに惹かれるのか、はっきりとした理由はわかりません。

もちろん、ババジに会う前からも、ヒマラヤの入り口、聖地ハリドワール、リシケシ、ウッタラカシ、さらに奥地のガンゴトリーに行き、私なりに充分だと思える修行をしていました。ですが私の憧れはもっと奥地の、秘境のヒマラヤでした。奥地のヒマラヤで修行をしたいと思っていたのです。ヒマラヤは、タパスという苦行を行うところです。多くの偉大な聖者のタパスの記憶、サマディの記憶がそこにあるのです。瞑想した彼らのエネルギーが蓄積されています。深い瞑想をすると、偉大なセイントにコンタクトできるのです。

そんなヒマラヤ奥地に行くのは、女一人では危険すぎると周囲から止められていたこともあって、それまで長い間泣く泣く断念してきたのですが、ヒマラヤの聖者、シッダーヨギのパイロットババジとの出会いで、ついにそのチャンスが訪れました。テレビ撮影のお手伝いが終わったとき、なんとパイロットババジから、ヒマラヤへ来て修行をしないかと誘いを受けたのです。

私はすぐに決心しました。日本での長年の修行がどんな意味を持つのか確認したかったからです。あるときは体がなくなったり、母が亡くなったとき、その魂がインドにいる私のところに来た体験。体が石のように固まったり、光になったり、微細な目に見えないアストラルな体が飛び、気に入った場所に行って帰ってくる体験や、部屋の中を飛んだり、空を飛んだりなど、数々のミステリアスな体験の意味がいったい何であるのか、どうして私に起きたのか、私は誰なのか、神とは何なのか、エネルギーとは、体はどう働いているのか、心はどう働くのかと、どうしても真理を知りたい、悟りたいと思っていたからです。

こうして私は、ヒマラヤの奥地の秘境、大きな氷河のピンダリーグレイシャやタッポバンをはじめとして、ラダック、ネパールの秘境や、さらにはチベット、カイラスまで、順次そのすべてを旅し、そこで修行をすることができました。これらの地に到達するのは命がけの大変な旅でしたが、その旅で、幸運なことに多くのヒマラヤ聖者のシッダーマスターに会うことができ、彼らとともに座り、サマディに入り、すべてがひとつになり、すべてを超えて、彼らと同じになったのです。

※セイント…聖者、出家の修行者
※シッダーマスター…ヒマラヤ聖者の中の、真のサマディを行い、悟りを得たシッダーヨギのこと。シッダーグル、ヒマラヤ大聖者、ヒマラヤンマスター、サマディマスター、サマディヨギと、いろいろな呼び方がある。
※至高なる存在…すべてを超えた最高の存在。すべてを創造する源の存在であり、神である。ブラフマン、パラアートマンともいう。
※ダルシャン…聖なる出会い。マスターとともに座ること。

2　ヒマラヤの秘境ピンダリーグレイシャから、伝説の地タッポバンへ

ヒマラヤの秘境、ナンダデビ渓谷のピンダリーグレイシャへ

私が最初に訪れたのは、強烈な憧れであったヒマラヤの中で最も美しく、厳しいといわれる秘境、ピンダリーグレイシャです。

ついに憧れのピンダリーグレイシャに立ったのは、一九八五年の五月でした。そのときの私は、

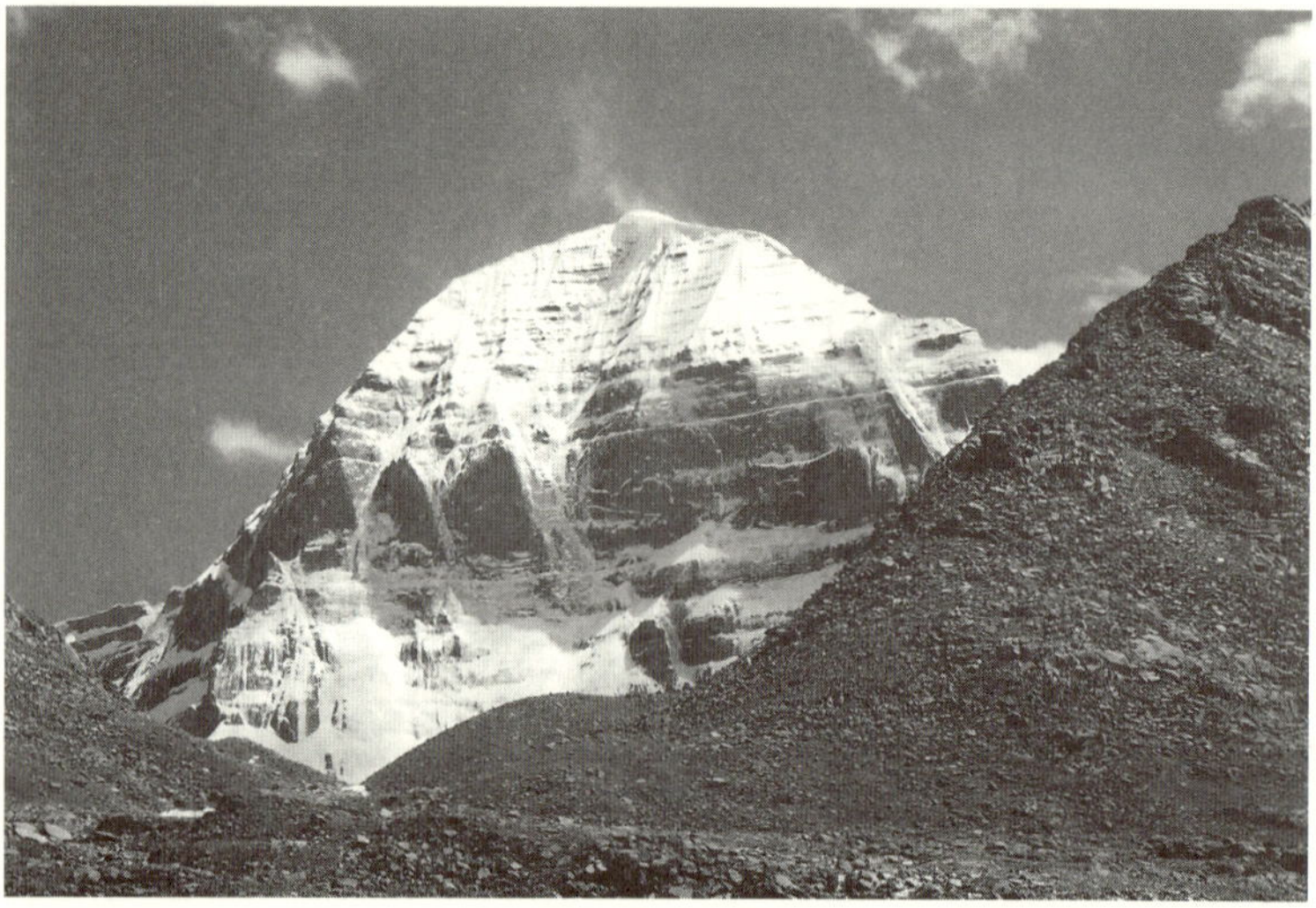

霊峰カイラス山

自分は夢を見ているのではないかと何度も思ったものです。

　ピンダリーグレイシャまでの道のりは、想像を絶するほどの険しさでした。ヒマラヤの中でも最も過酷といわれているピンダリーグレイシャへの道は、道といってもまさに獣道《けものみち》。幾山も幾山も越え、時に三千メートル以上の山を越えて、五日間ひたすら歩くのです。

　奥地は富士山より高く、標高四千メートル以上の道がずっと続きます。その道も冬の間は雪で閉ざされ、五月にようやく開かれるのですが、雪は積もったままです。チベットの聖なるカイラス山に続くこの道は、普通は誰も歩くことのできない秘境の道なのです。

　今まで登山などしたことがなかった私ですが、そんなことは一向に気になりませんでした。安全を考えて馬を用意してもらい、途中の一部分は馬に乗っていくことにしました。すべては危険と隣り合わせ。踏みしめられた雪道は一見普通に歩けそうなのですが、その下が溶けている場合もあり、細心の注意が必要です。途中ではいくつもの氷河を渡っていきます。

雪で覆われた氷河の上を渡りはじめたときのことです。一歩踏み入れるやいなや、馬が雪に足を取られ倒れたのです。私は馬から転げ落ちました。眼下には、三百メートルもの雪をかぶった氷の急斜面が、谷底を流れるピンダリー川に向かって広がっています。そばにいた荷物運びの案内人のシェルパが反射的に私の手をつかまえてくれなかったら、私は谷底のピンダリー川に落ちていたでしょう。

まさに九死に一生を得た体験でした。ですがあまりにあっという間の出来事だったので、私にはいったい自分に何が起きたのかさえわからなかったのです。我に返り、あらためて谷底を見下ろしたときにはぞっとしました。何十億年もの間、積もりに積もった雪によって、恐ろしいほどの深さを持つにいたった渓谷は、いつ溶けるとも知れぬ巨大な雪と氷の沢をつくり、すべてをグレイシャと化していたのでした。何か目に見えない力に見守られ、助けられたのだと感じました。

この旅とは違うタッポバンへの旅のときですが、突然、山頂の氷河が崩れ、頭上からトラックほどもある大きな雪の塊が石のように、ゴロゴロと転がってきたこともありました。これは最も危険なことです。雪の塊が落下してきた場所、ゴムークの上の氷河ですが、そこは、今では地形がすっかり変わり、一時閉鎖され通れなくなったと聞きました。そのときも私は紙一重のところで、難を逃れることができています。

命の危険と隣り合わせでしたが、こうしたことでくじけるわけにはいきません。常に神に守ら

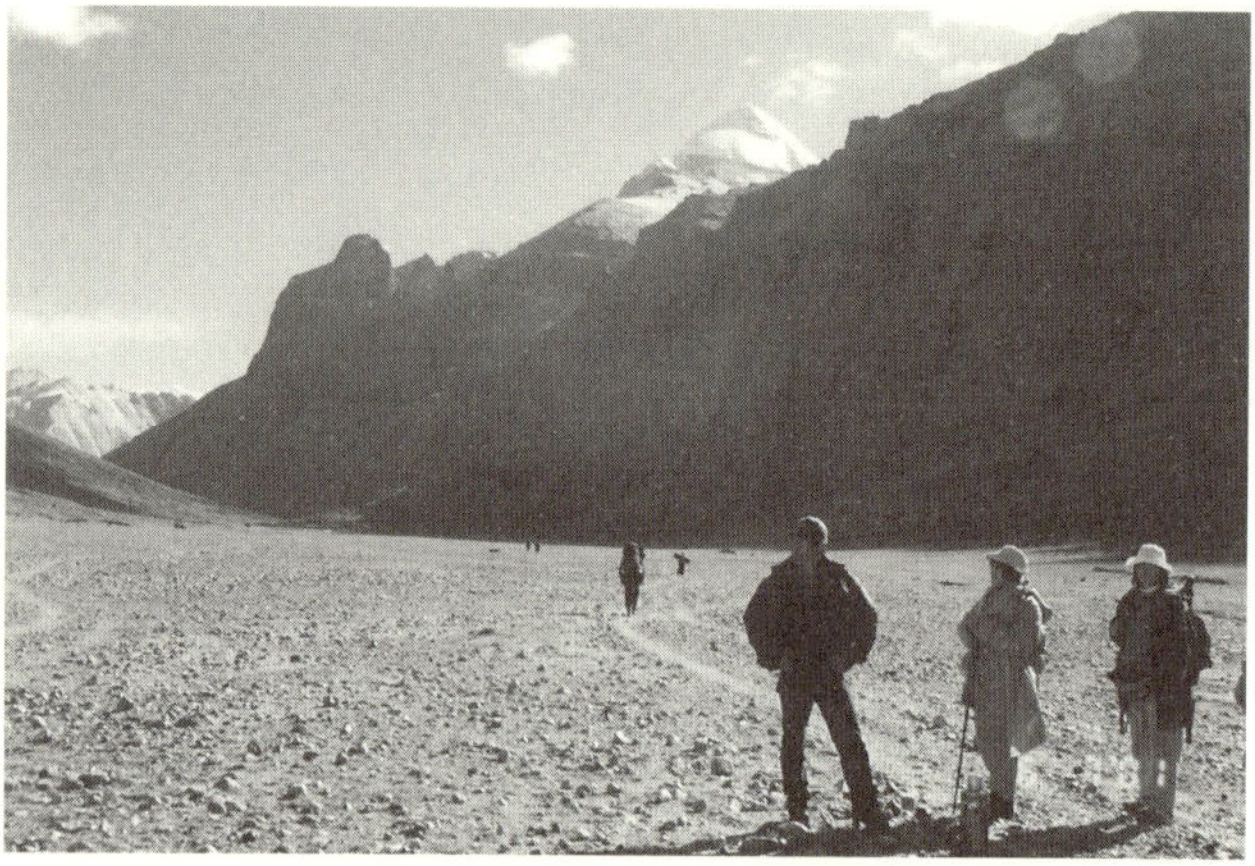

聖なる山　カイラスへの巡礼

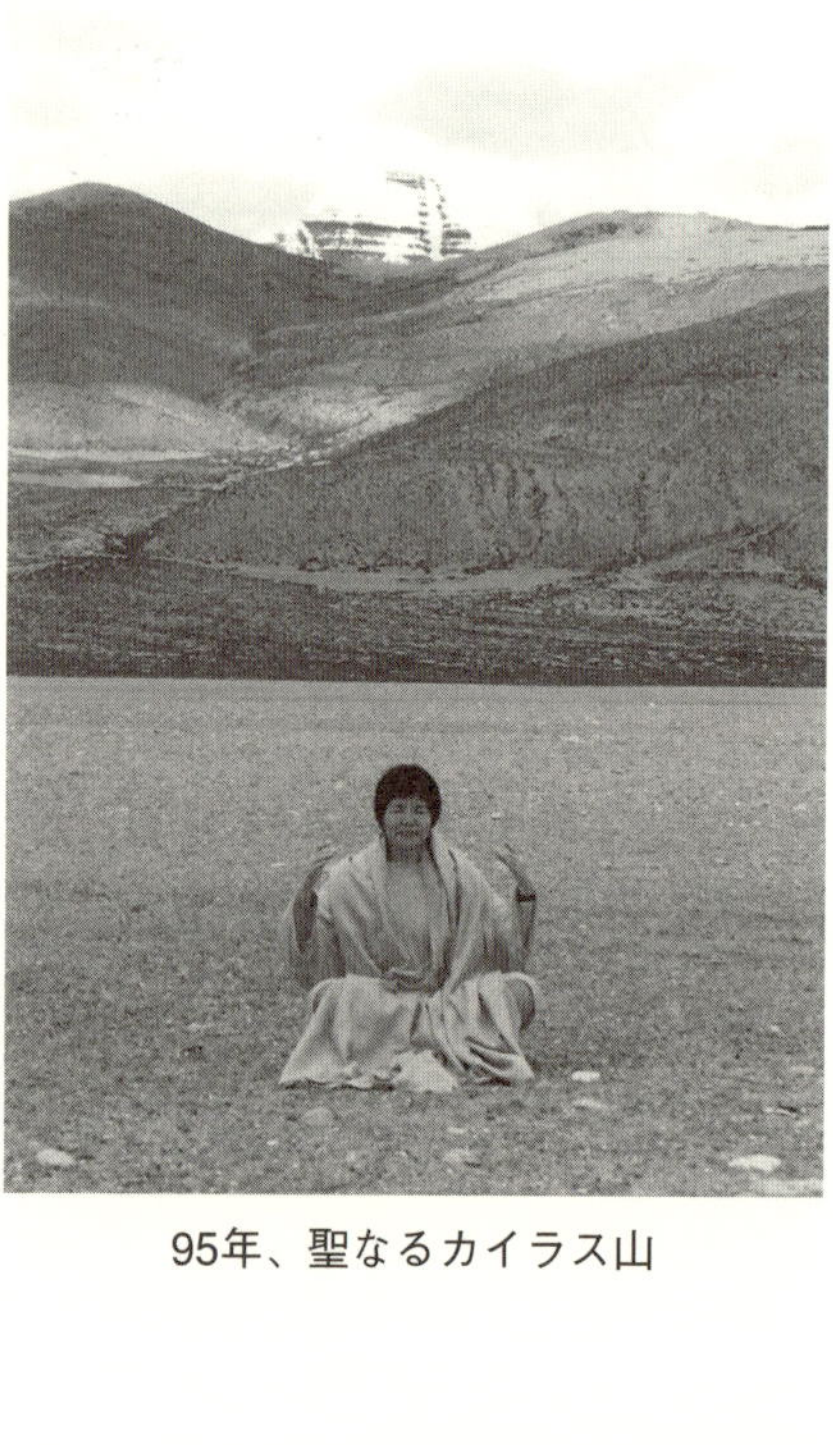

95年、聖なるカイラス山

れているとの思いが私にはありましたし、気丈な性分も幸いしました。人から見たら死ぬほどの恐怖の体験でしょうが、次の瞬間には、何事もなかったかのように歩を進めることができます。乗馬も生まれてはじめての体験でしたが、険しい道のりを必死に乗りこなしていくうちに、体を反らせたり、かがませたり、手綱を引き締めたり、自然と馬を操ることができるようになりました。

　ピンダリーグレイシャへの旅は文字どおり命がけの旅でしたが、この経験はその後の私にとって、何ものにもかえがたい大きな原動力となったのです。

　その後何年かは、毎年ピンダリーグレイシャを訪れて修行しました。ピンダリーグレイシャのすそ野には大小の洞窟があって、そこにはスピリチュアルな歴史があり、多くのサドゥが瞑想していたのです。今なお生きて多くの伝説を持つマハオッタルババやスンダナートやマハデビギリババなど偉大な聖者が修行をし、悟りを得た場所なのです。そこは、母なる神の※ブレッシング（祝福）を得られる場所です。

　ピンダリーグレイシャは※シヴァ神の妻のナンダデビが住むといわれ、彼女はここで苦行をしてシヴァを夫として得たという伝説があります。彼女の名から、ピンダリーグレイシャのある渓谷をナンダデビ渓谷といいます。

　ピンダリーグレイシャを形成するヒマラヤの霊峰は、ナンダデビ、ナンダコート、ナンダカートという、世界の登山家が愛する標高八千メートル以上の山々です。伝説では、ナンダデビという神が聖なる出会いのダルシャンをしたのがナンダコートであり、ナンダデビが寝た場所がナン

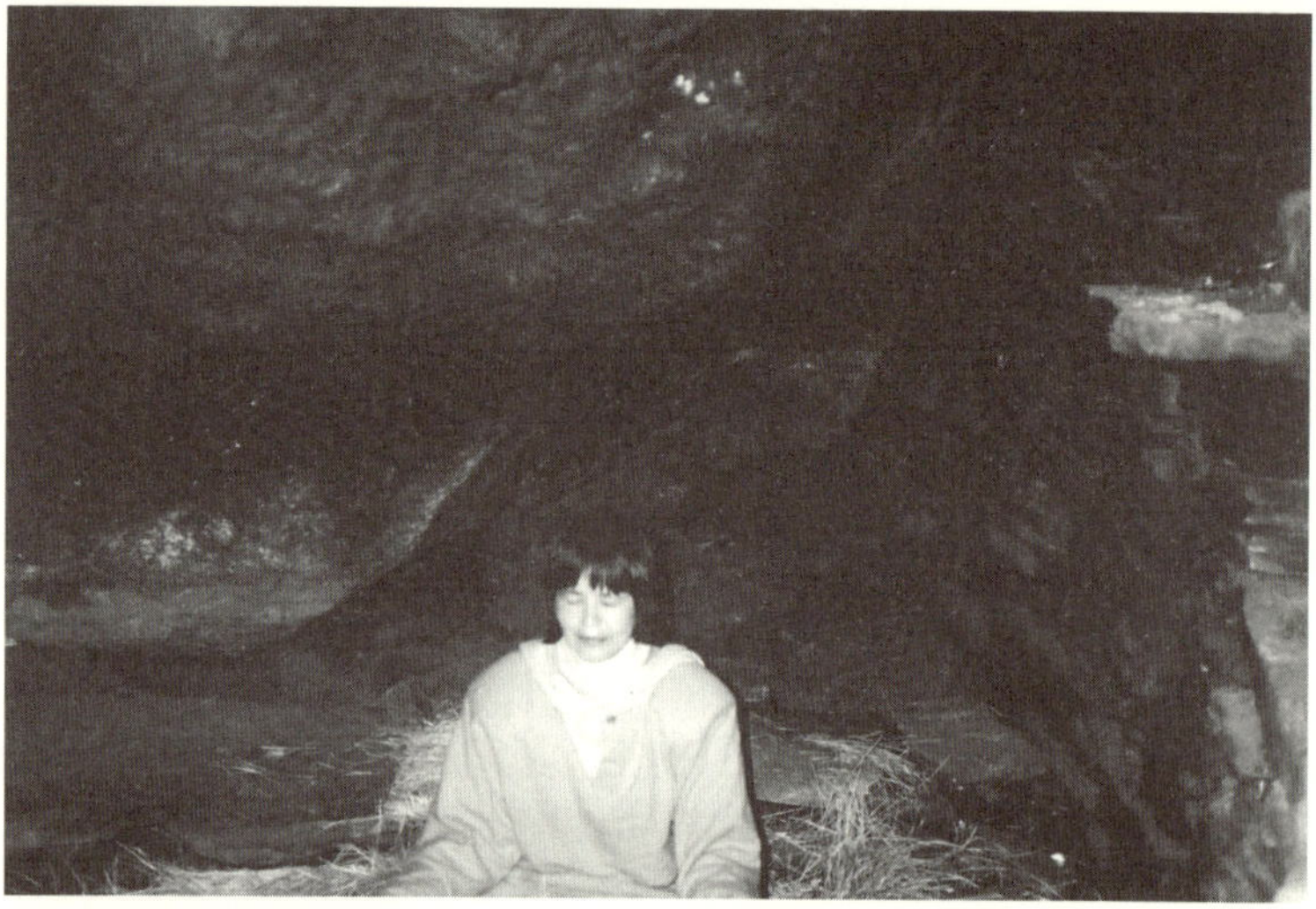

ピンダリーの洞窟にて

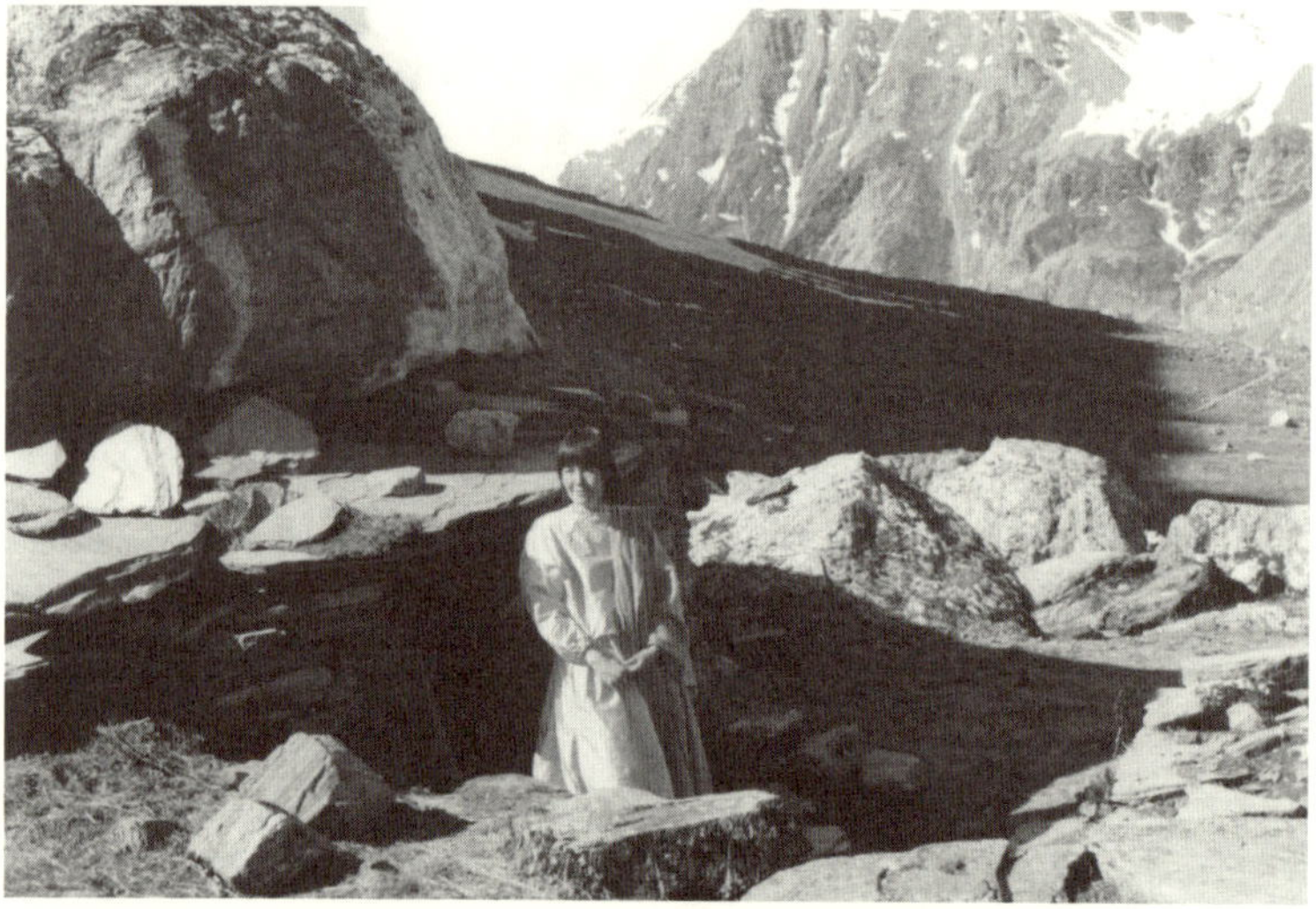

ピンダリーグレイシャの近くの洞窟にて

ダカートであると伝えられています。そしてこれらのヒマラヤ霊峰を越えるとすぐに、チベットが続き、その先に人々の信仰を集める、シヴァの住むカイラス山があるのです。

ピンダリーグレイシャのまわりにはさらにマルトリヤ、バルジャリヤ、トルシュールという八千メートル級の霊峰があり、こういった素晴らしい環境の中で、私は苦行を行いました。

この地域の美しさは他に類を見ません。ヒマラヤといっても、カシミールの北からインド、ネパールとまたがる広範囲な地域で、その大きさは日本の国土ほどもあります。その中でも私の訪れた秘境は交通手段もなく、標高四、五千メートル以上という高さで、そこでさらに良い場所や、シッダーマスターに会うことはきわめて困難です。

古い時代、ヒマラヤを歩く聖者は道を歩くのではなく、川に向かって源に歩くとされていて、美しい景色が続くピンダリーグレイシャに到達するのは、大変に困難な厳しい道でした。ピンダリーグレイシャの近くの渓谷には、今もほんの数人の聖者、シッダーヨギが、人にわからない隠れた場所に住んで深い瞑想をしています。渓谷には何千種類ものハーブがあってその生命を助けます。セイントはハーブを食べて厳しいヒマラヤで修行できているのです。

※ブレッシング…アシュルバードの英語。意識の高い人からの祝福、聖者やブラフマナ、あるいは年上の人からの祝福と一般的な恵みをいただくこと。

※シヴァ神…インド哲学では、宇宙には三つの基本のエネルギーがあるといわれている。それは、サットバ（純粋なエネルギー）、ラジャス（活動のエネルギー）、タマス（パワフル、変容のエネルギー）であり、科学でいう物質を構成する根源の存在、エレクトロン

（電子）、ペトロン（陽子）、ニュートロン（中性子）にあたる。それぞれのエネルギーの象徴として、サットバはブラフマ神（創造）、ラジャスはヴィシュヌ神（維持）、タマスはシヴァ神（破壊、変容）にあたる。シヴァ神は最もパワフルなエネルギーとして、信仰の対象になっている。

ヒマラヤのプレゼント、死を超えてサマディに入る

ピンダリーグレイシャへの旅は毎年続いていました。ピンダリーグレイシャには多くのケーブ（洞窟）があります。あるときは自然なケーブで、あるときは小さな石窟でサマディ修行を行いました。ケーブを利用して、石を積み上げてパイロットババジがつくった石窟です。ヒマラヤの創生期からのピンダリーグレイシャ、つまり氷河はすぐ脇にあり、ヒマラヤの山々のピークは空に届きそうに高くそびえていました。氷河の白さは地球の白いベッドのようであり、そこに雪が流れた様は、何千もの白い孔雀が座っているように見えます。

人の心は人工的な美しさをつくり、それは魅力的に美しく輝いて見えます。美しい家、美しい服、装飾品、美しい庭などがそうです。しかし、ヒマラヤの美しさは、目や心で見る美しさではありません。内側から喜びを湧き上がらせる美しさです。すべては自然で、真理なのです。心は驚くのみで、その美しさをコピーできません。それは侵すことのできない純粋な美しさであり、私はその美しさとヒマラヤの聖者、シッダーマスターたちに見守られて修行をしました。

そして、心を完全に自由にする修行は最高のものであり、途中でこれを投げ出すことはできな

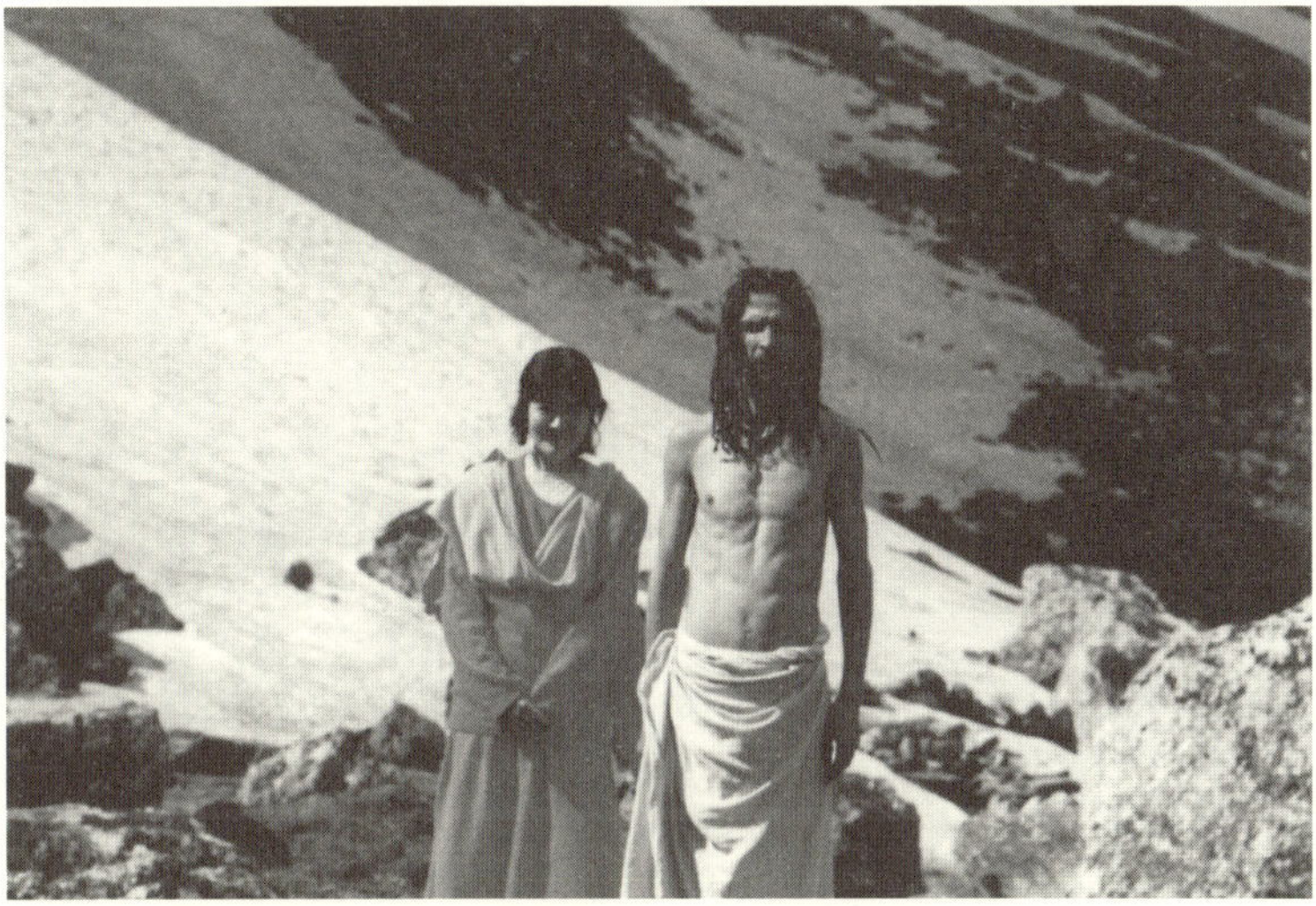

ヒマラヤピンダリー渓谷にて

いと感じたのです。どんなに体が疲れていても、どんなにうまくいかずイライラしていても、ただただ修行を行いました。人生の最高地に到達するために修行を続けたのでした。

そしてついに、日本における長年の修行で得たものが何であるか知ることができました。私はずっとサマディの入り口にいたのです。日本における修行は、そのときに至るためのものだと知りました。体と心と感覚のすべてがバランスが取れ、自然になりました。ヒマラヤの秘法の修行を行い、体の覚醒、心の覚醒を行い、アウェアネス、覚醒を行いました。

さらにすべてが消えていきました。私の今まで歩んできたこと、成しえたことも、すべてをそぎ落とし、深くサマディに没入していきました。体は死を超え、呼吸もありません。心の気づきを超え、そしてすべての感覚を超えました。そこには何の恐れもありません。

何の距離もなく、東も西も南も北もなく、すべての空間が開かれました。過去と未来が消え、永遠の今にいます。

私は時と空間を超え、動きも超え、開かれた宇宙を見ました。昼と夜が一緒です。生と死が一緒に起きています。私は自分を見ました。数え切れないほどの生と死を繰り返したのです。宇宙はとても小さく、惑星も小さく、すべてを見ることができました。宗教のマスターがあちらこちらに座っています。偉大な人々がいます。そこに私も一緒に座っています。多くの太陽があり、月がありました。

そして、永遠に続くような静寂はしかし突然に消えて、私は私自身となり、静寂は破られ、目覚めたのです。

四日間が過ぎていました。終わった後、四日間もの間サマディに没入していたのですが、それはわずか何分間かの出来事のように感じました。目覚めて見渡しますと、まわりにはすべてが落とされた真理の目に、より真理に輝く本当の美しいヒマラヤの山々があります。私が座っている前に、ピンダリーグレイシャ、氷河の雪があり、川の向こうには土の平原という意味のマートリヤという平原が広がっています。私は母なる石窟に座っていました。

私は今までこの世界にいませんでした。サマディに没入し、ついに悟り、エンライトメントを得たのです。美しいピンダリーの川が目の前を流れています。ヒマラヤからのプレゼントを与えられ、私に真のサマディが起きたのでした。そのサマディをヒマラヤは見ていたのです。私のサマディはヒマラヤに記憶されたのです。

振り返ると、かなた後方に、パイロットババジたちが座っていました。私は立ち上がって、彼らのほうに歩きました。背の高い聖者ゴラクババや、ヒマラヤ聖者ラルババ、そして、カシミールのカヤカルパ（ヒマラヤの特別な秘法で三十年若返る）の聖者チッタナマブラマチャリが座っていました。彼らは私を見て、私に何が起きたのか、何を見たのかに気づいたのです。そして、美しい微笑みと尊敬をもって、祝福とともに私を迎えてくれたのでした。彼らは私に、「あなたは四日間もの間サマディに入っていて、私たちは心配して祈って座っていたのですよ」と告げられました。

私は感動する間もなく、ただちにケーブでさらなる四日間のサマディに入りたいとババジ（パイロットババジのことを通称ババジと呼ぶ）に告げたのでした。ケーブに座って、もう一度私に起きた至福を再体験したかったのです。こうして私は、もっと深いサマディの修行に入っていきました。ケーブの中や外での修行を続け、気がつけば二カ月もの日々が過ぎていました。

ヒマラヤに行ったり、日本に帰ったりしながら、こうした修行を何年も何年も行いました。この体験を忘れないように、ときにピンダリーグレイシャ、ときにガンゴトリー、ときにバドリナート、あるいはケダルナート、さらにはもっと広範囲にチベット、ネパール、ヒマラヤ、ラダックと、十何年もの間スピリチュアルな場所を訪れて瞑想とサマディの修行を行いました。そして多くのヒマラヤ聖者に会い、豊かなときを過ごしたのです。

インドの人々にとっても伝説の地であるタッポバンへ

ヒマラヤの聖地として有名なガンゴトリーは、ピンダリーグレイシャとは違うルートのヒマラヤへの道です。ヒマラヤへの入り口であるリシケシという聖地から、さらに奥地に向かったところにあります。

私がはじめて行った頃は入口のかなり手前から歩いて行かなければならなかったのですが、今では入り口までバスで行けるようになっています。ガンゴトリーから先はやはり徒歩となり、ガンジス川の源の、ゴムークという深い氷河の入り口まで厳しい道が続きます。私はピンダリーグレイシャのあと、すぐにこのガンゴトリーに行きました。

ガンゴトリーからゴムーク、さらにタッポバンと、修行の旅で、隠れた偉大な聖者、シッダーマスターたちに出会い、ブレッシングをいただきました。私は過去生においてヒマラヤのシッダーマスターたちのグループのメンバーだったと、彼らは気づき、家族のように迎えてくれるのです。私もそのことに気がつきました。

私はエンライトメントを得て、ヒマラヤのすべての秘密は開かれました。ヒマラヤの聖者、シッダーマスターは私の前に現れ、出会いを喜び合ったのです。それらのシッダーマスターは、ゴウリクンダのケーブのヨギ、ラワ。水の上を歩くヨギです。スーリヤクンダに住むスンダラナンダ、モニマハラジ、ヨギハンスティラート、タッポバンマハラジ、ラムダスババ、ヴィシュヌダースなどです。

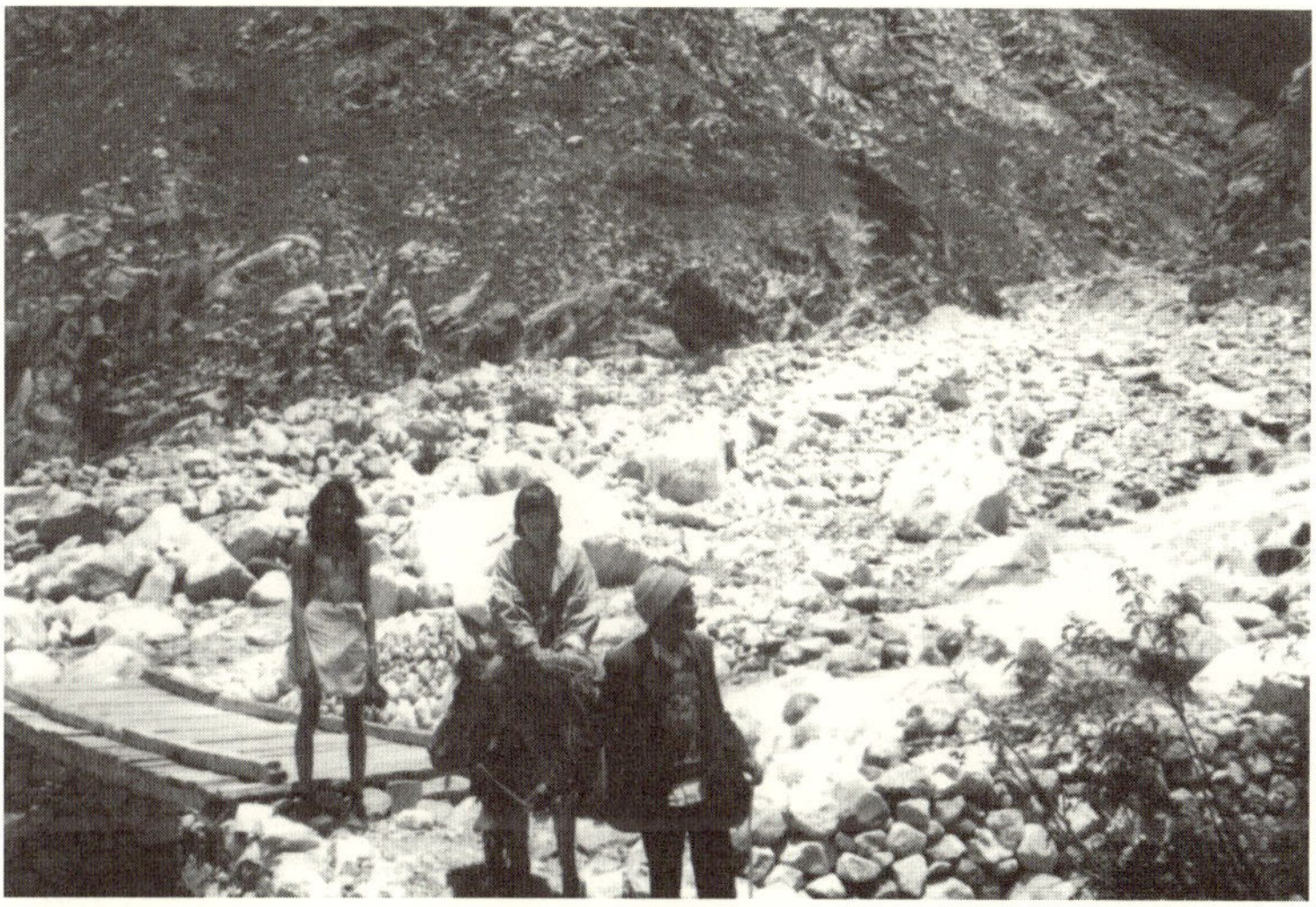

ガンゴトリーからゴムークへの道

ゴムークからは、ヒマラヤのツンドラの氷河が解けて、ガンジス川の源流となって流れ出しています。グレイシャの氷河がまるで牛の口のようにつくられ、そこからガンガー（ガンジス川）が流れ出ているように見えます。そのせいでしょうか、ゴムークのゴは牛、ムクは口という意味で、つまり牛の口と名づけられているのです。

最初のタッポバンへの修行の旅のとき、このゴムークあたりで若い修行者に会いました。こうした若者に会うこともたびたびでしたが、良い精神的指導者のグル※に出会われるとよいと思います。

一九八四年当時、私はとにかく誰も行けないような土地に行くことを目的としていましたから、ガンゴトリーから最奥の地といわれる、ガンジス川の源ゴムークを後にすると、それこそ誰も行かない秘境の奥へと、ゴムークのグレイ

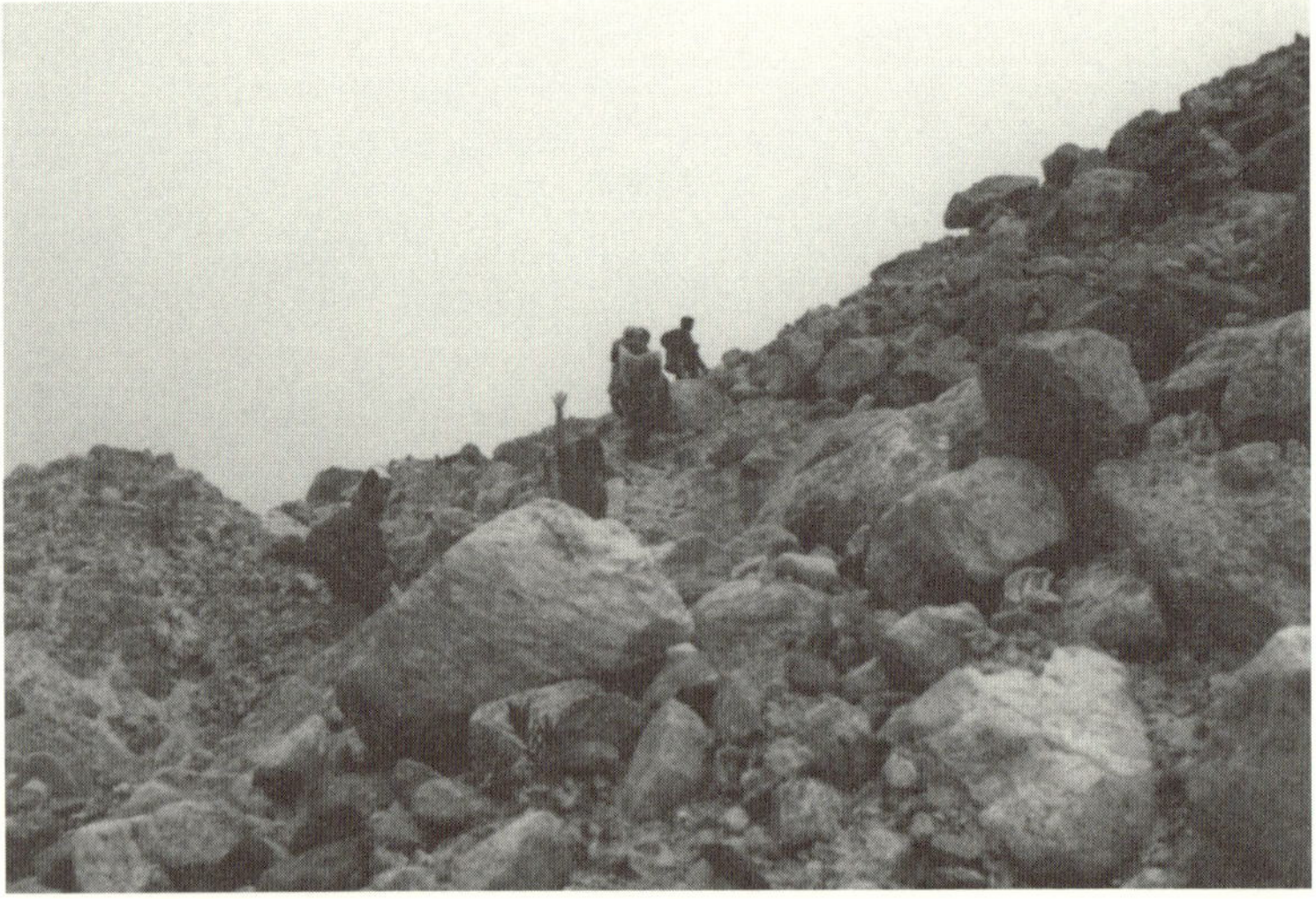

タッポバンとゴムークの間の渓谷

シャの上を歩き登っていきました。そこには道もなく、もちろん馬も行くことはできません。危険な氷河の上を渡り、渓谷を登り、ひたすらグレイシャを歩き続け、登りつめました。

やがて、広い平原が開けました。

目の前に広がる大平原の地は、タッポバンと呼ばれている地です。

タッポとは、苦行という意味、バンとは森の平原という意味です。まるで地球の創世期さながらの壮大な景観に満ちあふれていました。標高五千メートルの高さにあり、地上の天国と称されるところです。歩いてきたグレイシャから一変しての平原は、地獄から天国に移り変わったような景色であり、言葉に言いあらわすことのできない美しさです。

私はただそこに立ち尽くし、その不思議な美しさの感動に浸っていました。何億年もの間溶けることのない雪で覆われたツンドラ地帯ですが、それでも夏になると、コケのようなわずかな植物が生え、あちらこちらに緑の平原を出現させるのです。

そこを流れる澄んだ小川は、まさに天国の川であり、バタラニといわれ、そのまま天国の川を意味します。バタラニのこちらは苦しみの世界であり、それを越えたところは天国を意味していて、この川を渡った者は天国に行くことができるといわれています。また、この川で沐浴をした者も天国に行けるといわれています。

タッポバンの大平原の中にこの澄んだ川を見たとき、私はこの川が日本で伝え聞いた三途の川であり、すべてを超えた地上天国なのだと直感しました。天国がインドのヒマラヤの秘境に実在するとは——。ここが本当の場所であることを知り、仏教とヨガを生んだ国インドの奥深さを知らされ驚いたのでした。

この地には、ヒマラヤの奥深くに住むといわれる偉大な聖者の伝説があります。

「プラーナ」という古代の物語の中の、この地の美しさについて言及されている部分には長く生きたシッダーマスター、※ヒマラヤ大聖者のことが書かれています。そのシッダーマスターが、良い魂であるピュアな人だと思うとき、招かれて会うことができるのです。シッダーマスターが望まなければ、会いたくてその近くにいたとしても会えないのです。

※グルとはヒンディ語であり、マスター、精神的指導者のこと。ディクシャというパワー伝授を与え、弟子をつくる。グとは暗闇、ルとは光で、闇から光に導く存在のこと。また、今では精神的

指導者のみでなく、すべての先生をグルという。ポピュラーな言葉となっている。インド中にグル（精神的指導者）は多くいて、ほとんどの人がファミリーグルを持っている。
※ヒマラヤ大聖者…シッダーマスターのこと。

天国でヒマラヤ聖者のシッダーヨギに会う

バタラニ川の岸辺に、この地で長い間修行を続けているというヒマラヤ聖者、シムラババの小さな石の家がありました。彼は、夏の間の六カ月から八カ月間タッポバンに住み、冬の間はゴムークの下のほうに住んでいます。

そこには囲炉裏《いろり》のような、修行に使われる尊い火がありました。それはドゥナといわれる火の神であり、何ら汚いものを燃やさず、すべての役に立つ火なのです。祈ったり、ヒーリングに使ったりして、生命を守ります。また、ヒーターの役割をしたり、料理をしたりするのにも使われます。その灰はビブティといわれ、パワーを与えてくれ、体に塗って寒さから身を守るのです。また、ヒマラヤを下りたときに、人々へのブレッシングにも使われます。ヤジャナという、日本の護摩焚《ごまだ》きにあたる祈りを捧げる火の灰もビブティです。これもまた、人々へのブレッシングに使われます。

シムラババは私たち一行にドゥナでチャイをつくりもてなしてくれたうえに、私にスピリチュアルニックネームの「ガンガ」というガンジス川のヒンディ語の名前を授けてくれました。ガンガは、多くの人々の身と心を浄める存在です。その存在と同じように「力のある、ピュアで慈愛あるハートの存在」という名前のブレッシングをいただいたのです。

ヒマラヤの雪解けの水は、ヒマラヤ山頂から氷河の下を流れ、ガンジス川となり、インド中を流れて海に注ぎます。ガンガは人生のシンボルです。人は川の流れのように生き、海に流れそして死んでいきます。

海は大きく、すべての川を飲み込み、すべての生命が誕生する源です。すべてを生み出す永遠の存在のシンボル、アカーシャ（ナッシングネスの空《くう》）と同じです。そこはすべてがあり、永遠の存在なのです。ガンガは人々を潤し、人々の心と体を浄め、悪いカルマ※を取り除きます。ヒマラヤの雪はガンガの源であり、海に注ぐガンガはすべての源であり、人々はガンガに平和を祈ります。ガンガの名に、それと同じ存在になるという願いをこめての尊いブレッシングをいただいたのです。

ブレッシングをいただいたその日から、私はこの歴史のあるヒマラヤの秘境で、聖なるバイブレーションを体いっぱいに感じながら深い瞑想に入り、サマディに没入していきました。

外には、タッポバンの平原が広がっていました。タッポバンは、夏には何千種の花が美しく咲き乱れこの世の天国のようですが、冬は真っ白な深い雪に覆われ、ただ静寂があるだけです。タッポバンを体験するものは、タッポバンのように純粋で平和な心と大きな空の心、海のような愛、さらに美しく咲き乱れる花のような慈愛へと、自然にそのようになっていくのです。

さらにタッポバンを歩き続けると、氷河のそばに着きます。タッポバンのすぐ脇にある、サットパンツグレイシャです。何億年もかけて積もった雪、広大なグレイシャは、すべてが氷の世界です。サットは真理、パンツは道という意味で、サットパンツグレイシャは、真理の道、存在、神への道という意味なのです。その頂には宇宙の中心、世界の中心であるスメール山（須弥山）があります。その頂からずっとグレイシャが白く続き、四十五キロ四方にも及ぶそこには、青い色の小さな湖が何千もあります。その水を見ますと、透明な、表現できない深い青と緑色で、ブルーサファイアのような、とても神秘的な見ているだけで吸い込まれそうな色をしています。

何万年もの昔からヒマラヤ聖者、ヒマラヤンマスターが住んできましたが、いまも隠れたシッダーヨギたちがこの地の奥で暮らしているのです。

グレイシャを左に見て、タッポバンの右側をずっと歩いていくと、シヴァリンガという美しい雪山のピークが見え、そのふもとに大きなケーブがありました。そして、その中にシッダーヨギが瞑想しているのが見えたのです。ケーブは戸がなく、開かれていました。私は同じケーブでサマディに没入しようと思い、中でも美しい石を選んで座りました。他のサドゥと一緒のババジに、「サマディに入るので、私の体を見守っていてくださいね」とお願いしました。サマディの中で偉大なヒマラヤ聖者のダルシャンを受けようと思ったのです。そしてヒマラヤの秘法を行い、瞑想からさらに深い、完全なる空《くう》のサマディに没入していきました。

何時間か後にサマディから目覚めると、そこにあるサットパンツの見渡す限りに広がる美しいグレイシャと何千もの小さな湖が、宝石のように輝いて見えました。

サマディに入る前には、そこにはババジともう一人のサドゥしかいなかったのですが、サマディが明けると、私のサマディを祝うために大勢のヒマラヤンマスターのシッダーヨギが来ていました。その中に偉大なシッダーヨギ、ツリーダンディスワミ、ヴィシュヌダース、サベシュワラナンダがいました。彼らは裸で、サベシュワラナンダはとても痩《や》せていて、七百歳といわれていましたが、見た目には四十五歳くらいにしか見えません。

日も暮れており、私は何の質問もせず彼らと一緒に歩き、シムラババの聖者の住いのアシュラムに向かいました。シムラババは食事の支度をして待っていてくれました。特別なドゥナという火で、料理をしてくれたのです。こんな天国で食事ができるとは驚きでした。

シムラババのところからタッポバンを二キロメートルくらい歩くと、そこにたくさんのケーブがありました。驚くことに、そのケーブには修行の体験を書いたノートや手書きの聖典があったのです。古来多くのシッダーマスターがここに住み、修行をしていたことがわかります。誰も管理していないので、それらの手書きの紙はケーブの中に散乱していました。タッポバンにあるケーブのほとんどに、こうした手書きの本やノートが散乱しています。奥地のタッポバンのケーブで、本当に古くから彼らが修行をしていたことの証です。これらのシッダーヨギたちはさらにヒマラヤの奥地に入って行き、戻ってこなかったのです。

今なおその手書きの紙はそれらのケーブに置き去りにされているはずです。私はこの天国に修行をしていた聖者の香りに、不思議な力と胸のざわめきを感じたのです。それにしても、私はなんて幸運なのでしょう。地上の天国ともいわれるタッポバンの聖地で、多くの偉大な先達たちに囲まれながら修行ができるのですから。

このタッポバンや、そこからサットパンツグレイシャへも数年続けてサマディ修行に行きました。ヒマラヤ秘境のあちらこちらでの修行は今でも行いますが、それと並行して一九九二年ごろからはクンムメラ（十二年に一回の聖地での聖者の大祭）やインド中のサマディ行事が忙しくなりました。

二〇〇〇年に十五年ぶりに久しぶりに訪れたときのタッポバンは、温暖化のため地形も崩れて大幅に変化し、ゴムークの先は危険であるとして封鎖され、行けなくなっていたのです。ゴムークの上のグレイシャも崩れ、地形もすっかり変わってしまっていました。

それでも、ゴムークまでのトレッキングの道がつくられ、ガイドまでいて、インド政府の勧めでこんな奥地までも観光の人が入るほどになっていました。私が行った後数年して、インド政府の観光事業で多くのトレッキングの人々がタッポバンに入るようになり、ヒマラヤの奥地のミステリアスさは失われていきました。残念なことに、そうした人の気配に、シッダーマスターはタッポバンやさらに氷河を越えたナンダバンからも逃れて、いなくなってしまったのだと聞きました。

さらに二〇〇四年、二〇〇五年と、ヒマラヤの地形は変化しています。ゴムークやタッポバンの地形も変わり、氷河が解け、氷河はさらに奥地になりました。つい最近までもインド政府が入山を許可しないので、ゴムークへも行くことができないときがありました。

※カルマとは日本語での業のこと。思いと行為のこと。

グレイシャ（氷河）を通して、聖地のエネルギーがひとつに

タッポバンは、四千メートルのゴムークよりずっと標高が上で、五千メートル以上あるのですが、広々とした平原が続き、壮大なサットパンツグレイシャの大きさは驚くことに、四十五キロメートル四方にも及ぶのです。さらにその奥にはナンダバンという平原があります。ナンダとは天国、バンは森の平原という意味です。さらにサットパンツグレイシャ、その先のヒマラヤの山々を越えていくと、ラクシュミーバンがあり、バドリナートというヴィシュヌ神の聖地につながるのです。バドリナートの頂は、ニールカントという山につながっています。

ヒマラヤのバドリナートはインド人たちが愛してやまないヒマラヤ四大聖地のひとつです。生きる苦しみを浄化するため、カルマを浄めるため、ヒマラヤ四大聖地である、ガンゴトリー、バドリナート、ケダルナート、ヤムナトリーの寺院への巡礼はさかんに行われています。インド人の多くは、生涯に一度ヴィシュヌ神を祭る寺院があるバドリナートを訪れるといわれており、多くの巡礼者を集めることでも有名です。ヴィシュヌ神は、ブラフマ、シヴァとともにヒンドゥ教の最高神です。

バドリナートへは、ガンゴトリーへの道と同じリシケシを出発点とするのですが、そこからガンゴトリーとは別のルートをたどることになります。リシケシから続くガンジス川を四百五十キロメートルもずっとさかのぼってヒマラヤに向かうのです。その川沿いに見ることのできる、そびえたつ山々は圧巻です。道々にはスピリチュアルな場所があり、奥地のバドリナートは、ダラ

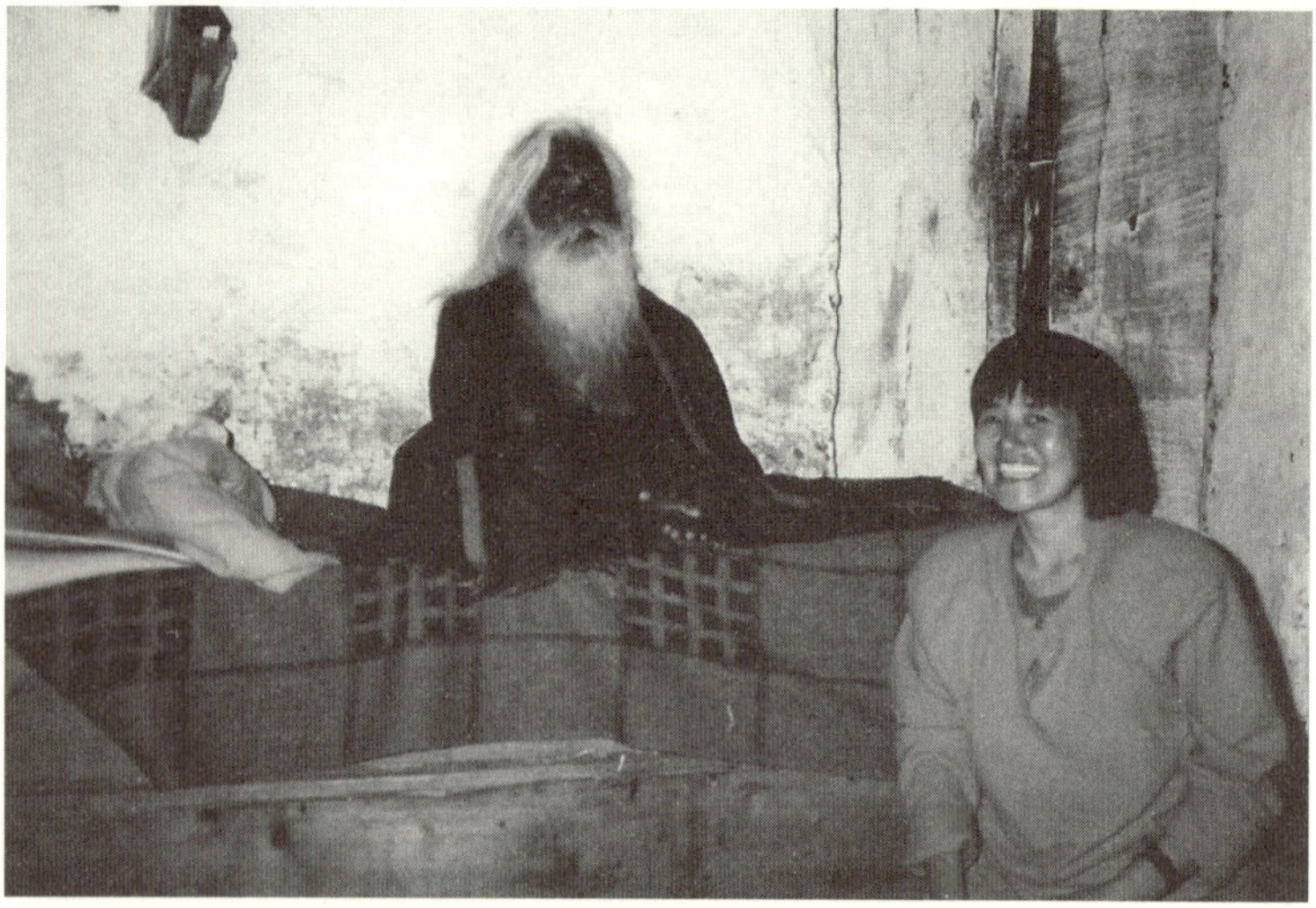

バドリナートのサマディヨギ　アドゥトババ

イ・ラマ十四世がひそかにチベットのポタラ宮殿から抜け出し、多くの側近と金銀財宝を積んだ三百頭の馬を連れて、亡命してきたルートの場所です。

一九六二年、中国がインドを攻撃する前は自由にチベットにも出入りできたのですが、その後、バドリナートから上のヒマラヤ一帯は、中国との国境が近く、インドの軍の管理下にあって、立ち入りは困難とされています。ですが私は、友人のババジの案内がありましたので、運良く入ることができました。外国人はほとんど行くことができないといわれるヒマラヤの奥地ですが、インドの山であるというのに、住む人々が日本人とそっくりのモンゴル系の顔をしているのには驚かされます。そのため、自分が日本人だと言わない限りは、パスポートを見せろなどととやかく言われることもありません。もっとも私の場合は、あまりにも頻繁に訪れているため、すっかりこの地に溶け込んでしまっていたのかもしれませんが…。

ヒマラヤのそれぞれの聖地には神が祭られており、巡礼者を集めています。ガンガマという女神を祭っているのはガンゴトリーで、ナラヤンという名前で苦行をしたと「プラーナ」というスピリチュアルな本に書かれています。ヴィシュヌ神は過去世、転生の間に千の名前を持っています。バドリナートに行く途中の、ルドラプラヤガという町から遡っていくケダルナートという聖地にはシヴァ神が祭られています。そのあたり一帯はケダルカントといわれ、ケダルナート、バドリナート、カイラスを含む一帯をシヴァがコントロールしていると言い伝えられています。さらにヤムナトリーという聖地があり、そこにはヤムナマタ神が祭られています。ヤムナトリーは他の三つの聖地とは離れていて、バンダプチェという頂があります。ヤムナトリーへは、ガンゴトリーへの道ウッタラカシよりずっと手前から行くことができます。

ヤムナトリーから流れる川はヤムナ川で、アラハバードでヤムナ川とガンジス川（ガンガ）とサラスワティ川が一緒になって、ガンジス川となるのです。この三つの川の出合うところはサンガムと呼ばれ、十二年に一回行われる世界のスピリチュアルフェスティバルのクンムメラの場所となり、聖なるエネルギーが強く、多くの人がここで沐浴をして、恩恵をいただいています。インドではその他の川でも、三つの川の合流点はサンガムと呼び、エネルギーのスポットとして尊ばれています。

さて、これらのガンゴトリーとバドリナートのヒマラヤの聖地は、さらにさかのぼった奥地の、タッポバンを含む雪の川である広大なサットパンツグレイシャでひとつづきになっています。また、インドの大地を潤すガンジス川をさかのぼった源に、ヒマラヤのサットパンツグレイシャやピンダリーグレイシャなど、多くのグレイシャがあるのです。

そして、ケダルナート、ヤムナートを頂く山々、さらに多くのヒマラヤの山々からの雪は溶けて地下水となって、グレイシャの下に集められ、それらはいくつもの川となって流れ、ひとつのガンジスとなってインドの大陸を流れていくのです。

何年も溶けることのないツンドラとなったタッポバンやナンダバン、ラクシュミーバンなどのヒマラヤの天国といわれる秘境を含むヒマラヤの地は、ヒマラヤへの聖地をつくり出しています。地球の最高峰のヒマラヤへの山々を抱えるところであり、すべてを生む海に流れるガンジス川の源であり、ヒマラヤがその源流として、地上天国として偉大なる信仰を集めているのも、実はそこに基因しているのです。

解脱《げだつ》とはムクシャ、ニルバーナともいい、心身のすべてを浄め、それを超えた真我、真の自己、さらに創造の源の存在、神になり、完全な心と体の執着から自由になることをいいます。ガンジスの水が流れ出る源、ヒマラヤ最奥の秘境、その頂が、すべてを脱したサマディの象徴の地、天国となっているのもうなずけることです。

私たちの体には、小宇宙の中の天国という神秘があります。私たちの中には、最も大切なエネルギーの道があり、神秘があるのです。すべてのエネルギーの道を浄化し、それらの中心である、ピンガラという体の右側を流れるエネルギーと、イダーという体の左側を流れるエネルギー、スシムナーという体の中心を流れる三つのエネルギーの流れが合流して集まり、さらにその源泉である無限なる存在に至る、苦しみを超えた真のサマディに起きる悟りの境地の地上天国を、ヒマラヤが具現しているのです。

ケダルナート、ガンゴトリー、タッポバンやナンダバン、ラクシュミーバン、そしてバドリナートの奥深いヒマラヤ、さらにピンダリーグレイシャと、ヒマラヤの秘境にすっかり魅せられた私は、多くの聖者たちとともに何年か修行を続けることができました。日本と行ったり来たりの日々でしたが、結局ヒマラヤの奥地に十五年間学び、ヒマラヤのブレッシングにより最高のサマディが起き、さらにそのサマディを深めていくことができたのです。

3　〝シッダーヨギ（サマディヨギ）〟への道

ハリババからアヌグラハを受ける

ヒマラヤの地で修行をはじめた頃、願ってもない機会が訪れました。パイロットババジに、ババジ（ババジのジは尊敬語）のマスターであるハリババを紹介されたのです。ハリとは神という意味です。パイロットババジは、私のことを良いカルマを持つ運の強い人と感じ、「彼女は霊的なレベルが高いうえ、とても熱心なので、ハリババから直接ブレッシング（祝福）を受けたほうがいいだろう」と話していたのだそうです。

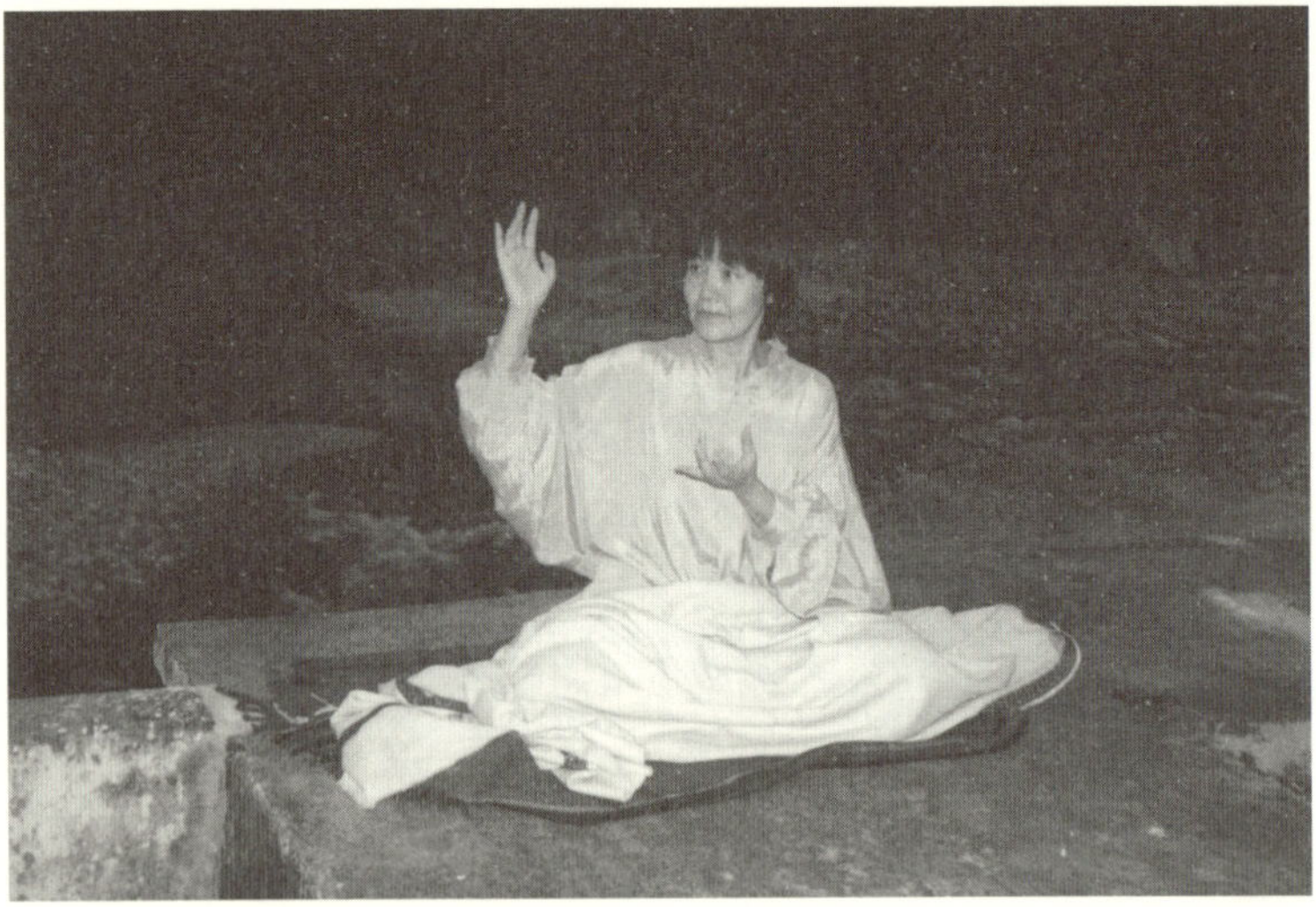

ハリババのアヌグラハのとき

こうして私は、ヒマラヤの奥地で、ヒマラヤの偉大なる聖者ハリババに会うことができました。

ヒマラヤでは、古来多くのシッダーマスターたちが修行をしてきました。ヒマラヤの奥地には洞窟がたくさんあり、彼らの修行と偉大なるシッダーマスターのバイブレーション（波動）の記憶は今なおこの地に残っています。そうした彼らのエネルギーはものすごく、そこかしこにあふれんばかりです。私は彼らのエネルギーを肌に感じながら、自分が聖者というものに対していかに勝手な想像をしていたかを、いやというほど思い知りました。あなたは聖者というと、どのようなイメージを描きますか。全身からオーラがあふれ、いかにも近寄りがたい聖なる存在と思い描くのではないでしょうか。

実際のシッダーマスターは、そんなイメージとはまったく違っています。近所で見かけたら、うっかり見過ごしてしまうのではないかと思うほどで、体はガリガリに痩せていて、目だけがギラギラと大きく、素朴そのものといってよいでしょう。しかも彼らはめったに喋りません。いっさいのエゴもなく、ひたすら自然体で、存在そのものがその場にすっかり溶け込んでしまっているといった風なのです。

ハリババもまたそうしたシッダーマスターでした。それでも、私がいくつか質問するとその一つひとつにとても温かく答えてくださり、私はわけもわからず、ただただ感動の涙を流し続けました。ハリババは、私に平和と愛について説き、直接アヌグラハを授けてくださったのです。

マスターとの霊的なつながりの確信が、無限の存在へと導いた

私は、ヒマラヤに魅せられ、ヒマラヤで修行の日々を送りましたが、必ずしもヒマラヤに行かなければ修行ができないというわけではありません。なぜなら、ヒマラヤの静寂や大自然、大宇宙は、あなた自身の中に確かにあるからです。あなたの中に川があり、山があり、空があり、風、火、水、土があり、太陽があり、月があります。

あなたの体は小宇宙そのものであり、宇宙のすべてがあなたの体の中にあります。そのすべてが真理であり、それを知り、それに気づくことで苦しみから解放され、本当の意味での自分自身に戻ることができます。そして、それこそがサマディへの道につながっていくのです。

パイロットババジのマスターであるハリババは、私のマスターになりました。マスターとの出会いで、私はもう以前とは違う自分であると感じることになりました。

マスター・ハリババとは通称ですが、有名なヒマラヤンマスター、シッダーヨギであり、ハリハリギリというサドゥの名前も持っています。三十年間インド中を旅し、サマディとヤジャナをし、人々を導き助けた後、四十五年以上、今なおヒマラヤに住み続けている聖者です。

ヤジャナとは、スピリチュアルな科学であり、物質の科学です。聖なる火は、アストラルという細やかな目に見えない世界に通じ、至高なる存在への入口になり、強い神の力を引き出します。マントラ（真言、聖なる波動）は、神へ到達し、心と体とスピリットを変容させ、世界に平和をもたらすのです。これらによって人々の悪いカルマと悪い記憶を浄め、人生を浄め、新しい生きかたと新しい成功をもたらすのです。日本で行う護摩焚きの原型で、多くの聖者やプジャリというブラフマナの階級の司祭が行います。特にサマディヨギがミディヤ（つなぎ）となるヤジャナは特別の効果があり、神につながり、神の力を引き出し、強力な浄化と繁栄をもたらすのです。ほとんどの人は人生の成功のために行います。その他、病気の平癒や願望の成就、先祖の供養をします。

ハリババのマスターはオッタルババです。ハリババは長い間オッタルババのただ一人の弟子でした。ハリババは、マスター・オッタルババがそこに留まりなさいと言ったために、四十五年以上ずっと同じところに住んでいることになります。ハリババはシッダーマスターとしてインド中で有名な存在で、オッタルババもまた有名な、ヒマラヤの偉大な聖者です。オッタルババは、神のようだとして有名な、バドリナートに住んでいたシッダーヨギ・ナラヤンからのイニシエーションを受け、ナラヤンの弟子になったシッダーヨギです。

私はハリババのいる奥深いネパールヒマラヤを訪れました。すでにヒマラヤの他のシッダーマスターの助けと長い苦行により、すべてを受け取る準備ができていました。何の疑いも混乱もなく、アヌグラハグルディクシャというサダグル※からの神聖な愛とパワーのグレイスを受け、浄化、パワー、秘法の伝授の儀式をいただき、深い瞑想へと入っていきました。シッダーマスターのディクシャをいただけるということは、とても大切でとても幸運なことです。運命改善と悟りの道にとっての要になり、サマディへの扉が開かれるのです。

特別な過去生からのカルマにより、アヌグラハという神のグレイスを受けることができるものがいる。私はその一人である、とハリババは私に言いました。彼のアヌグラハは特別です。多くの人がヒマラヤに行きますが、ほとんどの人はシッダーマスターに会うことはできません。たとえ会ったとしても、その人が偉大かどうかわからないのです。

どんな人にとっても人生の最高の目的、人間完成の悟り、エンライトメントに達する「サマディへの道」は未踏であり、常に不安と危険との隣り合わせです。案内人なしではとても進むことはできません。だからこそ、サダグル、シッダーマスターのグレイスが必要です。遠い存在の神ではなく、実際のサマディの体験で心身が変容し、真の自己になり、さらに至高なる存在、神になったシッダーマスターのアヌグラハにこそ価値があり、守りをいただき、幸福を得るとともに、真理になり、自己となり、サマディに達することができるのです。フィジカル（身体）面だけでなく、スピリチュアル（霊的）面においても、シッダーマスターのアヌグラハによってつながっているという自信が、サマディ修行で出合う死への恐怖と不安を取り除き、無限の存在へと導いてくれるからです。

マスターは海のような存在です。川は海に流れていくものですが、流れて溶け込んでいくためのサレンダー、つまり無条件の帰依の修行が必要なのです。マスターに会うことではじめて海になっていくことができるのです。

何事においてもそうですが、私たちは何かを習ったり学んだりするとき、師、先生を必要とします。幼稚園の先生にはじまり、小学校、中学校、高校、大学、さらにはお稽古事においても、それぞれの先生に教えを受けます。インド流にいうと、すべて何らかのグルです。先生がいないと、すべてはただの我流で終わってしまいます。たとえ先生なしでうまくいった場合でも、奢《おご》りやエゴだけが増幅し、自分が今、どのポジションにいるのかを見失ってしまうことにもなりかねません。エゴは我ともいい、私が私のものという、最初にある心の働きのひとつです。サンスクリット語ではアンカーラといいます。

どんな世界にも先生は必ずいて、だからこそ、私たちは回り道をせずに物事を習得することができるのです。

※サダグル…サダ＝純粋。サマディに至った悟りのマスター、または偉大なマスター。グルの尊称はグルジという。

真我になるために

よく考えてみてください。私たちが学んできたことというのは、すべて外側の世界の知識であり技術です。どれもが誰かの知識であり、技術であるにすぎません。自分で実際に体験し、確認した本当の意味での「知恵」ではありません。外側の知識や技術をいくら学んでも、自分で体得した知恵でないのなら、自分は一体何なのかといった問いには答えられないのです。本当の意味で自分自身を知ることはできないでしょう。

では、真理になり、真の自己を知るための方法はあるのでしょうか。

それこそがサマディなのです。真理になり、アートマンになるための唯一の道、悟りへの道です。真理になること、つまり魂そのもの、サンスクリット語でアートマンと呼ばれる存在になるのです。アートマンは真我、あるいはビーイング、存在、セルフと呼びます。さらにそれを超えると、パラマアートマン、ハイヤーセルフ、神意識になり、さらにそれを超えると、スープリームセルフ、ブラフマン、超意識（至高なる存在、神）となっていくのです。究極的にはナッシングネスで、これが真の悟りです。サマディの中で悟り、リアライゼーションが起き、エンライトメントするのです。サマディは真の悟り、エンライトメントへの道です。

それを得るにはまず自分の内側に入り込み、自分がいったい誰なのかを知ることが必要です。体、心、仏性の一つひとつに気づき、体験し、それを味わって悟るのです。さらにその一つひとつを超え、真理に到達します。段階をおったアヌグラハシャクティパットディクシャと瞑想秘法の伝授を受け、アヌグラハ瞑想修行を行い、すみやかに向かうことができる境地です。

サマディへの道、悟りへの道は多くのシッダーマスター、悟りのマスターを生み出すヒマラヤ秘教にあり、未だ非公開です。古来、マスターから信頼できる弟子に、まず最初にアヌグラハグルディクシャというイニシエーションを伝授します。するとアヌグラハが流れ、心と体とスピリットのすべてが浄められ、バランスが取れます。その伝統を受け継ぐヨギはヒマラヤにあっても数少なく、誰にでも教えることができるわけではありません。その秘教に私が出合い、さらに困難の道であるサマディに達したことは、奇跡としか言いようがないことです。

では、アートマンに会うためには、どういう学びをしていけばいいのでしょうか。

まずヤマ、ニヤマという道徳的な教えにより、心がストレスを受け、緊張しないように、心の思い方、使い方、体の使い方について気づきを深め、使うときは愛と平和の方向に使っていきます。

そして、まず体について、体の内側に何があるのか、バランスは取れているのか、どのように働いているのかに気づくことが必要です。その働きを邪魔しているものは浄めていきます。一般には人は体の具合が悪くなってはじめて自分の病気に気づき、それを治すために医者に行きます。医者は薬や手術などの方法で悪いところを取り除こうとしますが、それは対症療法でしかありません。根本治療のためには、体の部分のみのケアではなく、体の真理そのものに気づくことも必要なのです。

しかし、それは目に見えないことなので、ほとんどの人にはわかりようがないし、その手立てを知りません。これだけ科学が発達したにもかかわらず、人は自分の内側の真理を知ることができず、無明という、真我がわからない状態のまま、苦しんでいるのです。

実際に真理を体験するサマディを得て、光明に達し、真我を知ることが大切なのです。自由で、すべてを知り、すべてが満ちる真理になり、神の分身である自己になるのです。それを一度体験したら、もう前の人生とは完全に違います。その昔、ほんの一部の素晴らしいカルマをいただいた人のみが到達できたサマディを得て、真理を悟るための道が今、やさしく紐解《ひもと》かれるチャンスが到来しました。

深い瞑想により、体はどんなふうに働いているのか、誰が動かしているのか、体の中に何があり、どのようにバランスが取れているのかなど、あらゆる知恵に気づき、心がどのように働いているのか、さらにスピリットについて気づき、真の知識を得るのです。

アヌグラハを受け、ヒマラヤの秘法によって、深い瞑想の実践によって自然にわかる知恵であり、真の癒しになり、サマディに導かれるのです。

サマディ瞑想によって、心と体の働きの神秘が理解でき、ストレスが浄化され、バランスが取れ、心と体が癒され、自由自在に操ることができるようになります。先に、人の中には川（水）があり、山（土）があり、風があり、火があり、空気（空《くう》）があるといいました。私たちの中にあるその五つの元素は、互いに影響し合っています。

それらには、サットバという純粋性のエネルギー、ラジャスという活動のエネルギー、タマスという変容のエネルギーがあり、それぞれを浄め、バランスを取ることで、病気から解放され、健康な体をつくることができます。

土は水の要素から生まれます。水の中には土の要素が溶け込んでいます。だから、水が捌《は》けると土になります。反対に、土の要素が溶かされると水になります。さらに水から火が生まれ、火から風が生まれます。火は風の中に飛び込んでいき、最後は、風が空《くう》の中に飛び込んでいくのです。そのプロセスは自然の営みそのものであり、同時に私たちの体の中の営みでもあります。それをアヌグラハの恩恵で浄化し、瞑想していくことで、やがて超自然の力を得て、肉体を自由自在にコントロールすることができるようになるのです。

形あるものが目に見えない存在に変容していくプロセスを、アセンディングといいます。逆に、目に見えない無限の存在から目に見える形あるものがあらわれるプロセスを、ディセンディングといいます。私たちは宇宙からディセンディングしてあらわれた存在であり、再びアセンディングして宇宙に還っていく存在なのです。

常に繰り返されるこの宇宙生成を逆に遡《さかのぼ》って、創造のエネルギーの源に還り、真理を知り、創造の源の力と生命力を得ること、それがサマディへの道であり、体の生成のプロセス、心の生成のプロセス、それぞれの生成のプロセスを逆に体験し、本来の純粋な存在に還ることが悟りです。

このサマディへの道、悟りへの道を可能にするのは、真のマスター、シッダーマスターとの出会いであり、そのアヌグラハ、神のグレイスを受けることですみやかにはじまるのです。

※アヌグラハシャクティパットディクシャ…グルディクシャのあとも、シャクティパットで随時アヌグラハのエネルギーを受けて浄化を進める。深いレベルからカルマを浄化し、バランスを取ってワンネスに導くディクシャ。

「日本に行ってサマディを伝えなさい」と、ハリババが告げた

今、巷《ちまた》では、心を使って集中するというテクニックが氾濫《はんらん》しています。心を使ってのイメージトレーニングや、ヴィジュアライゼーション（視覚化）を利用したトレーニング法などがそれにあたります。

それらは、ざわめく心をひとつに結びつけていくという意味では、進化のプロセスとしていろいろ役に立ちます。それを進めていくと、そこから得られるエネルギーはエネルギーを集め、強めるエネルギーとなり、結果としてパワーが強くなります。さらに、それは超能力的なものへと発達していくでしょう。スピリチュアルの世界では、私は神だ、私は仏陀だ、私は誰の生まれ変わりだというふうに、その思いとひとつに、つまりは対象とワンネスとなり、それがマインドの力を強めます。ときにその思い込みは強く、宗教での集団自殺を引き起こすことさえあります。ですがそれらは最終のものではなく、あくまでも集中のエネルギーであり、エネルギーの中のほんの一部分の事柄です。

そうした訓練は心を異常に強くします。それをサイキックといいます。サイキックとは、何かに特別につながり、思いを強くし、催眠にかかったようになった状態のことです。これは強いマインドのパワーであり、霊能者が使うパワーです。それがひとつのサイキックのエネルギーになったとき、心のワンネスとなったとき、喜び、幸福に満ちるのです。ですからこのレベルで喜んでしまい、心の執着をますます強くし、その先のあることを気づかず、また喜びと落ち込みを繰り返してしまいます。

サイキックの働きには、宗教的で、神やグルの教義や組織の論理を強く思い込み、信ずる、スピリチュアルサイキックがあります。対して知識人、政治家、ビジネスマンなどは、それぞれの目的の心を強くし、パワーのサイキックを強くします。すべてはパワーの戦いになっていきます。外側は一見幸福に見え、成功を得ても、内側は常に満たされず、不安を抱え、富やパワーに執着し戦っているのです。

これらのサイキックはなかなか離れない心（執着心）をつくり、それがいろいろなこだわりをつくってしまいます。パワーが強い分、強い思いが相手に伝わりやすくなり、それがはね返ってきたりする、カルマ（業）返りということも起こります。サイキックを否定的なことに使うと、破壊的なエネルギーになってしまいかねません。

サイキックなパワーは、真我を信じ、思い込み、催眠から解かし、すべてから解放された完全なる魂の自由を得るのとは違います。サイキックなパワーでは、本当の自由、愛と平和の幸福を得る真のサマディに到達することはできません。サイキックは催眠のようなパワーであり、その力に酔いしれるとそれでエゴが満足し、感覚や心の喜びがあるので、究極の悟りにつながることはないのです。

私たちの体は、プラクリティと呼ばれる物質的なものからできています。心は、プルシャであるアートマンから生まれたアンカーラ、エゴをもととして出てきています。心はプラクリティのグナ（性質）に結ばれ、ラジャス、タマス、サットバのエネルギーが混じり、心のイリュージョン（幻想）をつくっていくのです。この心のイリュージョン、マヤ、つまり苦しみから解放されるためには、心を超え、仏性を超えて、真理に到達しなければなりません。そのプロセスにおいて、さまざまなレベルを通過しながら、いろいろな気づきを積み重ねていくのです。

そうすることで、執着から解き放たれ自由になっていきます。何の汚れもないプラクリティの自然な状態、純粋な存在となり、さらにそれを超え、本来の魂（プルシャ、アートマン、真我）となって、最終的に無限の存在と一体になります。これがサマディです。つまりサマディとは、魂が完全なる自由になるということなのです。

私は、ヒマラヤの奥地で究極のサマディを目指し、ひたすら修行を続け、サマディに到達することができました。サマディに到達してからも修行を続けていましたが、サマディに達し、真理を発見し、すべてを知った私は修行に満足し、これからは人のために生きたいと、自分のための修行から人のための修行へ移ったのです。

ヒマラヤ修行の前、二十代の頃から何十年も健康ヨガを人々に伝えていましたが、真理の体験を人々に伝えていかなければならないと考えはじめるようになりました。

そんなふうに考えていたある日、私はハリババに呼ばれ、こう告げられました。

「あなたは、チッタム（純粋な魂）な人です。日本に行ってサマディを伝えなさい。人々に真理を伝えなさい。人々を苦しみから救うのです。平和を伝えなさい」

なんというありがたい言葉でしょう。それをハリババから告げられた私は、なんて幸せなのだろうと、感慨で胸が詰まる思いで、何度も何度も言葉の重みをかみしめました。しかし、真理を伝えなければと思う一方で、私などにそんなことできるわけがない、私ごときがおこがましい、との思いもありました。

それでも、ハリババから告げられた言葉を片時も忘れることはありませんでした。この言葉があったからこそ、私は自分の信じる道を、何とか生きてこられたのだと思っています。それは、今日まで私を導き、励まし、勇気づけ、支え続けてくれたのです。

それからはインドの各地で毎年公開サマディを行ってきました。サマディを実際に行うことで、悟り、エンライトメントと真理を証明して、人は単なる存在ではなく、至高なる存在、神から生まれたのだということ、神そのものであることに気づくことが大切であるということを伝え、世界平和を祈ります。サマディパワーはアヌグラハとなります。アヌグラハはすべてを可能にします。地球を浄化し、人々の心を浄化します。そして、今まで経典の世界で語られてきた、死を超えるサマディが実際にあるのだと、神と一体になるサマディを信頼し、サマディからの神のグレイスのアヌグラハで真理と安心を得て、幸福になっていただこうと思って行い、それも、二〇〇七年の一月で十八回目となりました。

今、人々が苦しんでいます。多くの人々が苦しみから救われ、本当の幸福を得ていただかなければなりません。アヌグラハで個々がカルマというストレスを浄化し、愛と平和のバイブレーションの人に変容し、悟っていくことが急務です。

日本においても本当の癒しが必要です。そして今、一刻も早く混乱から安らぎに、不純から純粋に、快楽から本当の心の豊かさを得て、幸福になり、悟っていただきたい、そのために、シッダーマスターのメッセージにより、アヌグラハを分かち合い、真の幸福への道、サマディの道、真の悟りをガイドしています。ヒマラヤンマスター、シッダーマスターとのダルシャンやアヌグラハシャクティパットディクシャの伝授によってアヌグラハを受け、すみやかに根底から浄まり、目覚めて、悟りの扉を開き、生まれ変わるのです。と同時に信頼でつながり、瞑想修行をして、エンライトメントを得て、本当の幸福になっていくのです。

人々はもっと幸福になりたいと、より豊かな良い生活を願っています。平和で美しい社会を願っています。世界が仲良く宇宙的心を持って、自然破壊を阻止することを願い、地震や津波が起きないよう、地球の温暖化がやむことを、平和な地球になることを願っています。

アヌグラハは、世界が平和になる、世界がひとつとなるため、空が平和になり、地球が平和になり、水が平和になり、風が平和になるための、ヒマラヤのシッダーマスターの最高のプレゼントです。本来、サマディへの道、悟りへの道は、何生も何生もかかる厳しい道であり、仏陀やキリストといった特別なカルマの良い人や、ヒマラヤからのプレゼントで偉大なヒマラヤの聖者に出会い、カルマを浄めることができた人にしか起こり得なかったのですが、私がヒマラヤのマスターに出会い、サマディに達し、アヌグラハのシェアを行うことで、すべての人々に悟りへの道のチャンスが開かれたのです。アヌグラハは根底から至高なる存在、神の力によってすみやかにあなたを目覚めさせ、心身の調和をはかり、幸福にすることができるのです。この世界を平和で美しくするために広めていかねばなりません。

あなたが真我、創造の根源の存在とアヌグラハを信じ、スピリチュアルで、水のようなサレンダーの心があるなら、慈愛の心があり、素直であるなら、サマディパワーのアヌグラハはあなたに流れます。シッダーマスターを橋として、あなたに創造の源の存在のエネルギー、神のエネルギーが流れていきます。

人には自分でも気づかないもろもろの、本来浄めることのできない、人の運命を支配している深いストレス、深いカルマがあります。それさえ浄め、深い瞑想に入り、サマディへの扉が開かれ、成功と幸運をもたらし、悟ることができるのです。

あわせてシッダーヨギの恩恵のアヌグラハで変容したファシリテーター（伝授者、橋になって伝える人）による※クリパの伝授は、カルマを浄め、幸福になっていくとともに、アヌグラハディクシャを通してアヌグラハの恩寵を受ける準備のサポートになります。クリパの伝授者も受ける側も浄化を早く進め、目覚め、幸福になっていくことができます。

戦争、暴力、地震、津波などは、エネルギーの混乱です。小宇宙である人の心も乱れ、混乱し、相互に混乱を引き起こしています。それは、アヌグラハを通してストップさせることができます。

悪いカルマを浄め、人々を攻撃する自然破壊を止めることが重要です。この世界のすべての人々がひとつになれば、私たちのアヌグラハを通した祈りやマントラは偉大なミディヤとなり、この世界と人々の意識を浄め、世界に調和をもたらすのです。その波が広がり、多くの人々が一刻も早く不安や恐怖から救われることを願ってやみません。

私は長い長い、真理の探究の道を歩み、ヒマラヤの聖者、シッダーマスター、私のマスターの励ましにより確信しました。今こそ、長く厳しいヒマラヤの苦行タパスを通じてサマディに達した私の、日々の修行のパワーを分かち合わなければならないと――。私の歩んだ道、この激しい道は、誰もが到達できるわけではありません。たゆまぬ修行、タパスを通し、祈りを通し、厳しいサマディ修行を通して、私は究極のサマディに達し、アヌグラハを得ることができたのです。

私は今、「人々を苦しみから救いなさい。人を幸福にするサマディを伝えなさい。ディクシャを与え、アヌグラハを与え、良い世界、調和の世界をつくりなさい」というヒマラヤ聖者、シッダーマスターたちのメッセージによりヒマラヤの秘教を伝えているのです。

※クリパ…シッダーマスターの橋となってシャクティパットを行い、パワーを伝授。その行為とパワーのこと。シッダーマスターからアヌグラハを受け、目覚めと浄めを行い、さらにアヌグラハ瞑想で修行することで、クリパの伝授者となることができる。

写真が伝える公開サマディのすべて

①

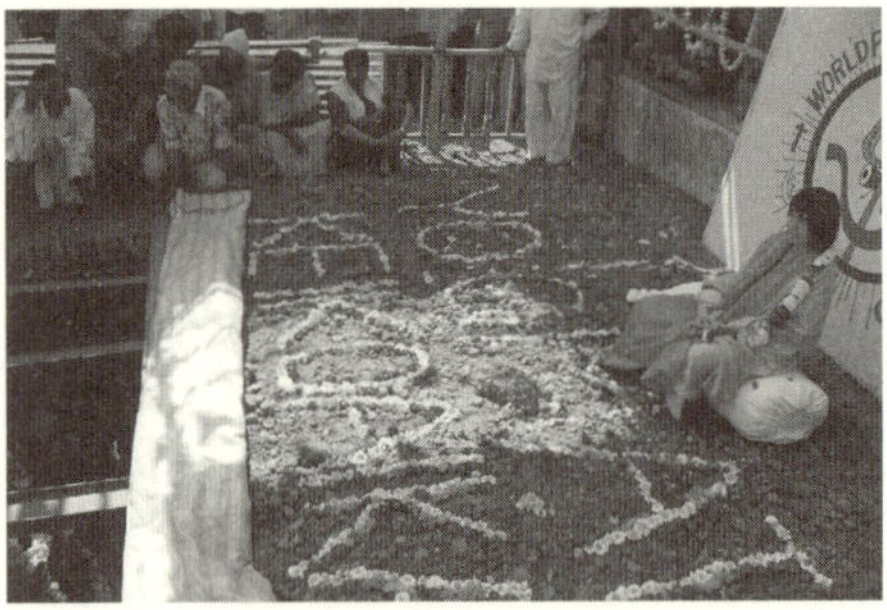

サマディのアスタル（聖なる地下窟）の前でサマディに入る前のダルシャン

②

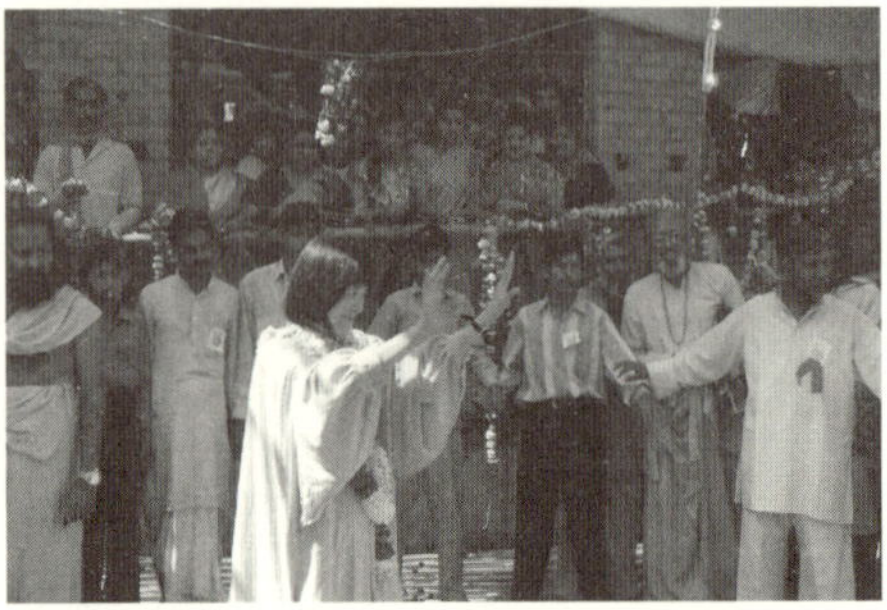

サマディに入る前のダルシャン

③

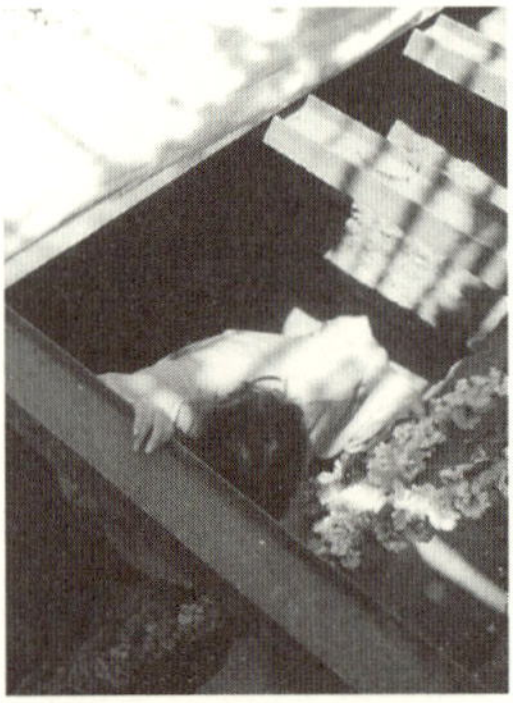

サマディのためにアスタルにかけられたはしごを降りていく

④

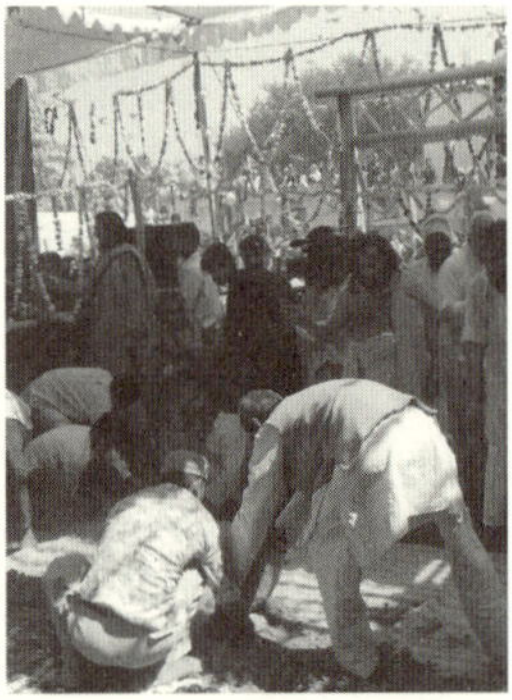

サマディ入滅後、アスタルの上にトタンとシートがかけられ、土が盛られて密閉される

⑤
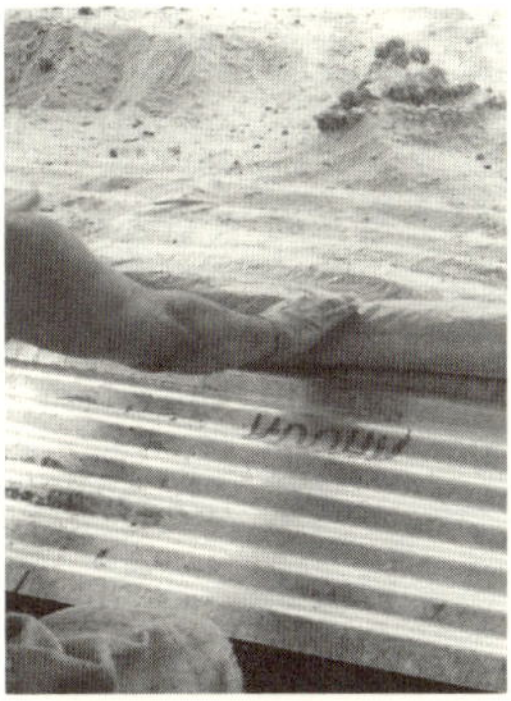

4日間のサマディ没入後、固くなっていた土をどけ、シートがめくられてアスタルが開く

⑥
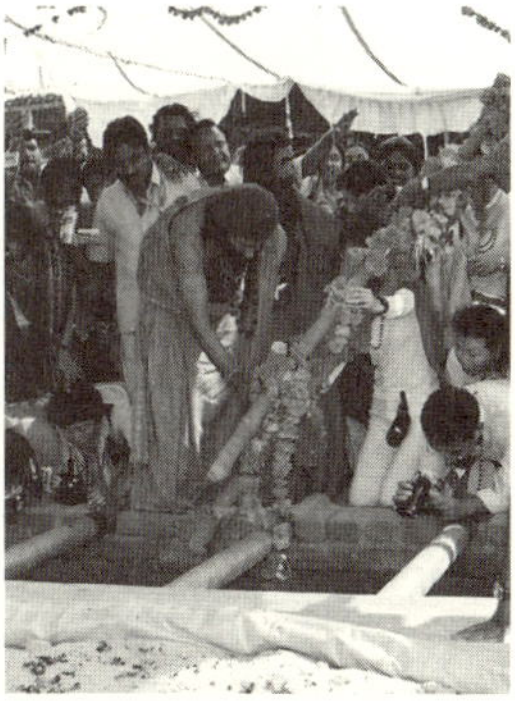

アスタルから上ってくるために、飾られたはしごが下ろされる

⑦
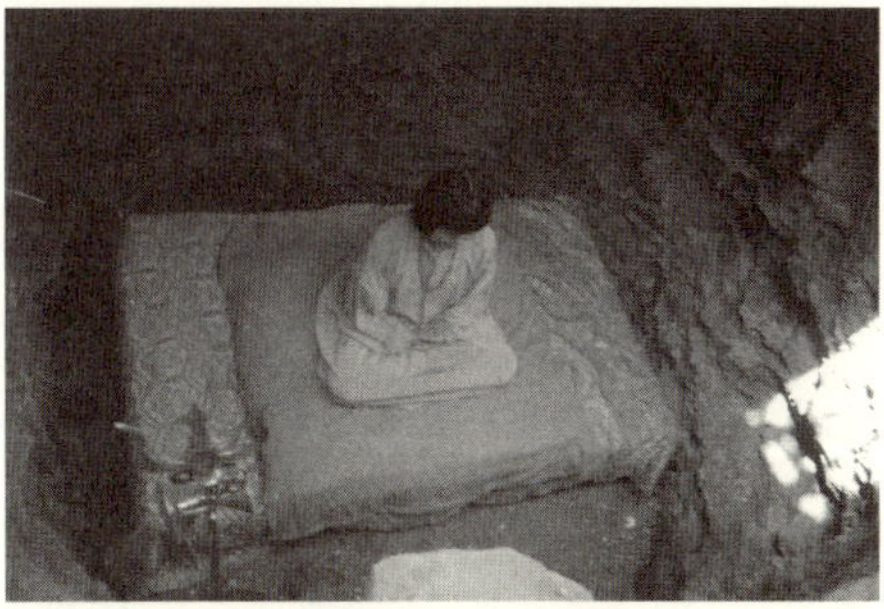

サマディの没入から戻る直前の状態

⑧
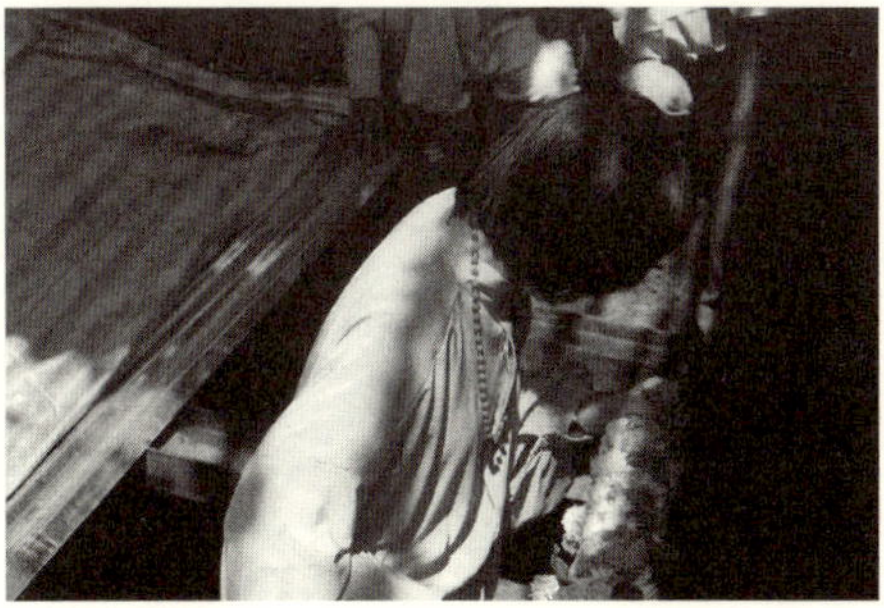

サマディ復活からはしごを上がりダルシャンに向かう

⑨
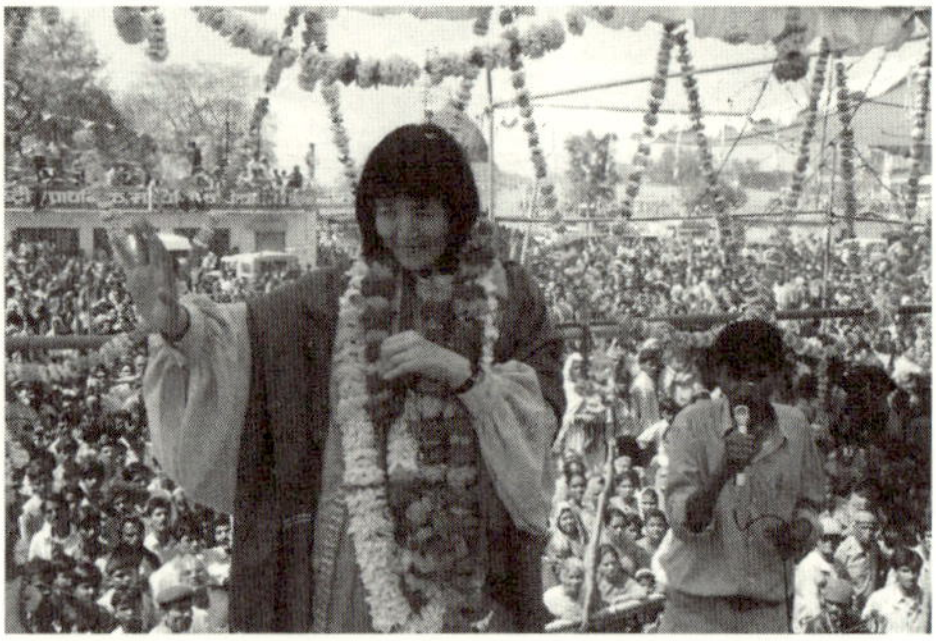

ステージに上ってブレッシングをする。まわりはサマディに来た人で埋め尽くされている

⑩
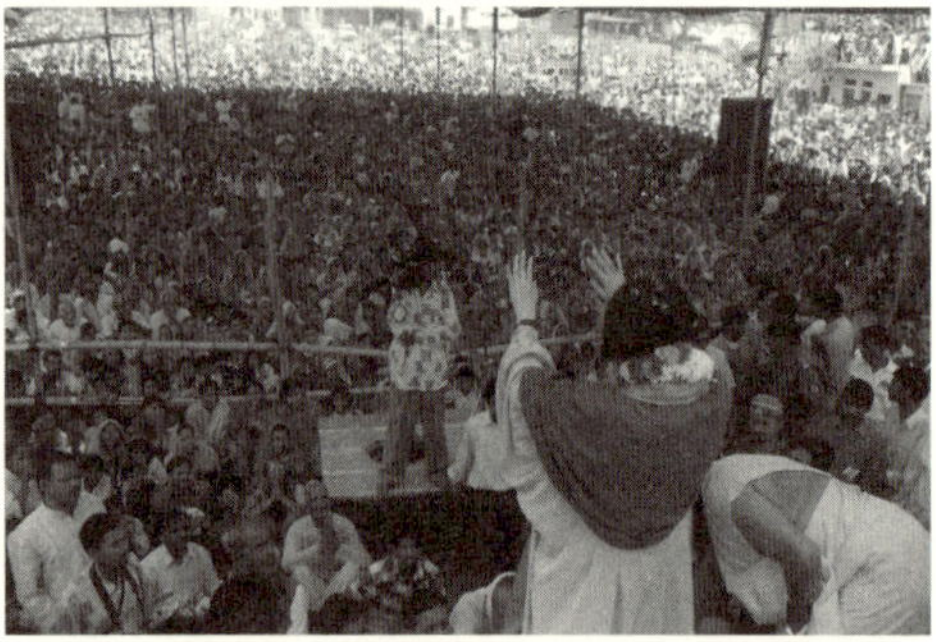

サマディ復活後、大勢の人々にブレッシングをする

⑪
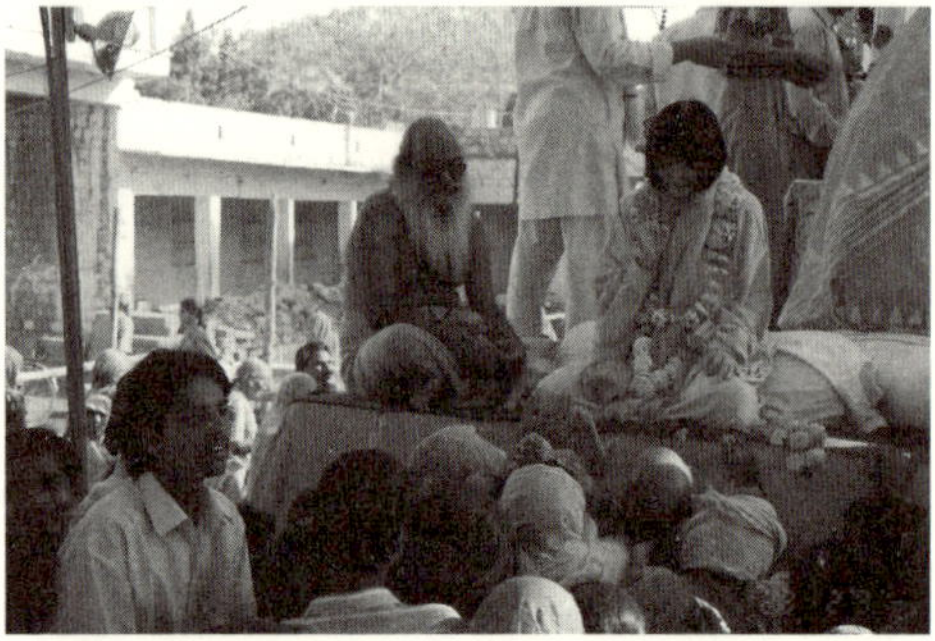

サマディ復活後、ステージにて直接ダルシャンをする

⑫

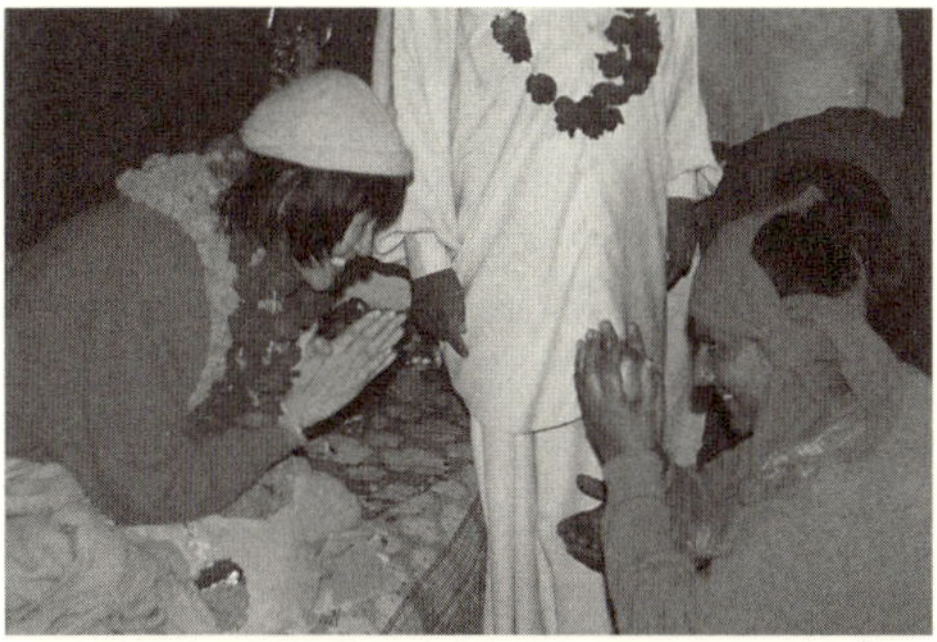

ダルシャンでプラサードの祝福

⑬

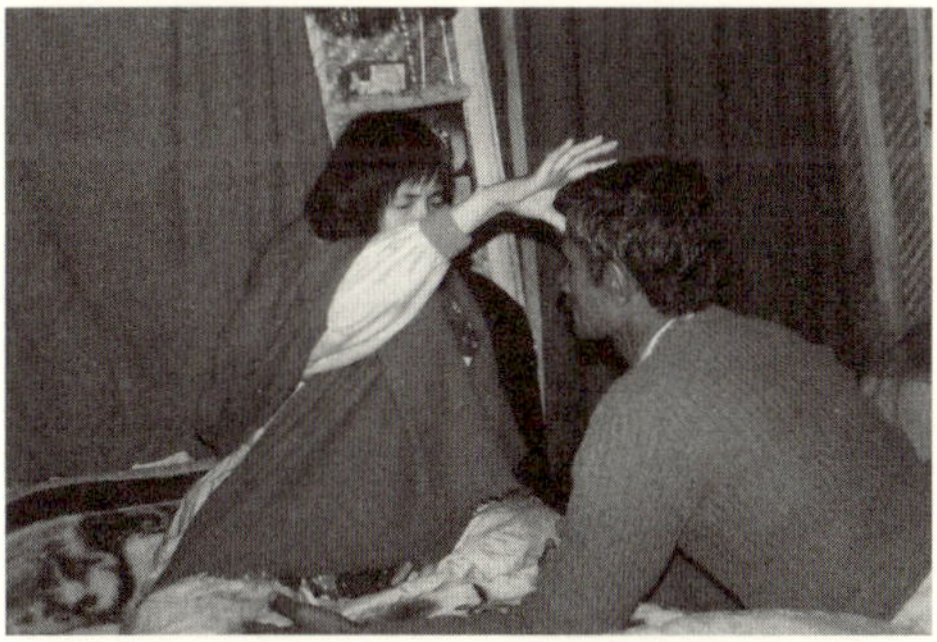

サマディの後のシャクティパットの様子

⑭

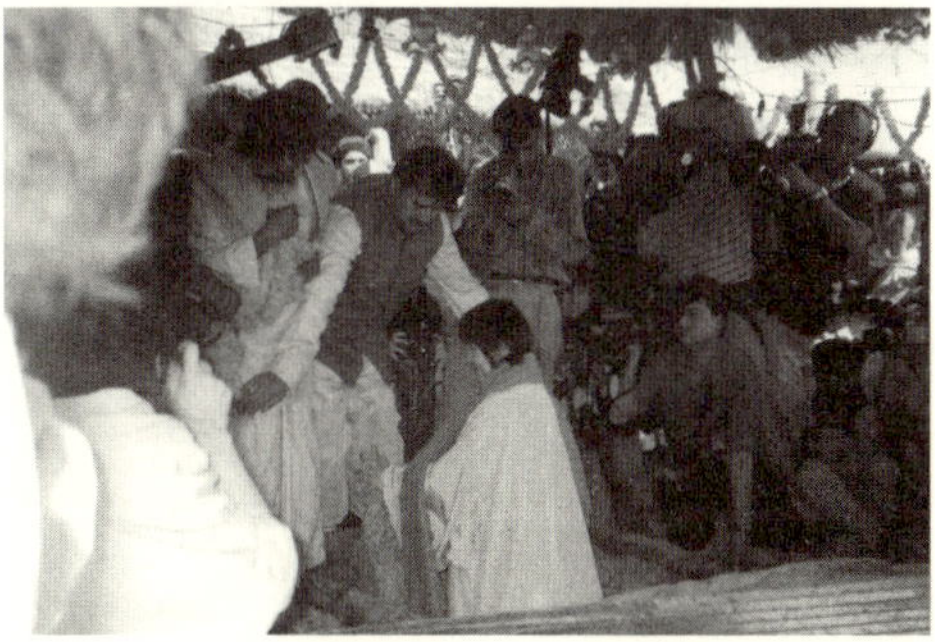

サマディ復活の瞬間を捉えようと集まっているメディア

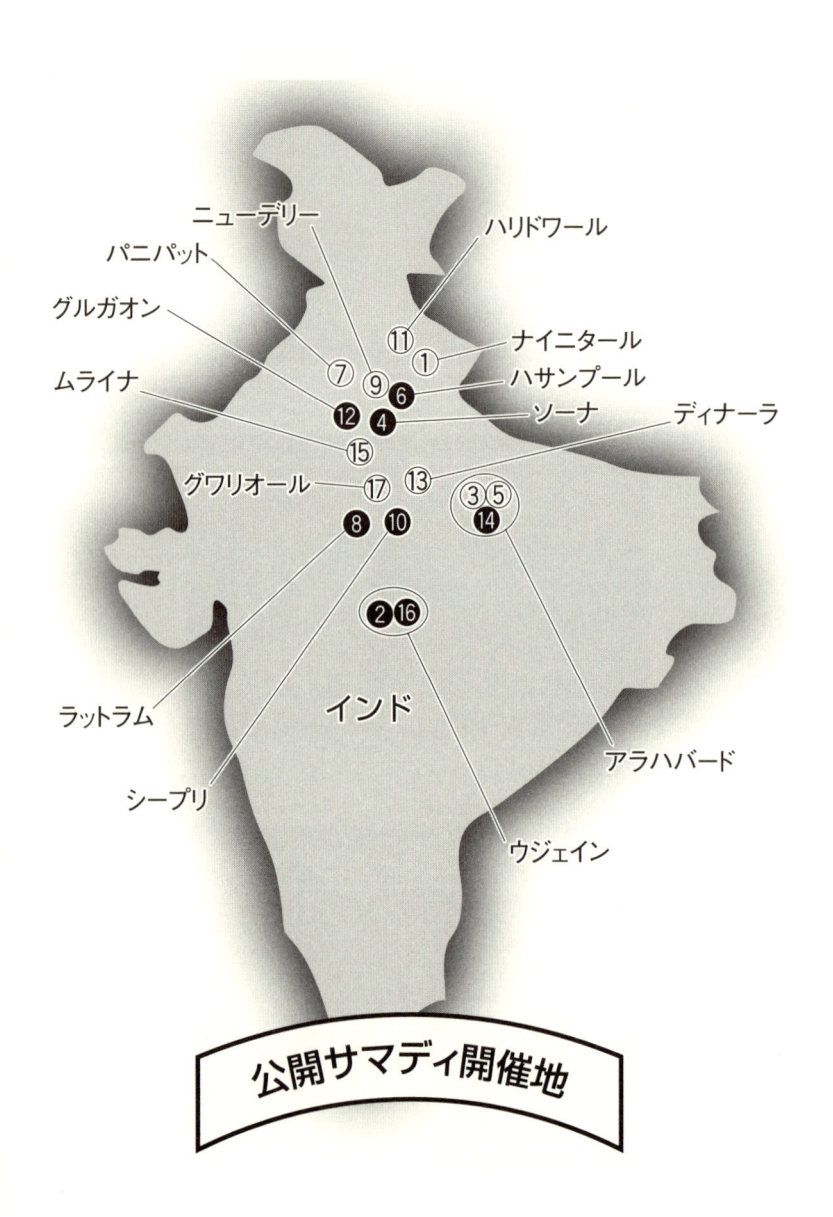

ニューデリー
ハリドワール
パニパット
グルガオン
ナイニタール
ハサンプール
ムライナ
ソーナ
ディナーラ
グワリオール
ラットラム
インド
アラハバード
シープリ
ウジェイン

公開サマディ開催地

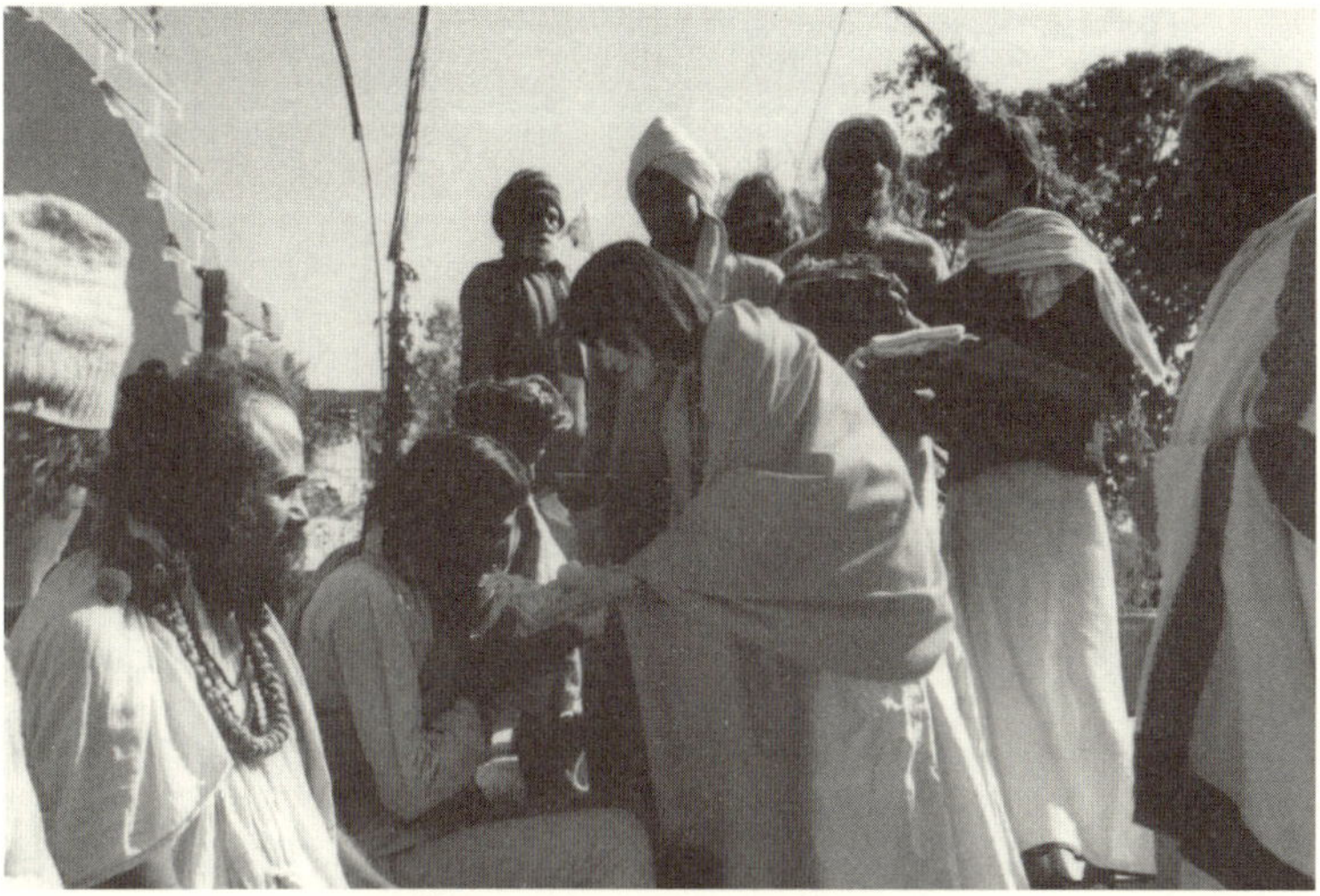

1回目　91／2／13～17　ナイニタール

サマディの後、修行者サドゥへのブレッシング

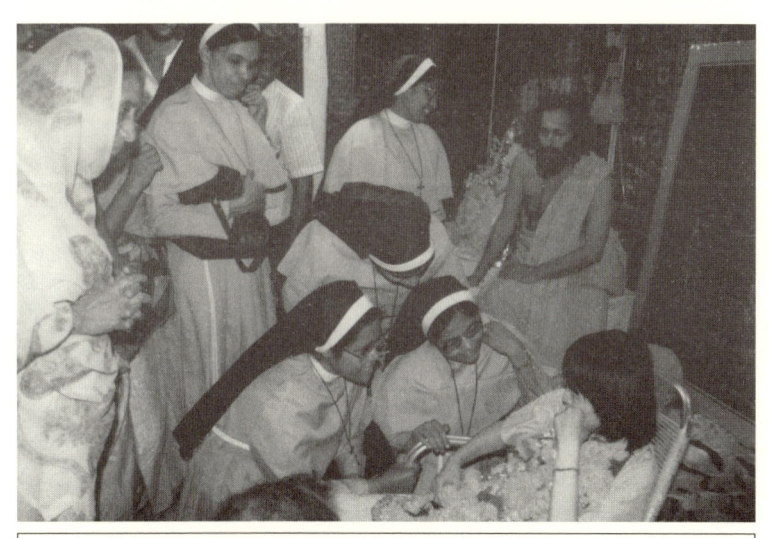

2回目　92／4／21～25　ウジェイン

サマディアウトの時、キリスト教のシスターへダルシャンでブレッシング

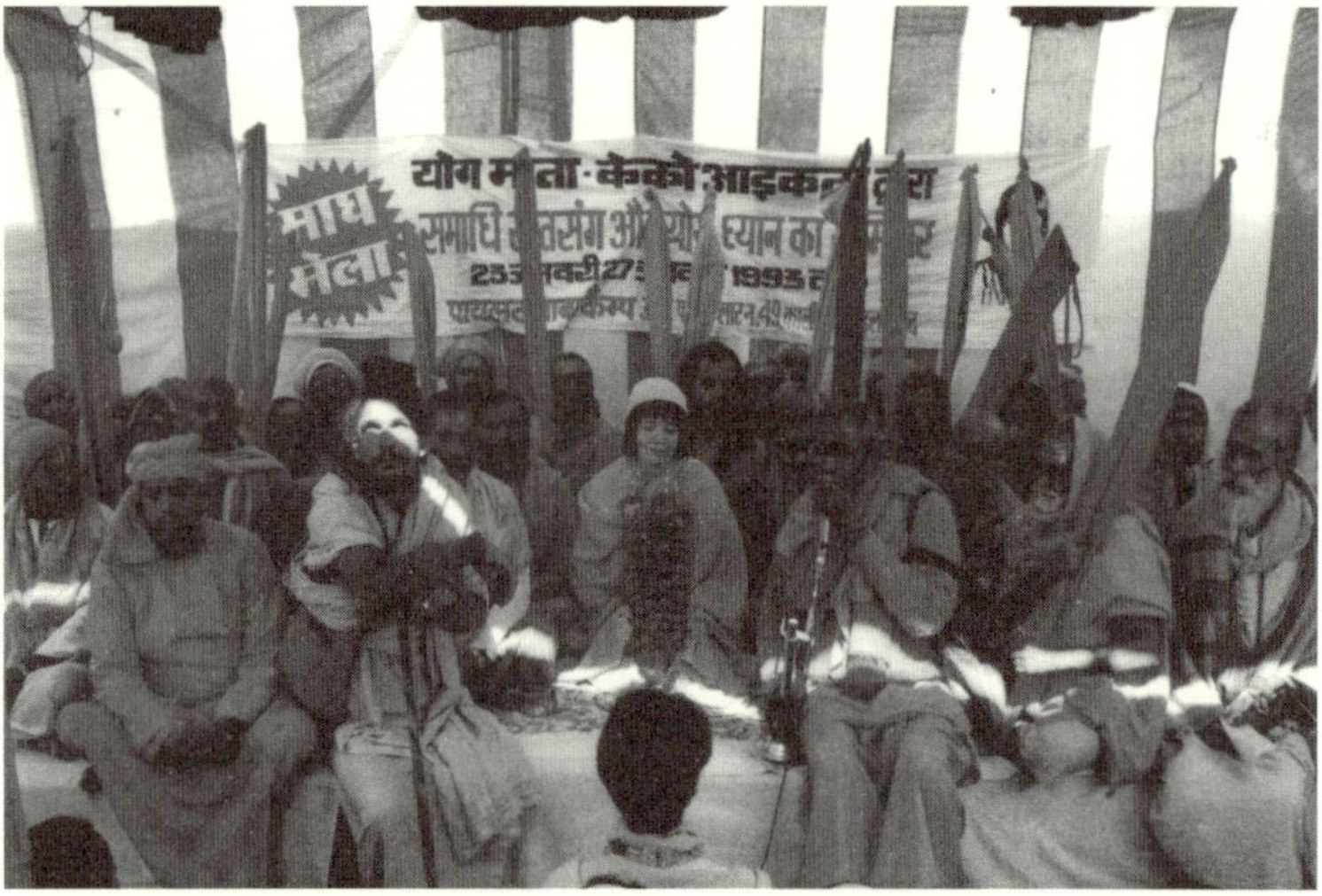
माघ मेला

3回目　93／1／23～27　アラハバード

サマディ没入にあたってサドゥ達からサマディヨギとして敬愛を受ける

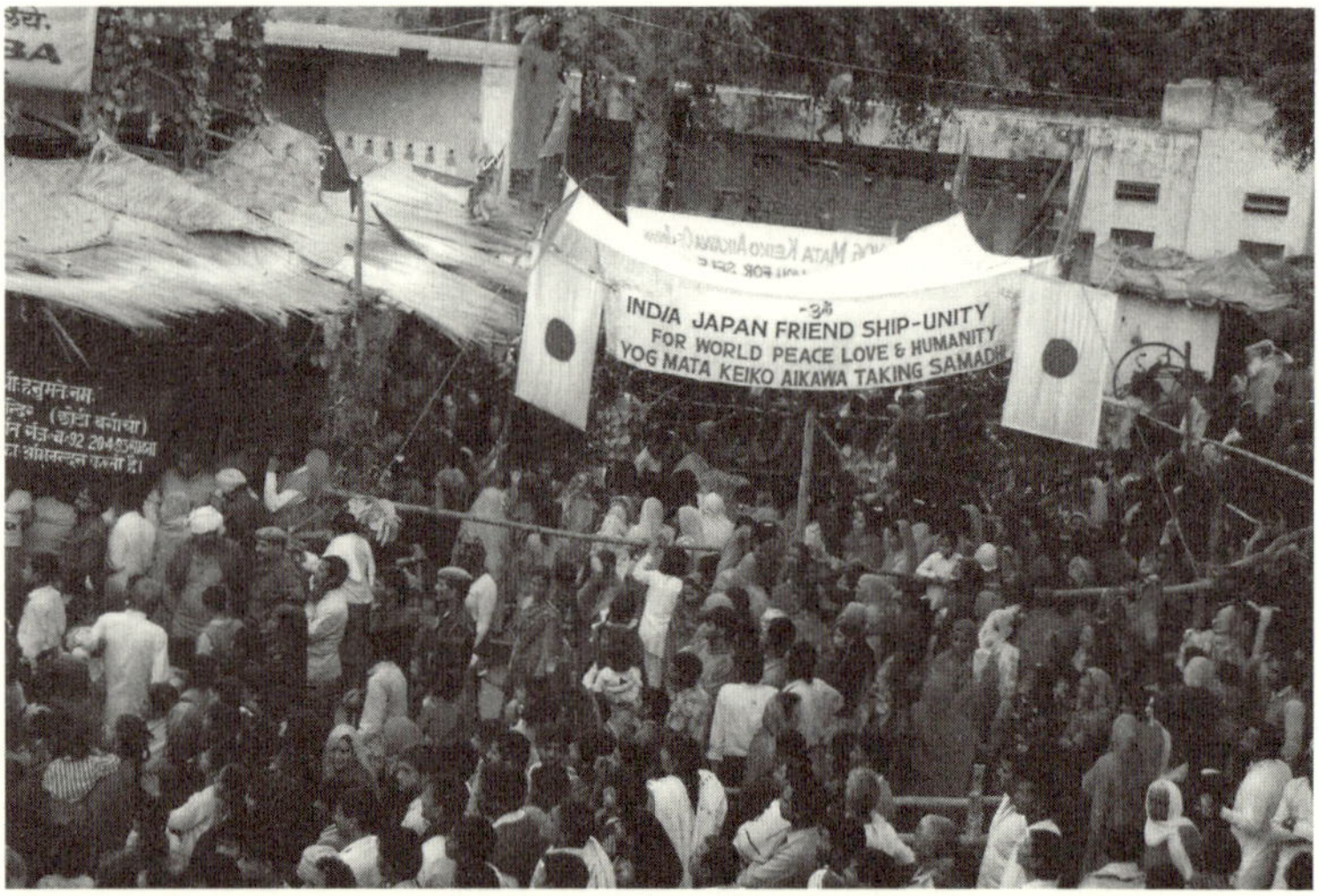
INDIA JAPAN FRIEND SHIP-UNITY
FOR WORLD PEACE LOVE & HUMANITY
YOG MATA KEIKO AIKAWA TAKING SAMADH

4回目　94／2／11～15　ソーナ

サマディアウトのダルシャンの祝福を待つ、多くの人々の列

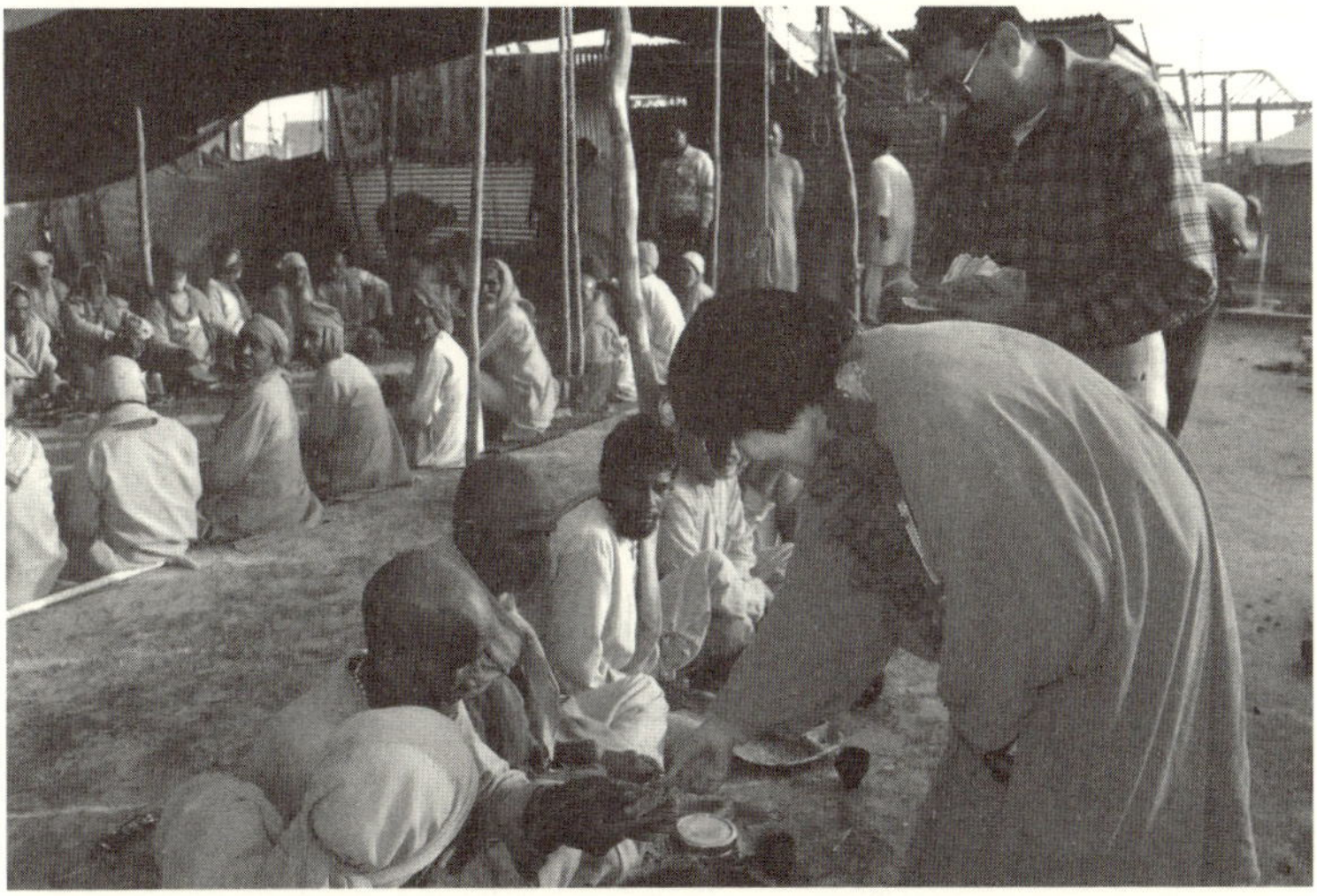

5回目　95／1／21～25　アハラバード

クンムメラのサマディの後、サドゥに食事をふるまう

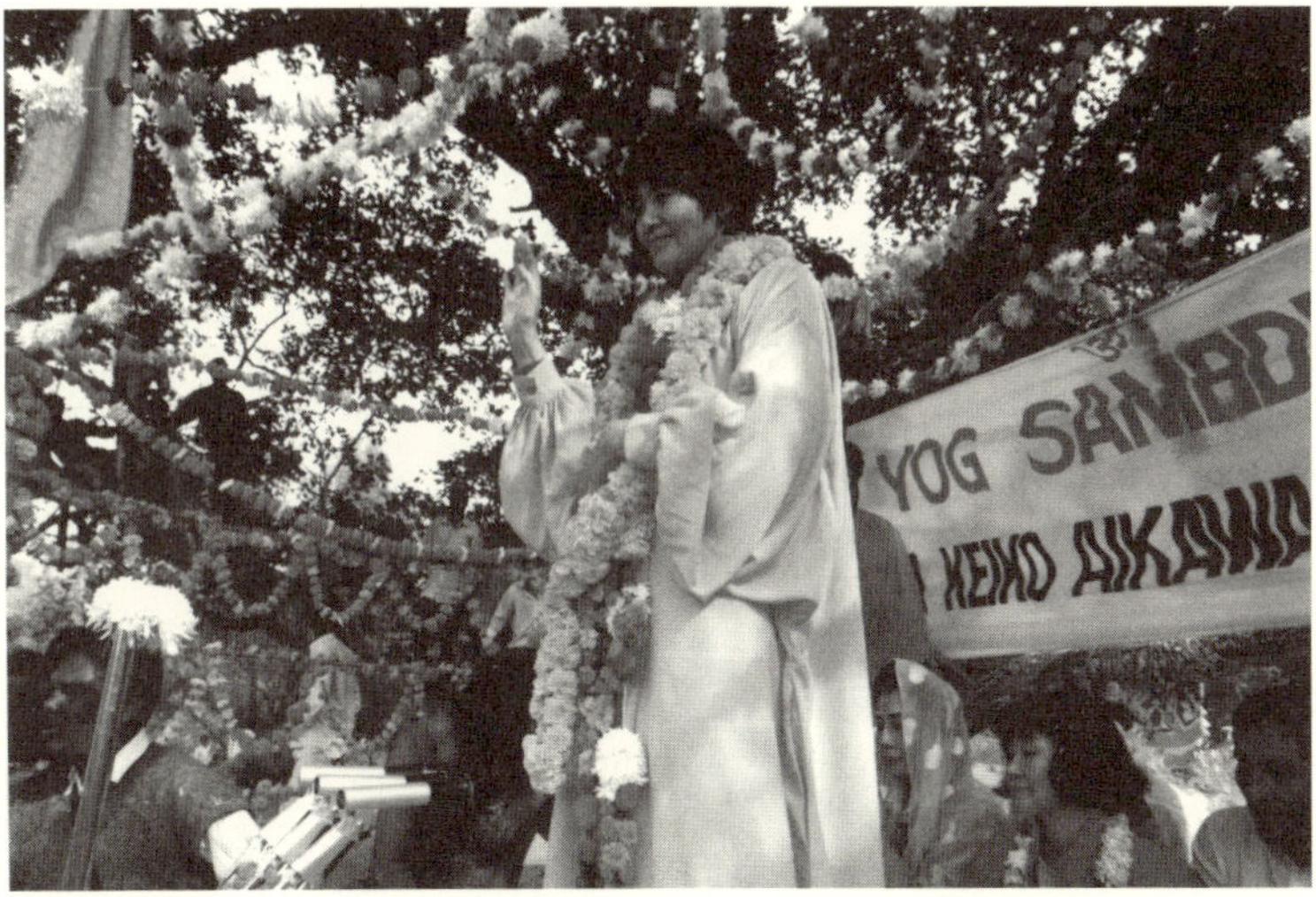

6回目　95／12／6～10　ハサンプール

サマディアウト後、ステージよりダルシャン

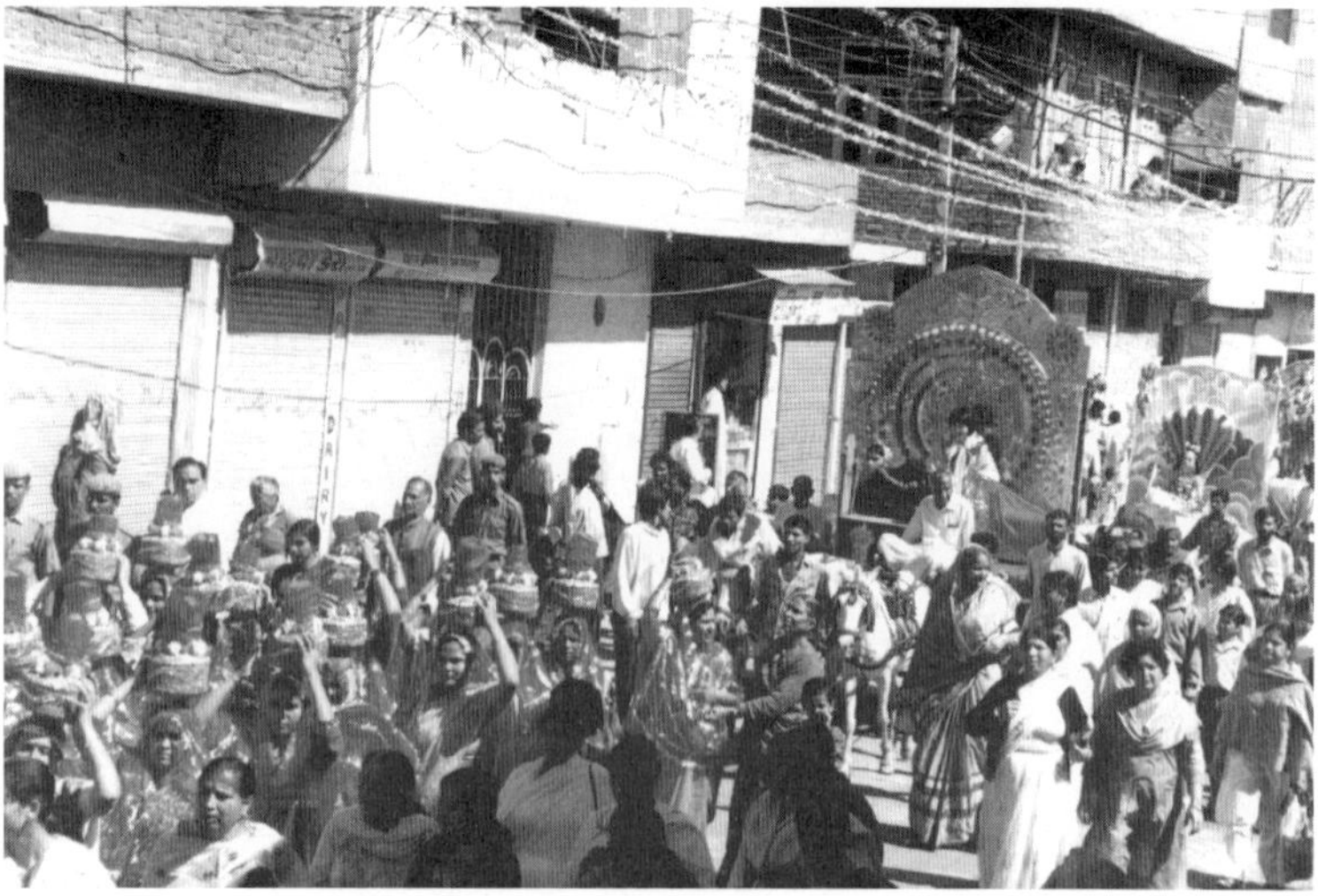

7回目　96／3／24～28　パニパット

サマディ前の祝福のパレード

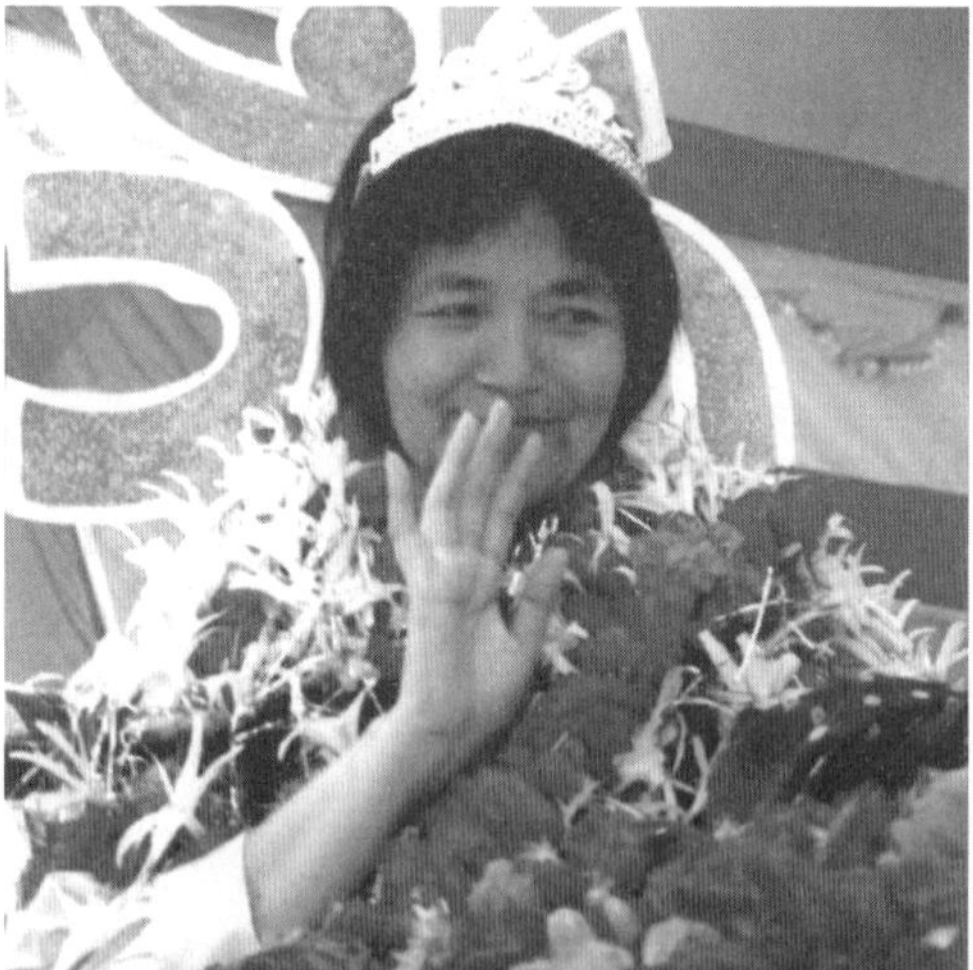

8回目　96／9／18～22　ラットラム

サマディアウトでクラウンと多くのレイを受け祝福するヨグマタ

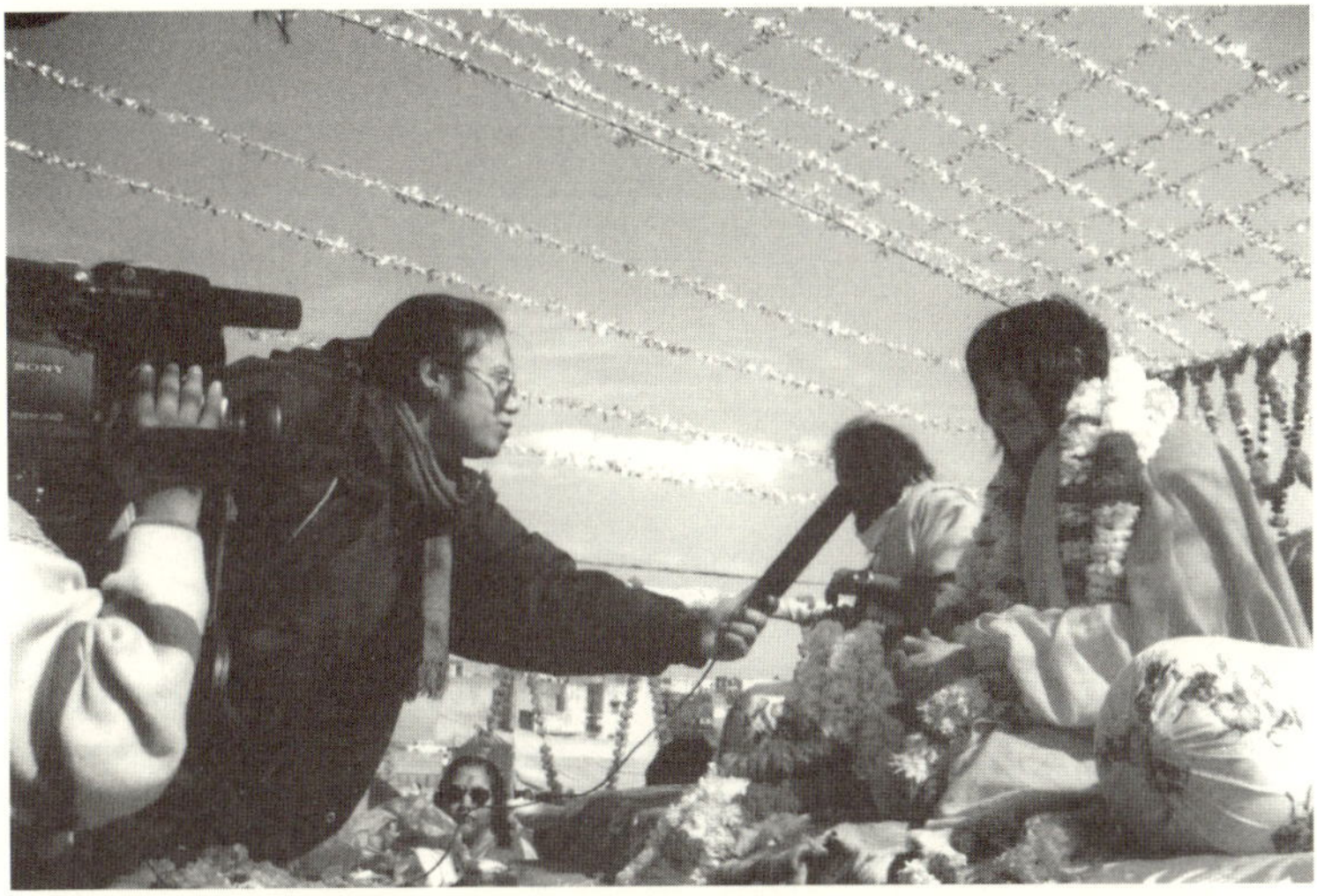

9回目　97／1／22〜26　ニューデリー

サマディアウトのステージでメディアからのインタビューを受ける

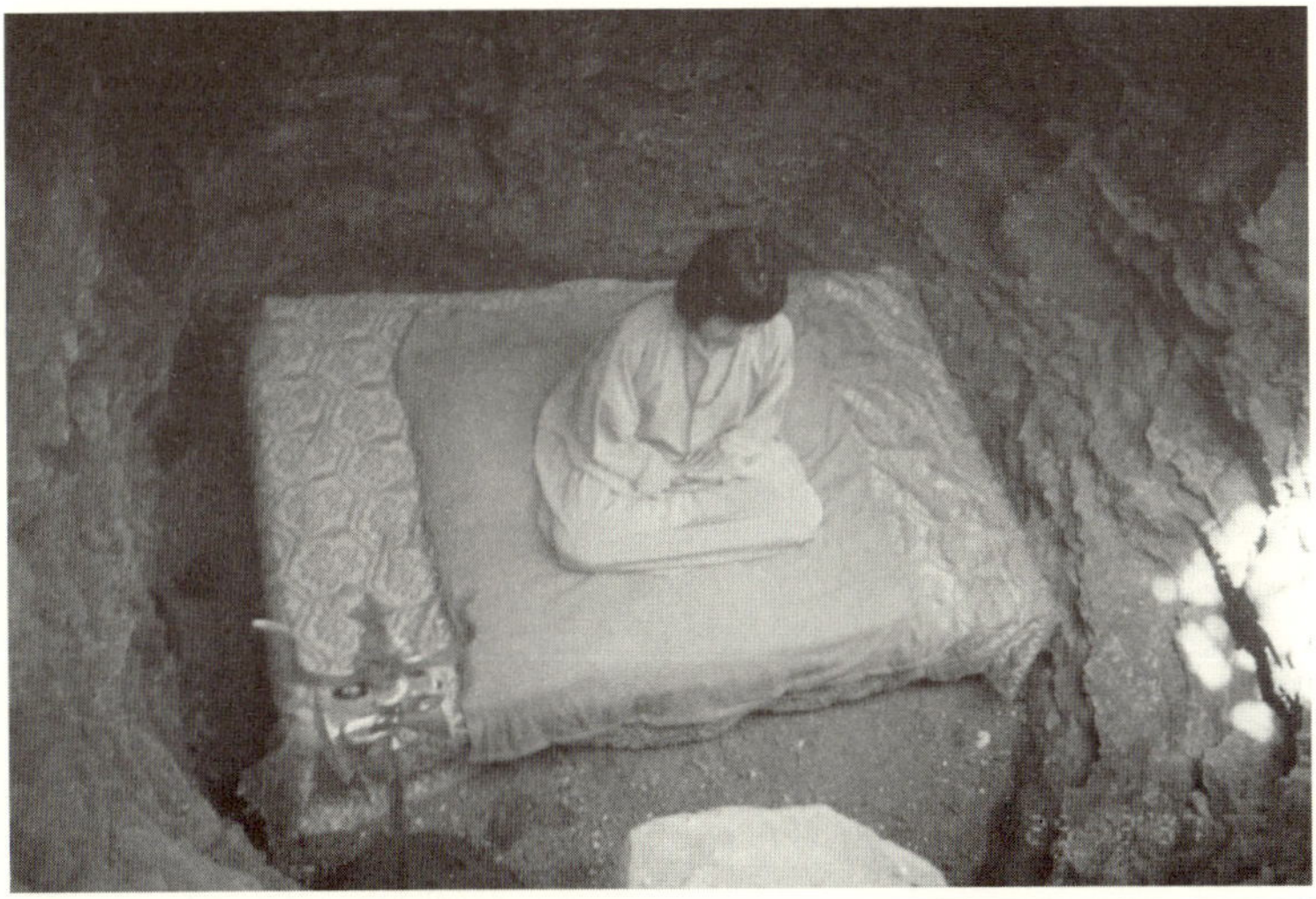

10回目　97／2／25〜28　シープリ

アスタルでのサマディアウトの瞬間

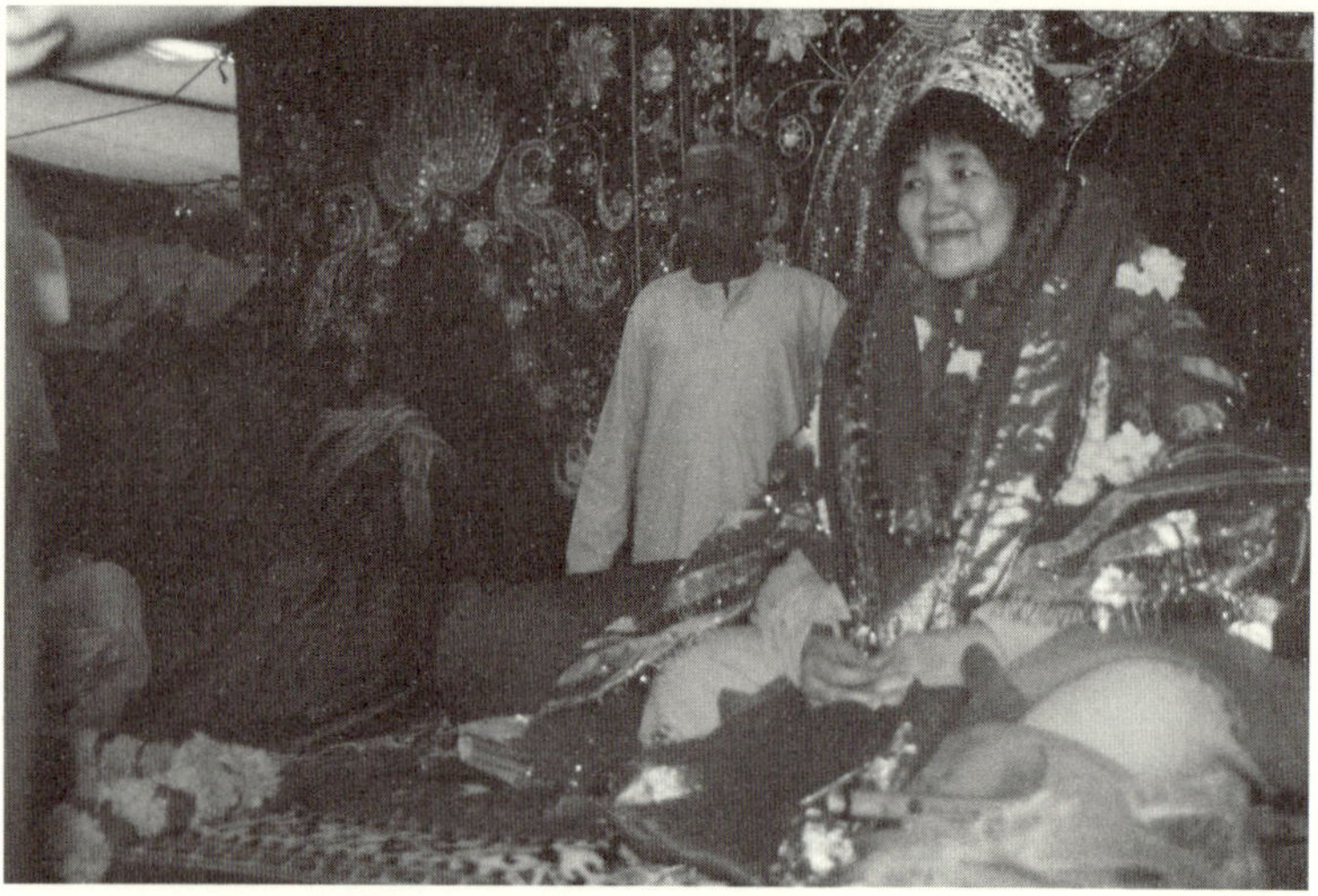

11回目　98／3／24～27　ハリドワール

プレゼントのショールをたくさんかけたサマディアウトの様子

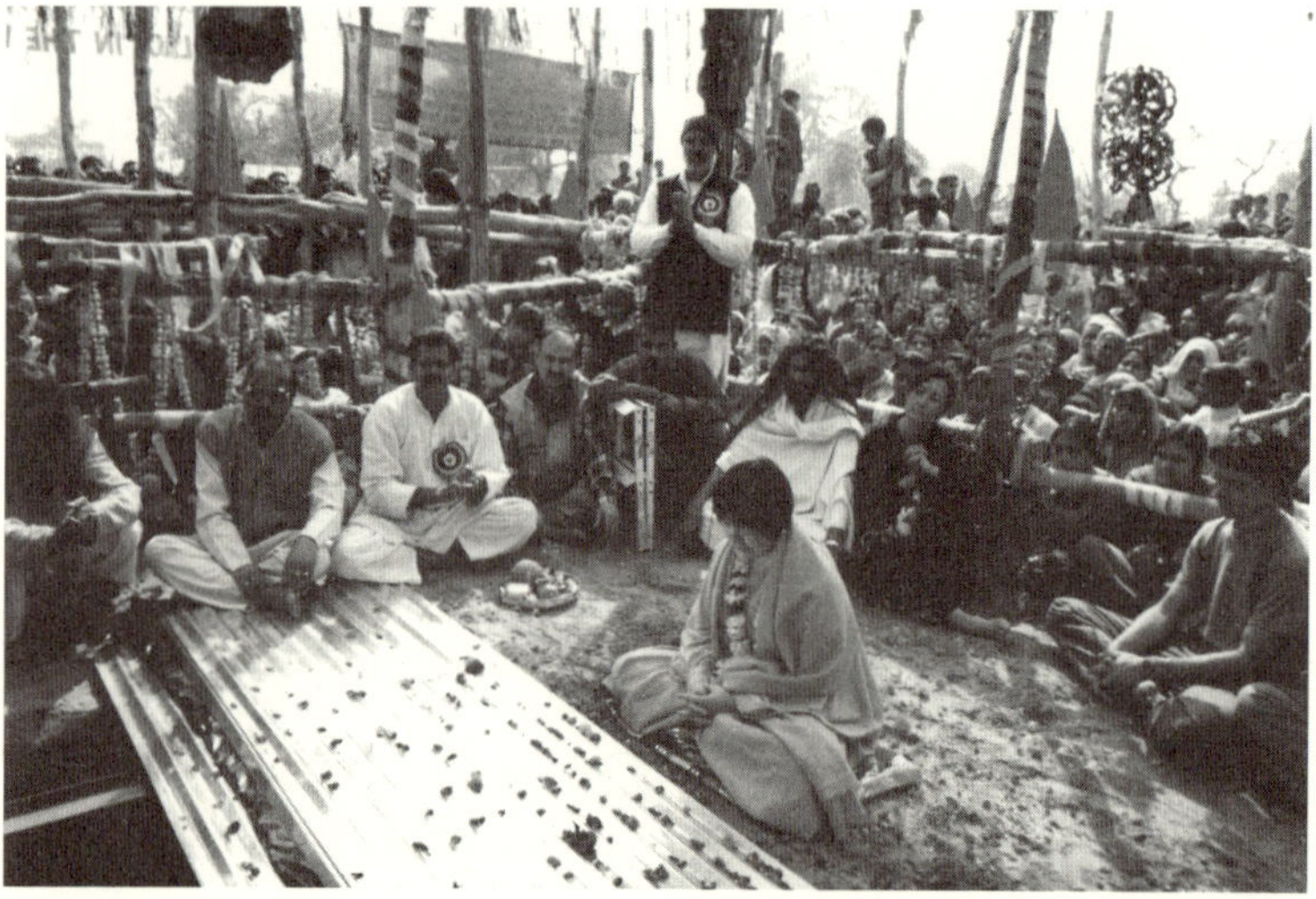

12回目　99／2／11～14　グルガオン

アスタルの上でサマディインの直前のダルシャン

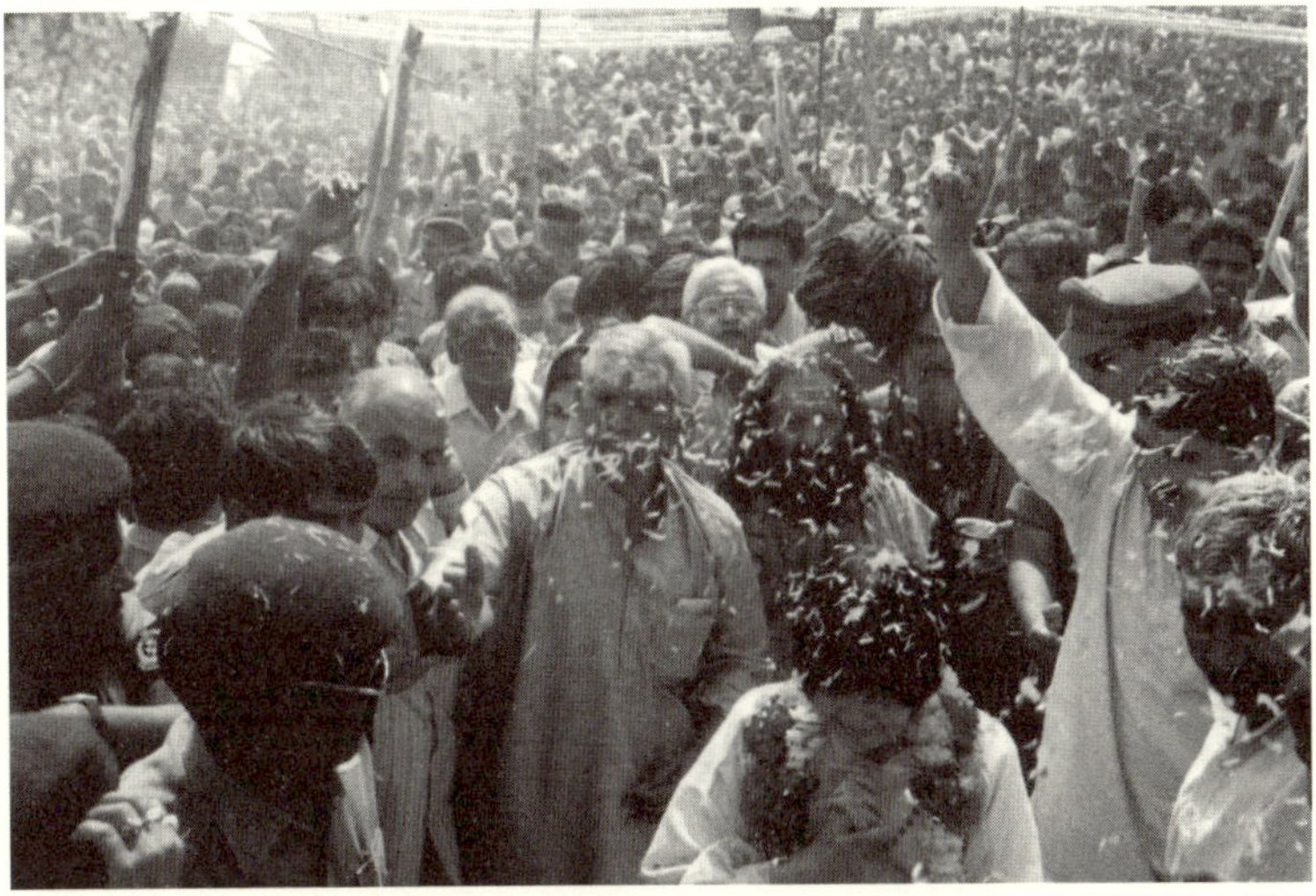

13回目　00／3／2〜5　ディナーラ

サマディ復活からステージに向かう道中、喜びの花びらを受ける

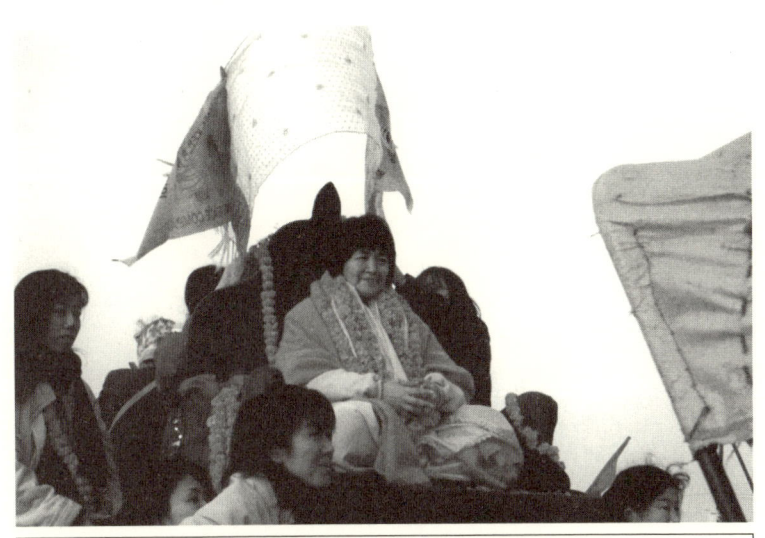

14回目　01／1／20〜23　アラハバード

クンムメラにて、シュリーマ・マハ・マンドレシュワリとしての聖者の行進

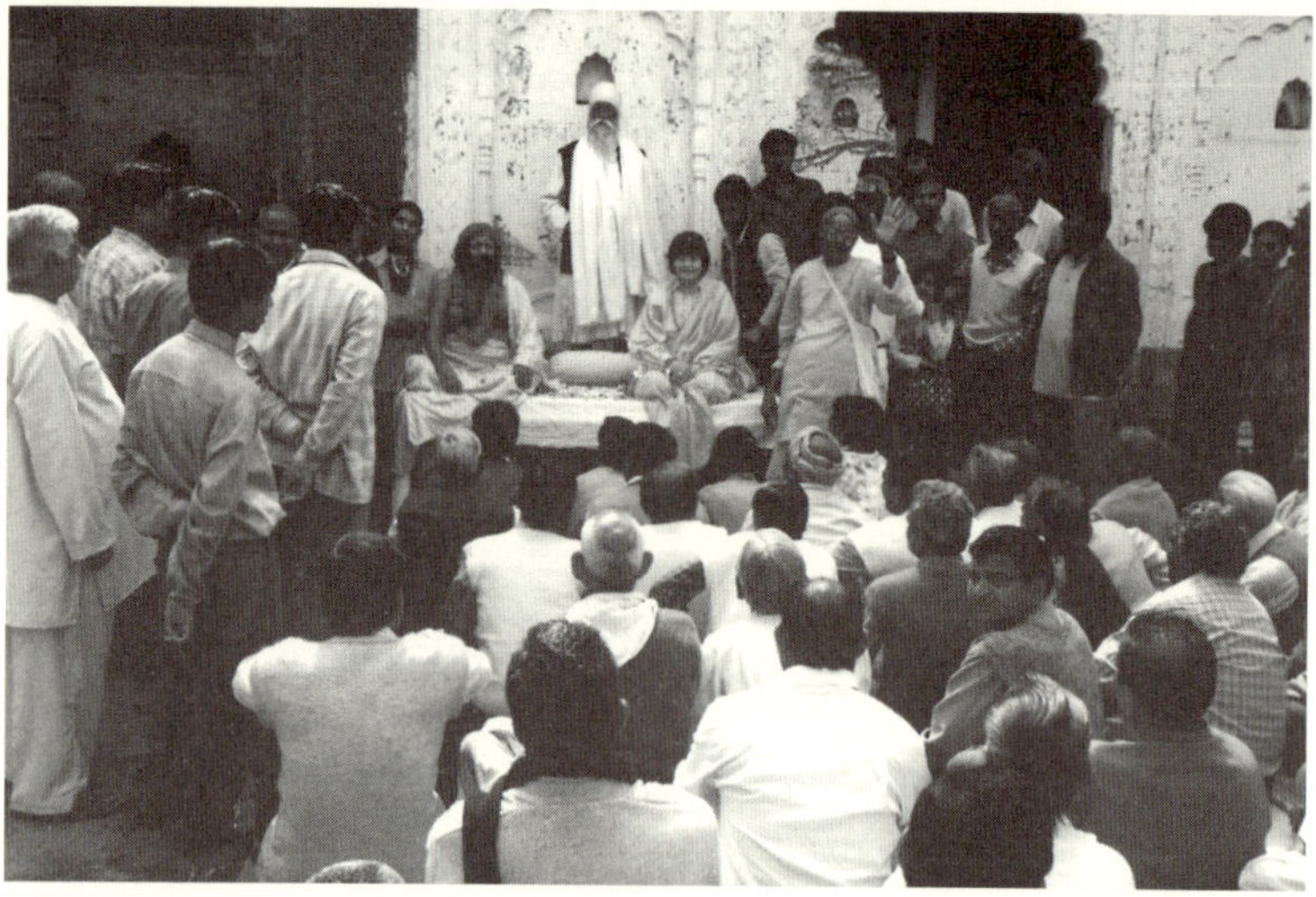

15回目　02／2／14～17　ムライナ

サマディ前のダルシャン

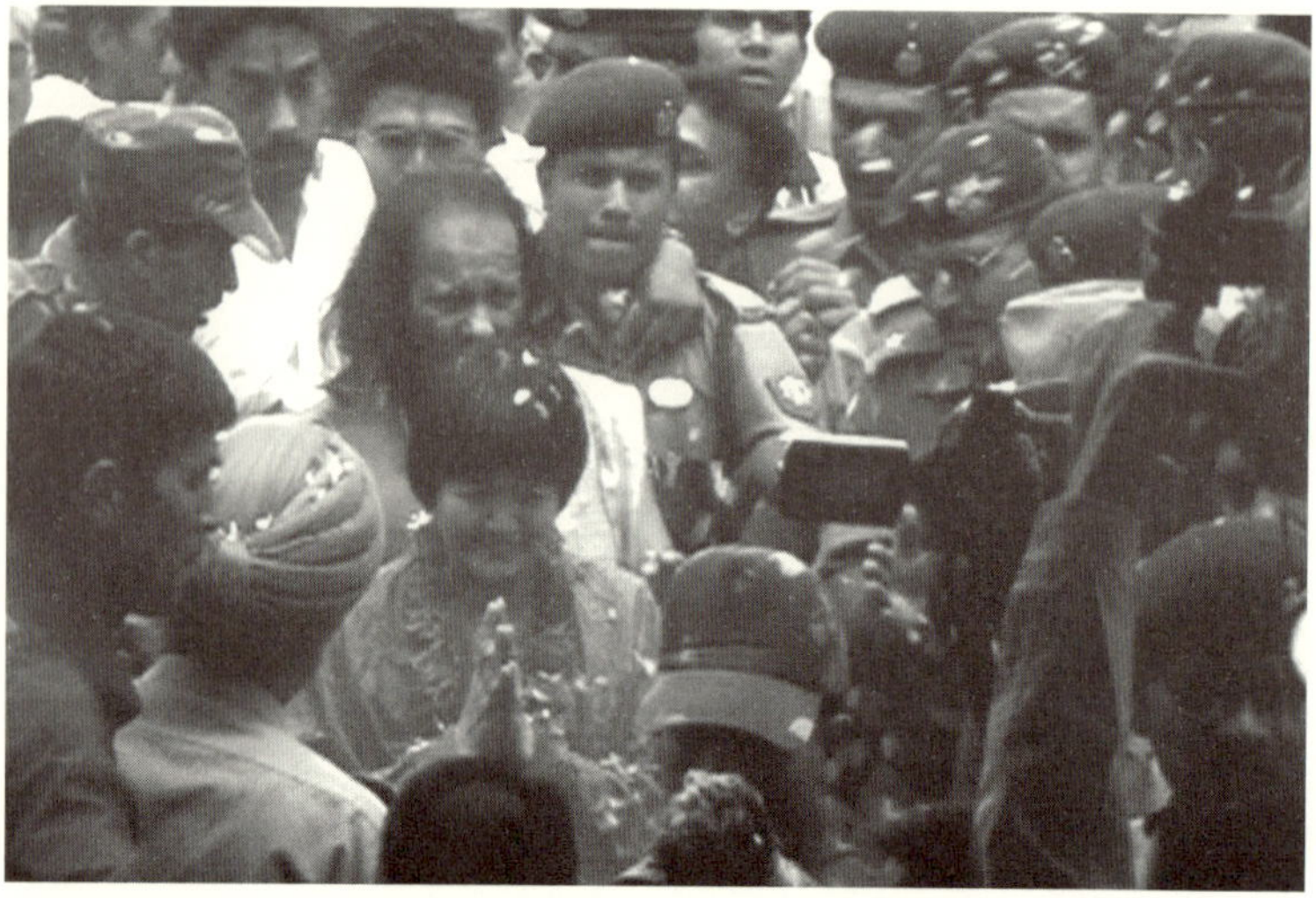

16回目　04／4／15～18　ウジェイン

サマディ復活からステージに向かう通路で祝福

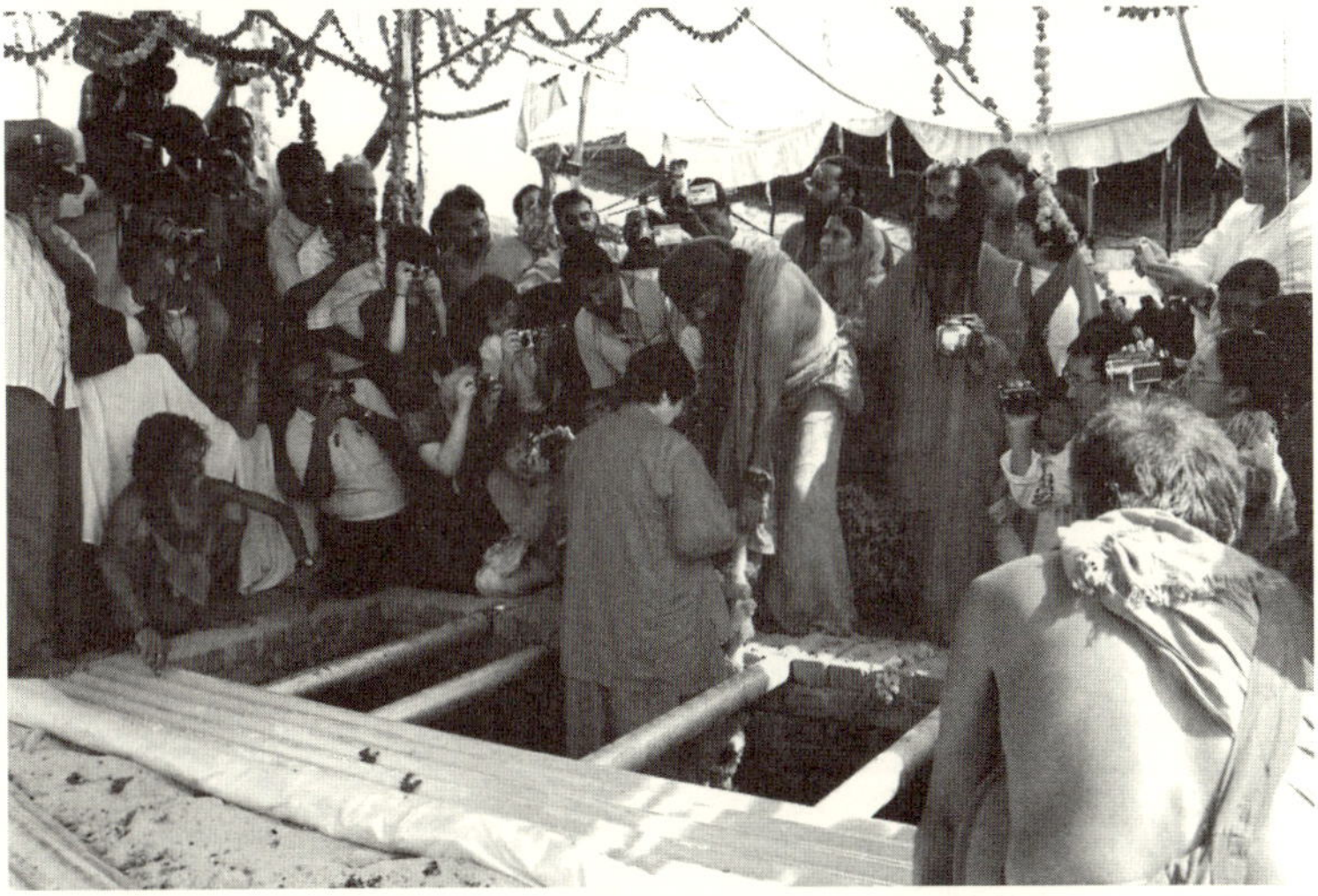

17回目　05／10／20～23　グワリオール

サマディアウトの様子（蓋が開けられ、アスタルから姿を現す）

公開サマディを伝えるインドの新聞記事

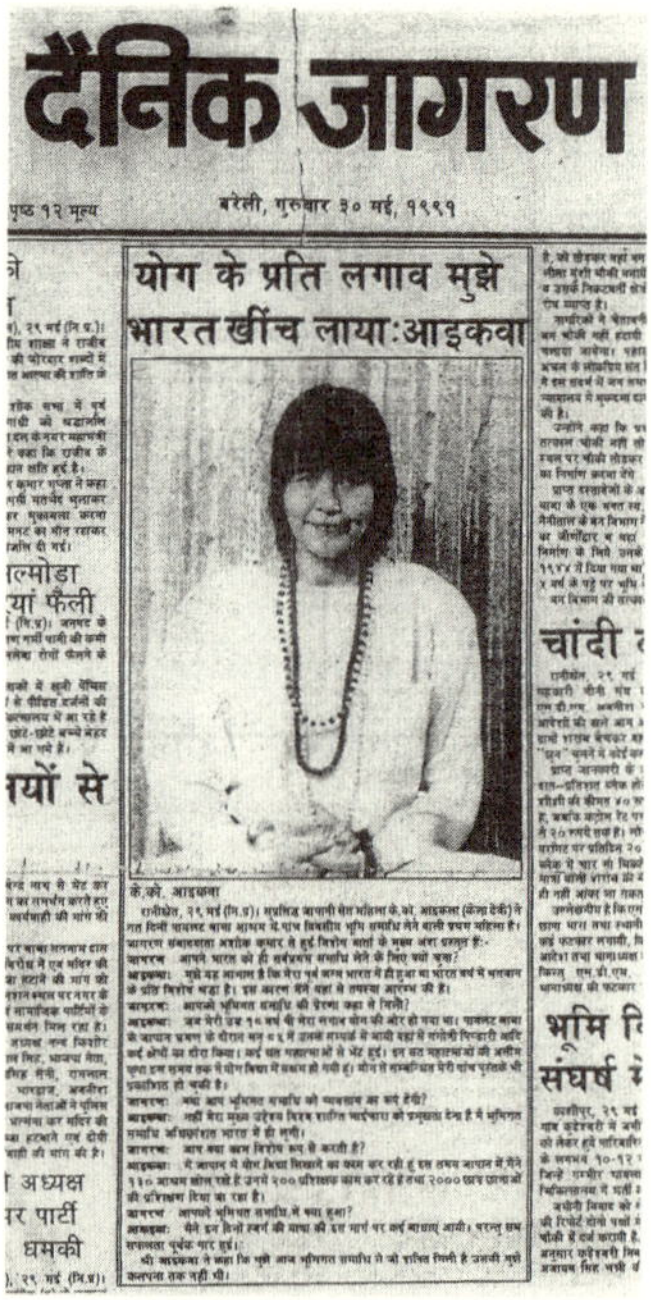
दैनिक जागरण

बरेली, गुरुवार ३० मई, १९९१

योग के प्रति लगाव मुझे भारत खींच लाया:आइकवा

के.को. आइकवा

चांदी

भूमि

संघर्ष

अध्यक्ष

र पार्टी

धमकी

इंडिया का प्रतिष्ठान रक्षा

यों से

इंडिया के आधार के साथ में बहुत

अल्मोड़ा

यां फैली

インドの全国紙の一面にて公開サマディを報じた記事（1991年2月）

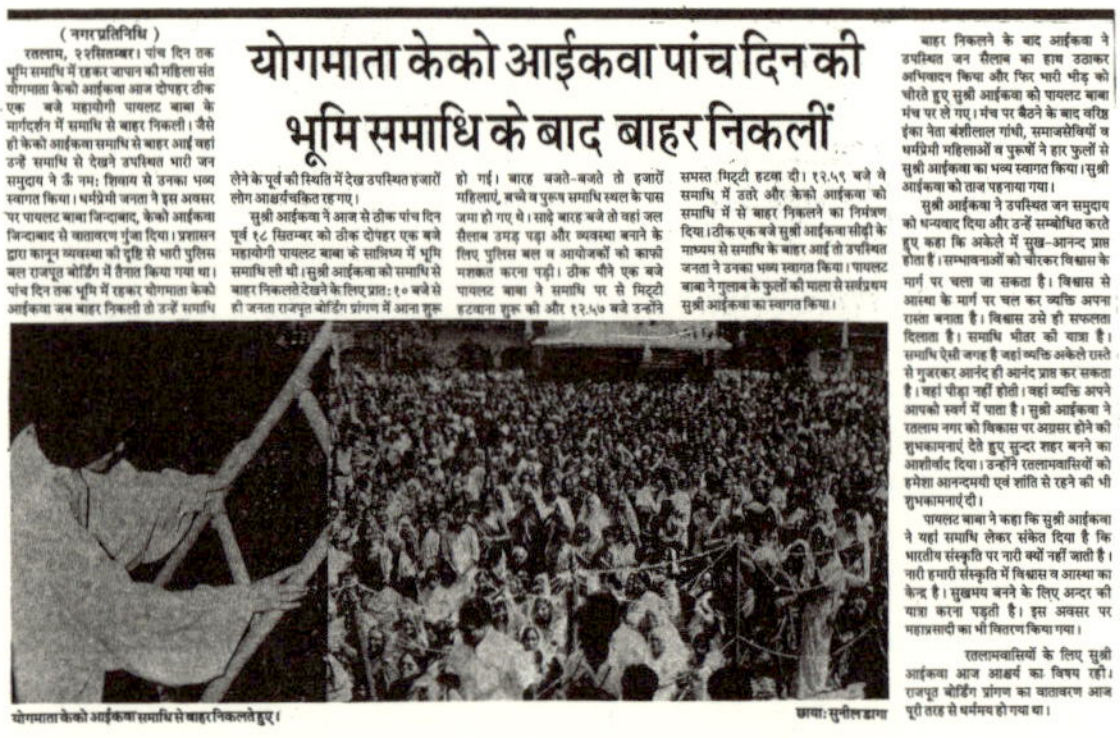
योगमाता केको आईकवा पांच दिन की भूमि समाधि के बाद बाहर निकलीं

(नगरप्रतिनिधि)

योगमाता केको आईकवा समाधि से बाहर निकलते हुए।

छाया: सुनील डागा

第8回の公開サマディを伝えるインドの記事（1996年9月）

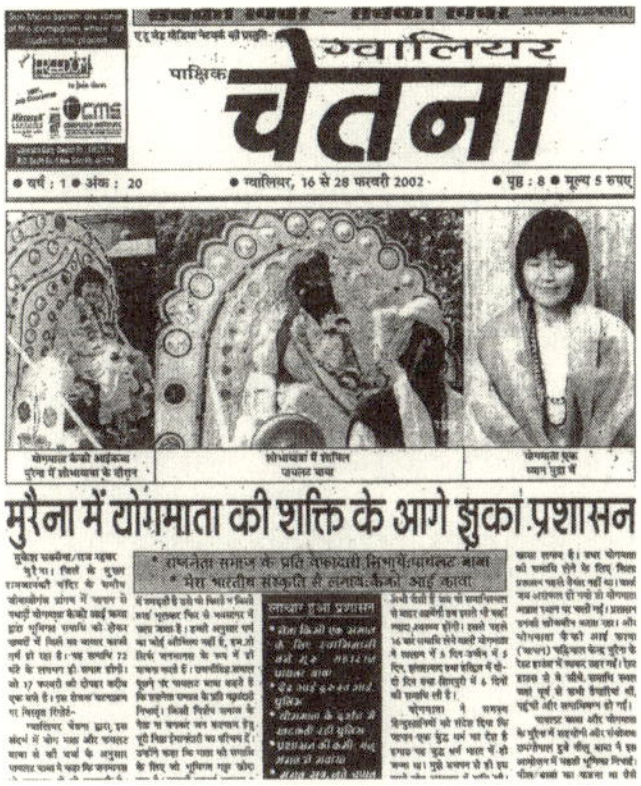

ग्वालियर
पाक्षिक चेतना

● वर्ष : 1 ● अंक : 20 ● ग्वालियर, 16 से 28 फरवरी 2002 ● पृष्ठ : 8 ● मूल्य 5 रुपए

मुरैना में योगमाता की शक्ति के आगे झुका प्रशासन

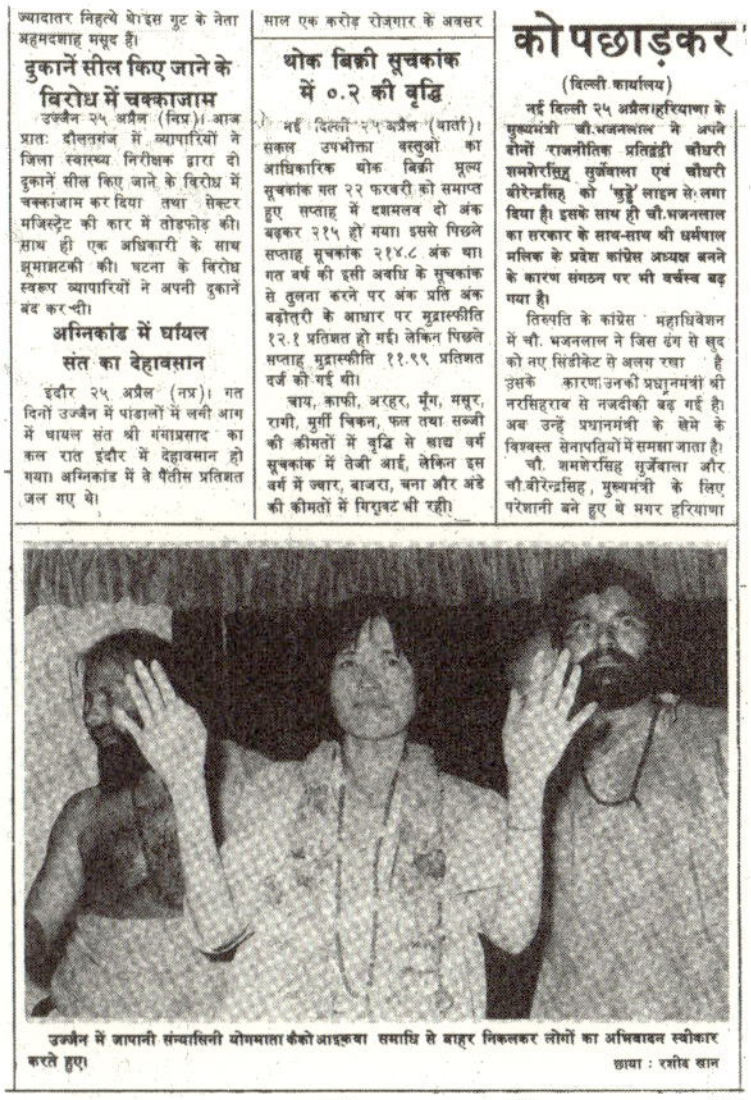

ज्यादातर निहत्थे थे। इस गुट के नेता अहमदशाह मसूद हैं।

दुकानें सील किए जाने के विरोध में चक्काजाम

उज्जैन २५ अप्रैल (निप्र)। आज प्रातः दौलतगंज में व्यापारियों ने जिला स्वास्थ्य निरीक्षक द्वारा दो दुकानें सील किए जाने के विरोध में चक्काजाम कर दिया तथा सेक्टर मजिस्ट्रेट की कार में तोड़फोड़ की। साथ ही एक अधिकारी के साथ झूमाझटकी की। घटना के विरोध स्वरूप व्यापारियों ने अपनी दुकानें बंद कर दी।

अग्निकांड में घायल संत का देहावसान

इंदौर २५ अप्रैल (नप्र)। गत दिनों उज्जैन में पांडालों में लगी आग में घायल संत श्री गंगाप्रसाद का कल रात इंदौर में देहावसान हो गया। अग्निकांड में वे पैंतीस प्रतिशत जल गए थे।

साल एक करोड़ रोजगार के अवसर

थोक बिक्री सूचकांक में ०.२ की वृद्धि

नई दिल्ली २५ अप्रैल (वार्ता)। सकल उपभोक्ता वस्तुओं का आधिकारिक थोक बिक्री मूल्य सूचकांक गत २२ फरवरी को समाप्त हुए सप्ताह में दशमलव दो अंक बढ़कर २१५ हो गया। इससे पिछले सप्ताह सूचकांक २१४.८ अंक था। गत वर्ष की इसी अवधि के सूचकांक से तुलना करने पर अंक प्रति अंक बढ़ोतरी के आधार पर मुद्रास्फीति १२.१ प्रतिशत हो गई। लेकिन पिछले सप्ताह मुद्रास्फीति ११.९९ प्रतिशत दर्ज की गई थी।

चाय, काफी, अरहर, मूंग, मसूर, रागी, मुर्गी चिकन, फल तथा सब्जी की कीमतों में वृद्धि से थोक वर्ग सूचकांक में तेजी आई, लेकिन इस वर्ग में ज्वार, बाजरा, चना और अंडे की कीमतों में गिरावट भी रही।

को पछाड़कर

(दिल्ली कार्यालय)

नई दिल्ली २५ अप्रैल। हरियाणा के मुख्यमंत्री चौ.भजनलाल ने अपने दोनों राजनीतिक प्रतिद्वंद्वी चौधरी शमशेरसिंह सुर्जेवाला एवं चौधरी बीरेन्द्रसिंह को 'छुट्टे' लाइन से लगा दिया है। इसके साथ ही चौ.भजनलाल का सरकार के साथ-साथ श्री धर्मपाल मलिक के प्रदेश कांग्रेस अध्यक्ष बनने के कारण संगठन पर भी वर्चस्व बढ़ गया है।

तिरुपति के कांग्रेस महाधिवेशन में चौ. भजनलाल ने जिस ढंग से खुद को नए सिंडीकेट से अलग रखा है उसके कारण उनकी प्रधानमंत्री श्री नरसिंहराव से नजदीकी बढ़ गई है। अब उन्हें प्रधानमंत्री के खेमे के विश्वस्त सेनापतियों में समझा जाता है।

चौ. शमशेरसिंह सुर्जेवाला और चौ.बीरेन्द्रसिंह, मुख्यमंत्री के लिए परेशानी बने हुए थे मगर हरियाणा

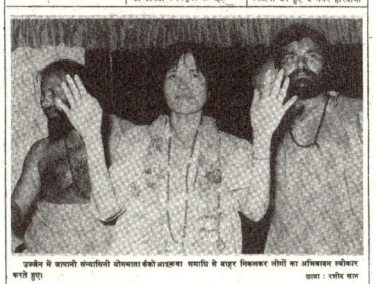

उज्जैन में जापानी संन्यासिनी योगमाता कैको आइकवा समाधि से बाहर निकलकर लोगों का अभिवादन स्वीकार करते हुए। छाया : रशीद खान

多くの新聞がサマディニュースを伝える（左・2002年2月　右・1992年4月）

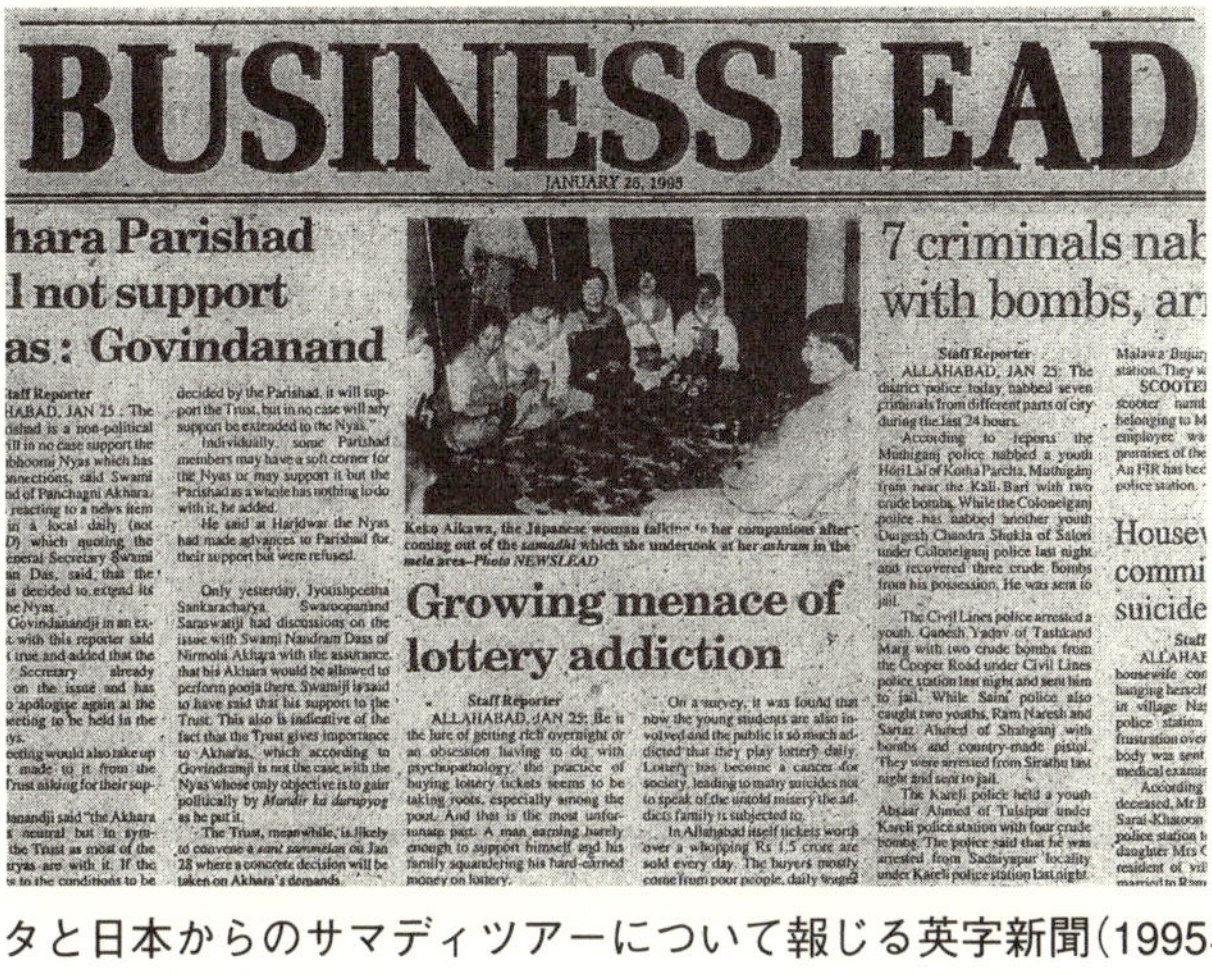

BUSINESSLEAD

JANUARY 26, 1995

hara Parishad
l not support
as : Govindanand

Staff Reporter
HABAD, JAN 25 : The ...

Keko Aikawa, the Japanese woman talking to her companions after coming out of the samadhi which she undertook at her ashram in the mela area—Photo NEWSLEAD

Growing menace of lottery addiction

Staff Reporter
ALLAHABAD, JAN 25: Be it the lure of getting rich overnight or an obsession having to do with psychopathology, the practice of buying lottery tickets seems to be taking roots, especially among the poor. And that is the most unfortunate part. A man earning barely enough to support himself and his family squandering his hard-earned money on lottery.

On a survey, it was found that now the young students are also involved and the public is so much addicted that they play lottery daily. Lottery has become a cancer for society, leading to many suicides not to speak of the untold misery the addicts family is subjected to.

In Allahabad itself tickets worth over a whopping Rs 1.5 crore are sold every day. The buyers mostly come from poor people, daily wages

7 criminals nab
with bombs, ar

Staff Reporter
ALLAHABAD, JAN 25: The district police today nabbed seven criminals from different parts of city during the last 24 hours.

According to reports the Muthiganj police nabbed a youth Hori Lal of Kotha Parcha, Muthiganj from near the Kali Bari with two crude bombs. While the Colonelganj police has nabbed another youth Durgesh Chandra Shukla of Salori under Colonelganj police last night and recovered three crude bombs from his possession. He was sent to jail.

The Civil Lines police arrested a youth, Ganesh Yadav of Tashkand Marg with two crude bombs from the Cooper Road under Civil Lines police station last night and sent him to jail. While Sarai police also caught two youths, Ram Naresh and Sartaz Ahmed of Shahganj with bombs and country-made pistol. They were arrested from Sirathu last night and sent to jail.

The Kareli police held a youth Absaar Ahmed of Tulsipur under Kareli police station with four crude bombs. The police said that he was arrested from Sadiyapur locality under Kareli police station last night.

Housew
commi
suicide

ヨグマタと日本からのサマディツアーについて報じる英字新聞（1995年1月）

第2章　サマディとアヌグラハ

1　サマディは真理の科学

サマディで平和と愛と慈愛をこの世界に

世界は不思議に満ちています。そこには創造主がいて、多くの創造物が存在します。いろいろな人間、さまざまな種類の動物、植物、そして山々に川、さらに多くの星や太陽があり、それらはすべてそれ自身の命を持っています。それら独特の生きかた、在りようがあるのです。

その不思議な世界や宇宙を、人間だけが、解明したいと思い、有効に使いたいと思ってきました。その願いのもと、人間の心は世界を美しくするために、いろいろなものをつくりあげたのです。こうして、科学と文明が発達してきました。

贅沢な暮らし、人の手によってつくられた、便利な美しいものに満たされた豊かさがあります。感覚の楽しみがあります。しかしながら、そこには平和がありません。本当の喜びがないのです。

宇宙とはいったい何なのか、人間の存在とはいったいどういうもので、どうなっているのか。そういったことをヒマラヤの聖者たちは探求し、内なる旅によって自己発見したのです。

サマディは、最も美しいすべての創造の源の存在を知らせます。そこは静寂と完全な平和があり、真の知識と愛と喜びがある場所なのです。すべてのカルマを浄め、心を超え、死を超えて、純粋な存在になること、真の自己になり、さらにすべてを超えて、至高なる存在、梵我一如になり、神と一体になること、それが真のサマディです。真のサマディで、そこに真理を発見し、すべてを悟るのです。

古来、自己のためのサマディ修行が終わると、サマディに到達したシッダーヨギは、人々に真理を理解させ、人々を幸福にするため、サマディを公衆の前で行いました。人間にはどんな力があるのか、何が尊いのか、人は心や体を超えた純粋で無限の存在、至高なる神の分身であって、サマディでその真理となり、セルフとなり、至高なる存在になっていけるという事実を示すことで、神の力があることを知ってもらうために公開サマディを行うのです。人々のために、真理の証明のために、公開でサマディのデモンストレーションを行います。公開サマディはスピリチュアルな歴史の中でずっと行われてきました。

サマディを通じて愛と平和の、人類がワンネスとなるブラザーフッドが訪れます。人々のために、世界が平和になることを願い、愛と平和と慈愛がこの世界にもたらされるように、シッダーヨギは究極の意識状態であるサマディに没入し、あらゆることに執着せず無心となり、地球と一体となり、それを超え、真のサマディに入ります。サマディレベルからのアヌグラハが伝わります。サマディに入滅することで人は真我となり、さらに至高なる存在になります。サマディは海のようにもなります。愛の海、海のような静けさです。人々を幸福にすることができるのです。

人々は、悟りを得た偉大な魂と出会うためにやって来ます。サマディヨギがサマディに入滅する直前には、すでにすべての修行を修め、サマディに入る意識であり、とても純粋でパワフルになるため、それを見た人々は、特別なサマディブレッシングのアヌグラハを得ることができます。

サマディから復活したとき（サマディアウト）、人々は、サマディアウトからの大きな愛と平和のアヌグラハを得るのです。アスタルという、地面に掘ってつくった地下窟にあって、サマディ入滅中にも、多くの人々がアヌグラハの恩恵を受けるのです。

シッダーマスターはアヌグラハで、人々に美しい人生、幸福と成功を与えることができます。サマディを行うのはとても有意義なことです。プロセスの中で地球と一体となり、すべてのもの、すべての人々とコンタクトをとることができます。地球の土はどこともつながって、どこにでもあるからです。土の要素は肉体として誰もが持っています。人々は愛と平和とパワーを受け取るのです。

サマディに入ると、サンカルパ[※]が、人々のためのヒーリングや、世界平和のために働きます。そのことを信ずる人々は、多大な恩恵をいただくことができるのです。

サマディは偉大な歴史を持っています。偉大なマスター、シッダーヨギはサマディを行い、知恵の気づきを発達させ、神のような意志の力、サンカルパを強めて、人間の生命の真理を発見しました。シッダーヨギたちは、最初に世界に文化を与えた人たちです。彼らは、美しい世界をつくるために、サマディを通してすべての美しいアイデアを運んできました。科学の秘密、自然の秘密を解明して、そのアイデアを運んできたのです。

今から一万年も前にすでに発生をみるインドの哲学、ヴェーダのスートラや、偉大なプラーナ、ウパニシャド（インドの哲学）の知恵は、サマディヨギ、シッダーヨギたちが発見した世界です。昔からサマディは偉大な科学であり、文化の中心でした。サマディを通してのみ、人はすべてのものの真理を発見できたからです。すべての源に到達することで、真理がわかります。すべてのものはどのようにしてこの世界に来たのか、人間はどのように出現したのか、どこに行くのか。こうした偉大な知識は、すべてサマディによって得られたのです。

サマディをするのには、大きな勇気、偉大な信頼が必要です。そして、世界の平和を祈ることも大切です。人間の愛と慈愛が満ちることを祈ります。

サマディアウトでサマディから復活したサマディマスターは、体からサマディパワーのアヌグラハが甘露の雨のようにそこら中に降り注ぐのです。そこにいるすべての人々にそれは届きます。それらは魂のシャクティパット、心のシャクティパット、体のシャクティパットであり、サンカルパとともに働き、直接に与えられなくても、すべての人々にアヌグラハの神のグレイスとして降り注ぎます。サマディダルシャンという、サマディヨギを見ることとは、とっても幸運なことなのです。真のサマディに達した悟りのマスター、シッダーマスターは、常に人々に幸福を与えることができます。人々の願いは成就するのです。

※サンカルパ…サマディヨギのみに起きる強い意志のパワー。

サマディは内なる宇宙のすべてを知る

人間の体と心は神秘であり、その内なる宇宙には驚くべきものがあります。そこには偉大な科学があります。

体のすべてが重要で、そこには最も科学的なシステムがあります。世の中のマネジメント、例えば工場とか会社は、この体のしくみ、心のしくみ、体と心のシステムをコピーしたものです。

体の中には、七万二千の神経系統のシステムが働いており、生命エネルギーをどうやってすべての組織に配分しているのか、どのようにエネルギーが統治されているのか、血液がどのように全身をめぐるのか、消化や排泄のシステム、脳の構造やその働きなどを考えれば、それらは驚異的な働きといえるでしょう。

人間の存在は、単なる肉体ではありません。偉大なシステムなのです。人には肉体の感覚器官があり、その中に感覚があります。視覚、聴覚、味覚、触覚、嗅覚の五つの感覚があり、さらに内側のシステムがあります。それは心であり、さらに知識（ブディ）、意識（チッダ）、エゴ（アハンカーラ）があります。

人の体には、電気的電磁力のシステムがあります。思いを伝えたり、受け取ったりするシステムがあります。どこへ行くのか、どこへ帰るのかといった、場所が分かるシステムがあります。テレパシーのシステムがあります。遠くを見たり、聞いたりすることができるシステムがあります。音のシステムがあります。これらはすべて、超越した存在の力によって働いています。

サマディでは、それらのすべての秘密の科学を知ることができます。深く深く入り、すべてがあきらかになり、全能全開となるのです。心の束縛から自由になり、願望を成就できるのです。対象の一つひとつを理解してそれを手放し、超えていきます。

そしてすべてを悟るのです。真理を悟り、真の悟りを得るのです。

サマディには非常に平和で静かな、とらわれない段階が必要です。そのために、アヌグラハとヨガや集中や瞑想が必要なのです。集中、瞑想、サマディという流れは、サンヤマといわれる統制です。対象と一体になっていくサンヤマの修行が必要なのです。純粋な心も必要になります。きれいな体になるためのクリーニングも必要です。

修行をして完成した偉大なヨギ、シッダーマスターは、いつでもすぐにサマディに行くことができます。もし偉大なヨギがヒマラヤに住んでいるなら、ヒマラヤは誰にも邪魔されない、サマディに適した静かな場所です。それでも、最高のサマディに入る準備には厳しく長い過程が必要なのです。

体を浄化し、すべての感覚器官を浄化し、心を浄化します。完全にサレンダーし、自分自身になってはじめて、心と体を完全に超えることができます。そして、すべての源の存在に戻るのです。すべてを知ることができるのです。

2　史上初の女性による公開サマディ

公開サマディの祝福のパレード

私は、私のグルでもあるヒマラヤの聖者、シッダーマスターのハリババに出会い、サマディ修行を行いました。ハリババの弟子であるパイロットババジは、インドでサマディのデモンストレーションを何度もしています。私はそれを直接見たいと思い、修行の間にパイロットババジのサマディに行きました。

そのとき、人々は一目見て私もサマディをするヨギであるということがわかったようです。私に対して、サマディを行って自分たちを助けてくださいと懇願するようになりました。かねてからヒマラヤのシッダーマスターたちが、私にアヌグラハ、サマディのグレイスで、人々を苦しみから救うようにとオーダーされていたのです。私がサマディを行うことで、アヌグラハによってそこの土地を浄め、人々にパワーと癒しを与え、喜びを与えることができ、大きな、偉大な助けになるのです。彼らからもインドと日本との親善のために、お互いを助け合うためにと、強い要望がありました。

公開サマディを行うためには政府の許可が必要で、サマディを行う者が真のサマディヨギ、シッダーマスターでないと許可されません。公開サマディには、大きな準備が必要です。

サマディは、一大スピリチュアルイベントであり、何万という人々が特別な祝福、サマディヨギの純粋なパワーのアヌグラハをいただきに来ます。そこに来るすべての人々は、アヌグラハにより意識が浄化され、幸福になるのです。「ヤジャナ」とともに、十日間にわたって行われ、毎日何千という人々が訪れます。その人々には食事を無料で振舞うのです。

このように、公開サマディは大きなフェアとなり、まるで小さなクンムメラです。

私がサマディを行っているときも、ヤジャナが行われました。ヤジャナを通して、天国の偉大な人々や、すべてをコントロールしている神と神々をサマディヤジャナの場所に呼び込み、世界の平和と人々の幸福と成功を祈ります。ヤジャナは、その場所を聖地にするため「ヤントラ」という、エネルギーをつくるシンボルに合わせた形につくります。古来、ヤジャナは国の繁栄を願って多くの王様や偉大なセイントが人々のために行ってきたことです。なかでも、サマディヨギ、シッダーマスターが行うサマディヤジャナは、インドにおいて他に類を見ない特別なもの、世界に調和をもたらすのです。多くの「パンディット」と呼ばれるブラフマナ（司祭）がヤジャナを行いますが、シッダーヨギはその中心人物であり、すべての神と神々と人々の橋渡し役、ガイドになるのです。神のパワーを強め、ヤジャナのパワーが強大になるのです。公開サマディ中、そこには多くの聖者、修行者及び、信者が訪れ、それらの人々はアスタルのあるサマディプレイスのまわりで瞑想します。

人々の懇願を受けて、私は公開サマディをすると約束し、クンムメラでもサマディを行うことになりました。ヒマラヤでの修行を終えてからずっと、ヒマラヤや日本の自宅でプライベートに多くのサマディを行っていた私のはじめての公開サマディはこうして行われたのです。そのときから、毎年一回、ときには二回、一九九一年のはじめての公開サマディから数えて十七回、人々に特別な、サマディからのアヌグラハにより愛と平和を分かち合い、世界に調和をもたらし、より良い世の中をつくるために、ヒマラヤからサマディの場所を移して公開サマディを行ってきました。ニューデリーをはじめとするいろいろな都市や町、クンムメラの聖地アラハバード、ハリドワール、ウジェインなど、さまざまな地で開催してきたのです。

ここで、私が行った多くの公開サマディの中から、インドの首都、ニューデリーでの公開サマディについてご紹介しましょう。

さまざまな人々が暮らしている大都市ニューデリーの中にある公園で行った五日間の公開サマディです。市内にはポスターが貼られ、案内が書かれた布製の横断幕があちらこちらの道路上に掲げられました。ヒマラヤで修行した日本人の女性が、インドと日本の親善のため、人々を成功に導き、幸福にするため、世界に平和をもたらすために、アンダーグラウンド（地下窟）サマディを行うという知らせです。

サマディの出合いは、インド人にとっても、一生に一度出合えるかどうかの尊い機会です。インドのすべての新聞やテレビがサマディをニュースで大きくとりあげ、私の公開サマディがパイロットババジによってプロデュースされていることを報じました。

五千年にも及ぶインドのスピリチュアルな歴史の中で、女性が公開サマディをするのははじめてです。日本から来た外国人がサマディを行うのです。盛大なセレモニーがアレンジされ、インド中から偉大な聖者が招かれました。サマディに没入する四日前には、チャリヤットという美しく飾られたオープンの馬車に乗ってニューデリーの市内をパレードしました。

頭上に甕《かめ》をのせ、美しい黄色のサリーを着た何百人もの女性の、人々の健康と成功を願う象徴的なパレードも行われました。有名な歌手が歌を披露し、ビジネスマンもパレードに加わり、人々は喜びでいっぱいになっていました。

人々は私を迎え、次々に生花のレイを投げかけ、満面の笑みを湛えて本当に幸福そうでした。公開サマディを心から喜んでいる様子が窺《うかが》えました。この地域で公開サマディが行われるのもはじめてだったのです。ダンスをし、歌を歌い、花びらを投げ、花輪をかけ、控え室からサマディプレイスまでの道のりは祝福のパレードで埋めつくされていました。

パレードはたいへん神聖なもので、多くの歴史的なことも表現されています。ラーマーヤナの象徴的な神々が、馬車やジープに乗せられてともにパレードし、太陽の恵みの光線がシャワーのように降り注ぎ、地球を潤すようでした。

サマディヤジャナは人々を愛の人に変える

パレードの最終地点には、神々からの恵みが降り注ぐヤジャナの会場とサマディプレイスがありました。そこには、アンダーグラウンドサマディのためのアスタルがつくられており、きれいに浄められ、私が座るためのサフランカラーの布が敷かれた木の台が置いてありました。そのアスタルは完全にトタン板で覆われ、さらに防水のビニールシートで覆われており、土が盛られ、入り口となるところが半分まで大きく開かれていました。

ヤジャナをするための場所はヤジャナの火が届かないように天井が高く、屋根は特別なハーブでつくられており、火を焚く部分のデザインも、すべて宇宙のエネルギーが集められるヤントラのデザインでつくられ、その全体は一時的な寺院のようなスタイルになっていました。太陽や月や惑星のパワーを受け取るとともに、サマディで浄められるようにできています。インドの聖典である四つのヴェーダ、さらに十八種類のプラーナが置かれ、多くのブラフマナ（司祭）が、そこでチャンティング（一緒に声を出して経典やマントラを唱え、祈ること）を行うのです。

ヤジャナは、サマディ期間の五日間を含めた十日間、毎日特別な植物のエッセンスで火を焚いて浄め、人々の幸福と成功を祈ります。この火の窯は、深く掘りぬいてあり、囲炉裏《いろり》のようにできていて、まわりには何十人もの人が囲んで座り、直接ヤジャナに参加できるのです。実際、サマディヤジャナのプレイスには、火を囲んで、多くの夫婦がきれいに正装して座り、ヤジャナに参加しました。そのときのヤジャナの規模によって、その窯はひとつ、五つ、九つ、十八、五十一、百、百八、千一とつくられます。インドの歴史の中で、ヤジャナは常に国の平和と繁栄のため、守りのためになされてきたのです。

このサマディとヤジャナを通じて、人々は、道徳とは何か、宗教とは何かを学ぶことができます。お互いに尊敬し、良い家族をつくり、良い社会をつくり、本のなかの出来事ではなく、実際にこうした神聖な場所で神聖な行事に参加し、祈りや、ボランティア（奉仕）やドネーション（お布施）を実践するのです。準備と施行は市長や政府の関係者、中小企業のオーナーやその家族の人たち、あるいは町の有志によって行われます。毎日、何千、何万の人に無料の食事が朝昼晩と振舞われますが、布施や奉仕をし、施しをすることを通して自らを浄め、神のパワー、スペースパワーをいただくことができるのです。サマディヤジャナによって、人々を苦しめるのではなく、助けることを学ぶのです。これは子どもにとっても、良い教育になります。

サマディとサマディヤジャナを通じて、太陽や惑星、星、川や海、山々など、すべての大自然

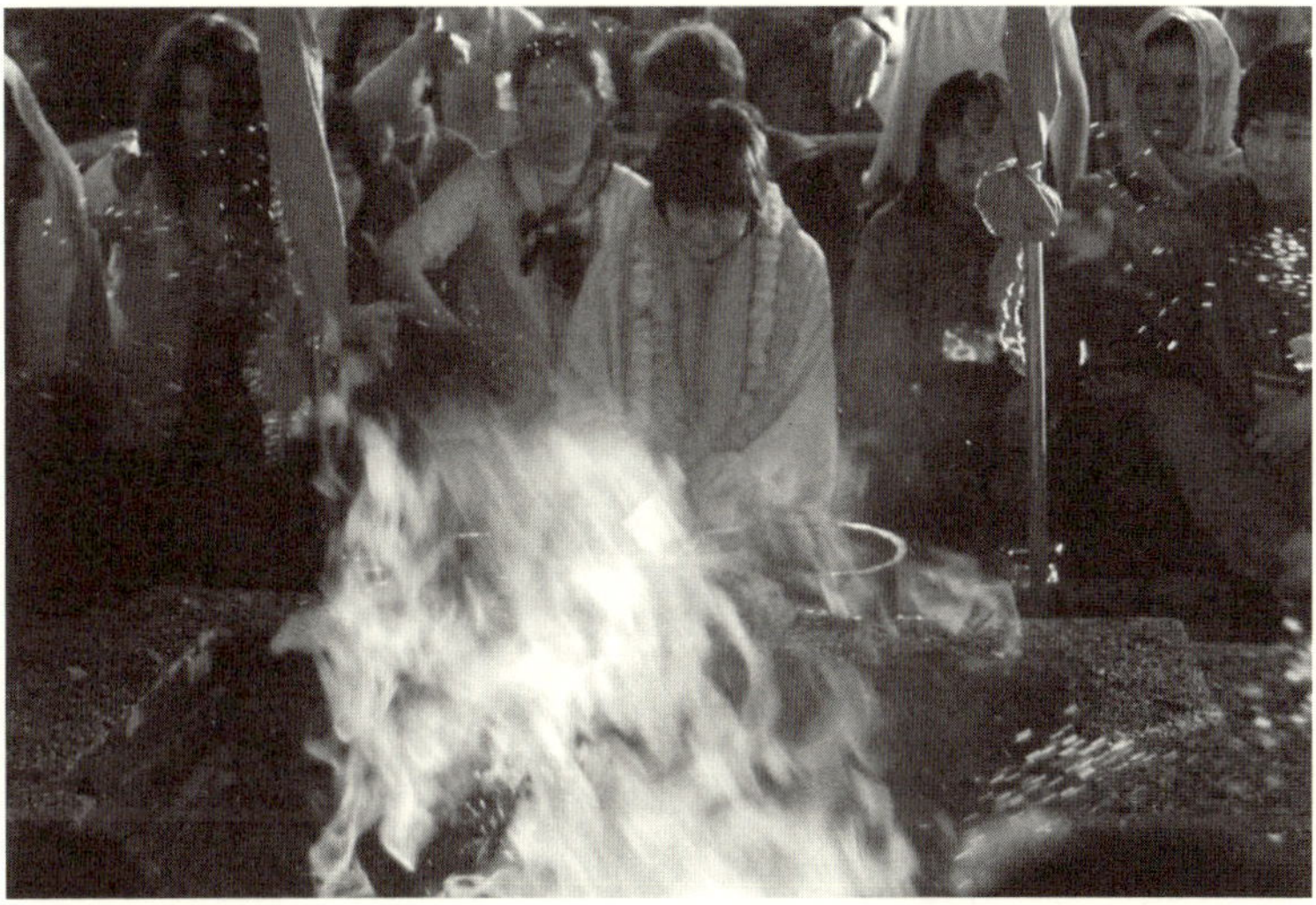

サマディヤジャナを行うヨグマタ

のパワーに祈ります。自然が、地震や火災、干ばつや砂漠をつくらないように、サマディとサマディヤジャナを行う地域に苦しみが訪れず、神の恵み、ブレッシングがいただけますようにと祈るのです。サマディとサマディヤジャナを通した特別なブレッシングは特別な大自然のものです。サマディヨギ、シッダーマスターによってこのイベントが守られ、大自然のパワー、つまり神々のパワーをいただき、参加者の幸福と成功を祈り、さらに世界の平和を祈ります。人々はお金やお花、ヤジャナで燃やす木やエッセンス、食物などを捧げます。

ヤジャナが行われている中で、さまざまな人々の心や態度、人間性を学ぶことができます。こうしたヤジャナの期間のちょうど半ばのときに、公開サマディがはじまるのです。

サマディ入滅

公開サマディが近づくと、私は毎日修行を行い、サマディの準備をします。そして当日の午後一時にサマディに入ります。私は宿舎からサマディプレイスに車で向かいました。

サマディプレイスは、いっぱいの人で埋め尽くされています。警察が警備に当たり、取材の人々や多くの政治家、聖者や修行者、有志の人々がいます。すべて信仰深い人々です。サマディ前とサマディ後は、アスタルへの通路に、混乱を防ぐため係の者が並んで道をつくり、人々が私に触らないようにと、物々しい警備がなされていました。

メディアの人々のいろいろな質問にパイロットババジが答えていました。美しく飾られたステージに座り、その様子や人々を見つめ、私はサマディに没入する時間を待っていました。

私は以前から修行を行って準備を進め、すぐにサマディに没入できるすべてが整っている。これがサマディに入る前の状態です。

アスタルの中では完全にひとりで、誰の助けもありません。完全に密閉された土窟の中で社会から切り離され、自分の内側を目覚めさせ、恐れずサマディに入っていき、梵我一如になっていくのです。死を超えた状態で、そのまま五日間過ごします。私は体をなくし、心をなくして、アートマン、真我になります。完全な暗闇の中、酸素もなく生命をサポートするものもなく、ただ自分自身のみ、ひとりになり、時空を超えて宇宙と一体となるのです。

サマディプレイスのまわりには、世界中のメディアや他の特別招待の人々が座っていて、サマディ入滅のときを待っています。

私がサマディに入る午後一時が近づくと、会場には人々があふれかえり、身動きできないほどです。人々は、チャンティングの大合唱をしてそのときを待ちます。サマディに興味を持っている誰もが、私を一目見ようと駆け寄りたい気持ちでいるのですが、有志の人や警察がそれをしっかりコントロールして、触らせないようにしています。

私は、人々にサマディブレッシングのサマディアシュルバードを送りました。アシュルバードとはサンスクリット語で祝福のことです。人々はサマディパワーの恩恵、アヌグラハを、チャンネルを合わせて無心でいただくのです。私の気持ちはとても静かで幸福に満ち、人々が私のサマディを通して浄められ、幸福になるのを喜んでいます。すべてに満ち足り、人生においての最高の幸福を人々と分かち合っているのです。多くの人々が、私のサマディを見ることで幸福になり、その会場はスピリチュアル一色となって、まるでサマディパワーのアヌグラハが、神聖な甘露になってシャワーのように人々に降り注いでいるようでした。

数え切れない多くの人々のマントラのチャンティングが会場に響き、人々は屋根や、塀や木に登って私を見ようとします。会場の人々が合掌をして、尊敬の眼差しで祈っています。それは、私がサマディに成功して、アヌグラハを送ってくれるのを願っているのでした。

そして、私は修行によって、その日の一時に死を超える深いサマディに没入しました。過去と未来が今にあります。私はアートマン、真我になったのです。

私はサマディで自分自身になり、宇宙全体になります。すべてが私の中にあって、すべてを見ることができるのです。すべてを超え、ブラフマンになっています。

サマディからのアヌグラハ

私がサマディに入っている間、人々は毎日祈り、ヤジャナの行事も続けられています。

私のサマディプレイスでは、「パリカルマ」といって、人々がサマディプレイスを回ってお祈りをしたり、そのまわりに座って、瞑想をしたりしています。中には、サマディプレイスの上を飾ったりする人もいるそうです。

夜には、バジャン（神の賛歌を演奏し歌うこと）やスピリチュアルな講演があり、スピリチュアルなドラマが上演されます。地域の人々はそれらのイベントを楽しみながら、心身を浄化するのです。

五日後、時空を超えたサマディに没入し、その後復活し戻ってきました。

五日後のサマディアウトの午後一時です。

ものすごい歓声が起こっています。それは想像を絶する光景でした。十万人もの人々がサマディアウトに来ていたのです。老若男女、政府の人や地方の有志、学識者、聖者、サドゥ、職業もさまざまなありとあらゆる人々が来ていました。

すべては最良で、成功でした。人々は神になってかえってきた私に触れたいと希望していました。大きなステージがつくられていて、サマディのアスタルからそのステージに移動する間、警察が誰も私に触れないようにコントロールします。サマディの前も後も、少しでもサマディのヨギ、シッダーマスターを見たいと、人々が駆け寄るからです。

ステージは、すべての角度から私が見えるように、一・五メートルくらいの高さにつくってありました。ステージから見ると、あたりは人々で埋め尽くされ、すべての人々が美しい微笑みで迎えてくれていました。私は最初に、プラサード（神からの贈り物）になるリンゴに足でタッチします。サマディパワーがリンゴに与えられ、神聖なリンゴになります。

「ヨグマタ・キー・ジェイ（ブラボー、ヨグマタ）！」

あちこちで大きな歓声があがります。大変なメディアの数です。私はステージからサマディの癒しと愛と平和のアヌグラハを分かち合います。それが何時間も続きます。多くの人たちがアヌグラハという特別な祝福を得てより幸福になりたいと思い、ヒーリングをしてもらいたくて私の足にタッチしたいと思います。私は人々に、アヌグラハの特別なブレッシングとともにたくさんのプラサードを配りました。アヌグラハに酔いしれ、人々の喜びが会場にあふれていました。

多くのメディアの人々に会い、インタビューを受けた後、有志の人の家へ行き、お風呂に入らせていただいたのですが、そのときになってようやく、私はこの世に戻って来たと感じました。

インドでは、神をいろいろな形態で信じます。公開サマディが行われることで信仰心が強くなりますし、サマディをなす人はすべてを超え、至高なる存在、神に達します。古来、サマディを行い、セルフリアライゼーションを得、さらにゴッドリアライゼーション、ブラフマンリアライゼーションを得た人々は、真我となり真理を知り、神意識となり神を知り、超意識となり、至高なる存在を知りました。その意識に達し、それを理解したのです。

日本からも公開サマディに大勢の人々が来ており、そのころにようやく時間ができて、日本の人々にゆっくり会うことができました。特別な祝福でアヌグラハが起き、それぞれが感動し、浄化の涙でいっぱいの時間でした。サマディの喜びと、インドの愛にも感動があふれていました。信ずること、信頼することは偉大なエネルギーです。公開サマディは、人々の信じる心を発達させます。そして、サマディパワーでブラフマンからのアヌグラハが起き、変容するのです。それゆえに、人々は必死になってサマディを見ようとします。

サマディは、純粋な意識です。悟りを得て、エンライトメントに達したということです。インドの人々はサマディがなんであるかを知っています。ですからサマディを崇敬し、サマディマスター、シッダーマスターのアヌグラハとの出合いに感謝し、感動するのです。

サマディは自己の真理と宇宙の真理を発見する道

古来、ヒマラヤやその他のところで行われているすべての公開サマディは、とても重要なイベントでした。聖者は、いろいろな場所で公開サマディを行い、その場所は浄められ、天国となり、重要な場所となり、その後はそこに神の寺院が建つこともあります。そこにはサマディパワーが満たされ、その記憶は土地に残ります。それらのエネルギーはサマディヒーリングとなって、人々に幸福と成功をもたらすのです。私がサマディに没入しているときも、私のアヌグラハをもらおうと、サマディプレイスは二十四時間、昼夜を問わず人で賑わい、パリカルマや祈りが行われます。

このようにして、ヴェーダの時代、紀元前五千年以上前からの長い歴史の中で、幾度となく何世紀に一度かの公開サマディが行われてきたのです。それゆえに人々はサマディの尊さを言い伝え、自分の尊さを知るのです。

サマディに入る前も、サマディの最中も、さらにその後も、深い静寂と平和がもたらされます。サマディの中にはすべてがあり、天国につながるのです。

私は、世界平和のために、人々に良い心を育むために、アヌグラハで、特別なブレッシングで人々に幸福を与えるために、純粋性を与えるために、サマディを行います。サマディは何のジャッジもない、とてもオープンな心に人を導きます。シッダーマスターの存在から、その存在そのものと、思いや、目や、手からサマディパワーでアヌグラハが起き、人々を癒すことができます。人々の人生をより幸福にし、成功をもたらしたり、人々を悟りへと導き、偉大なヒーリングをすることができるのです。これはタパスによってサマディで得たパワーであり、そのパワーは特別なアシュルバードであり、アヌグラハとなります。サマディに成功した人は、アストラルの世界（微細な目に見えない世界）に行き、さらにもっと高次元のコザールの世界（さらに超微細な目に見えない世界）に行き、さらにそれを超え、そこから戻ってきます。見えない世界と現象界をつなぎ、それを人々と分かち合うのです。

サマディの中で空《くう》に到達すると、空の中にさらに空があることがわかります。サマディは至高なる意識、超意識の場所であり、人生の最高地です。人生の真の意味であり、最終・最高の目標を得た人生が得られるのです。それは、神のベッドに寝る、と言い換えてもいいでしょう。

サマディは、より良い人生を生きたい人の希望です。

サマディはまた、キリストになる、仏陀になるということでもあります。すべてがある、すべてを持っているところに達するからです。ハイヤーセルフ、超意識に達するのです。何の欲望もない純粋無垢な自分自身になり、さらにそれを超え、至高なる存在、神になるということなのです。

サマディは、神を信じ、神に献身しなければ起きません。バクティヨガ（神やマスターに帰依する信仰のヨガ）なしには起きないのです。到達するためには、完全なるサレンダーを準備しなければなりません。

紀元前の昔、サマディを用いた偉大な聖者によって、人の真理が発見されました。自己の真理と宇宙の真理が発見されたのです。サマディは、自己の内側を旅し、超能力（シディ）を得て、真の自己になり、完全なる悟りを得ることができます。偉大な知識を持ち、すべてを深く理解することができるのです。

世界に幸福と愛と尊敬を

ヒンドゥ教の偉大なるマスター、シャンカラチャリヤは、一カ月のサマディを行い、他の体へと入り、それを終えてかえってきました。そのサマディは、「パーカラヤパラウェジュ」というシディです。彼は、当時の仏教の最高指導者である仏教哲学者と真理※の論争を行い、真理を証明しました。サマディの実際の体験で真理を得ていたのです。そして、当時のインドの仏教徒のすべてがシャンカラチャリヤにサレンダーしたといわれています。

ヒマラヤでは、多くのヒマラヤ聖者（ヒマラヤヨギ）が今もサマディに没入しています。中には、千年もの間サマディに入っているヒマラヤ聖者もおり、今まで人々の間にあらわれたヒマラヤ聖者のいろいろな話が伝わっています。彼らは、社会を離れてヒマラヤに行き、サマディに入り、世界のバランスが取れるように助けているのです。

人々は苦しんでいます。競争社会の中でいろいろなことに挑戦しなければならなくなり、エゴが強くなり、利己主義になっています。道徳も教えられず、心が混乱して、美しい生命と人生が蝕《むしば》まれているのです。便利な生活の追求で地球は毒され、水が汚され、空気が汚されて、地球とともにすべてが汚されています。そのせいで自然が怒っているのです。津波や地震や台風が、町や土地を破壊しています。

こうした環境の汚れと社会の乱れ、個人の混乱で、人間性までもが崩壊しています。お互いのカルチャーを尊敬していかなければならないのに、テロが起きたりします。それぞれ自分の宗教が一番だと考えると争いが起きます。宗教戦争が起きてしまうでしょう。

政治家は権力を争い、国をコントロールしようとします。人間が本来神からいただいた、素晴らしい性質である愛や慈愛、道徳の教えより、それぞれの組織やグループの権力争いとなり、どこのグループもそれぞれ利権を争い、パワーの戦いになっているのです。利権が大切になってしまっています。

神は怒っています。自然は怒っています。海が怒り、地球が怒り、空間が怒り、風が怒っています。そんな中でも、ヒマラヤのシッダーヨギによってこの世界は守られています。彼らは世界のためにサマディに入り、祈ります。彼らは自然と闘いません。科学では守ることができない自然のバランスを取り戻すために、今こそ、すべての人々が瞑想をしなくてはならないのです。

サマディは自然とつながり、自然のパワーをいただき、それを祝福として人々に与えるのです。シッダーマスターの意識は五つのエレメントと一体になります。地球のエネルギーと一体になり、水のエネルギーと一体になり、火のエネルギーと一体になり、風のエネルギーと一体になり、空のエネルギーと一体になり、真我となり、至高なる存在と一体となるのです。

私は人々と他の生物を助けるために、ヒマラヤで得た、ヒマラヤの聖者のシッダーマスターが行っているサマディを社会の中で公開で行っています。サマディで人々の苦しみを取り除き、癒し、意識の進化のために祈り、常にプライベートでもサマディを行っています。

この世界が幸福と愛と尊敬を持ち続けるために、人々のためにサマディを行うのです。神はどこにでもあり、人々の中にもあるのです。サマディに到達すると、世界に何が起きているのかが一瞬でわかります。サマディは、自己の中の神の資質をあらわします。サマディを通して、シディという超能力を体験します。シディは心の働きで、対象につながって、それの隠れた力をあらわすのです。

また、サマディは、偉大なヒーリングのパワーを引き出します。キリストが復活して戻られたのはサマディのパワーであり、そのパワーで多くの人々を癒したのです。私は同じ心をいただきました。サマディに到達して、サマディパワーのアヌグラハで人々を助けることを学んだのです。

地球や水や火、風、空とひとつになり、太陽、月とひとつになり、真の自己になり、それを超え、梵我一如となり、至高なる存在となって、サマディレベルから聖なるグレイスで多くの人々を助けることができるのです。

このサマディをあなたが信ずるなら、アヌグラハという特別なサマディパワーを受けることができます。ですが、信じられないとしたら時間がかかるでしょう。

サマディは人生の達成点です。人はいつも力を探し求めています。スピリチュアルな力、政治の力、戦う力、それらはすべて心の働きです。文明も科学も心の働きです。政治も精神主義もそうです。心が純粋になると人生は美しくなります。さらに世界も美しくなります。心が汚れると人生は汚れてしまいます。心を浄めていくと悟ることができ、魂は自由になります。

心は体から力を得ません。逆に、体の力は心を通して、つまり思いを通して来ます。心はブディ（知識）を通して力を得るのです。アートマン（魂）を通して、真の知識が目覚めます。真の自己、アートマンを通してヒーリングが起きるのです。アートマンには執着がありません。アートマンは心を見ています。心に執着があると、死んであちらの世界に行ったときや、再びこの世界に帰ったときも執着がなくならず、どちらも苦しむことになってしまいます。ですから、気づきを持って魂から心を見て、執着を取り除くために、心を浄化するためサマディ修行をするのです。

私たちは苦しみの存在ではなく、愛であり、平和であり、知恵にあふれた尊い存在です。サマディからのアヌグラハで、平和と愛を分かち合い、人に希望を与え、幸福になっていただくため、人は単なる存在ではないと理解していただくために公開サマディを行ってきました。公開サマディでは人々に直接的な理解を促すことができましたが、私の公開サマディでの役割は二〇〇七年のアラハバードで最後となりました。二十年もの公開サマディで充分な理解を促し、今後はさらに直接的に、最速に、多くの人々の意識の進化をはかり、本当の幸福と悟りへと導くときだと思っています。

私はいつもサマディ意識とともにいて、サマディの状態にいます。自宅でも毎日サマディに没入しています。一瞬一瞬がサマディです。公開サマディのときのみでなく、私につながり、私に出会うことで、サマディのパワーがいただけるのです。人々を愛と平和と知恵の人に生まれ変わらせ、苦しみから解放し、サマディへの扉、悟りへの扉を開きます。

サマディのパワーとアヌグラハは、とうてい変容することのない、サンスカーラ※という深いカルマの記憶を浄化し、心身魂の調和をはかり、あなたを超スピードで変容させ、幸福にします。苦行することなく深い瞑想に導き、サマディが起きるようにします。悟りが起こされていくのです。その輪もだんだんと広がっています。それはシッダーマスターを通して、あなたが信頼するならどこでも受けとることができるのです。

人々はこの現代社会の中で、物の豊かさによるつかの間の幸福の一方で、不安を抱え、混乱し、苦しんでいます。私は、アヌグラハのヒマラヤ秘教の教えの実践によりそれを一刻も早く取り除き、悟りに導き、人々に幸福になっていただきたいと願います。

本来、シッダーマスターに出会うのはラッキーなわずかな人であり、さらにアヌグラハが彼らから伝えられるのは、本当に稀なケースになります。それが今、私を通して多くの人々にヒマラヤの恩恵、アヌグラハを、ダルシャンやアヌグラハシャクティパットディクシャを通して伝えています。あわせてサマディ瞑想の秘法の伝授があります。より確かにそれを受けとるには、アヌグラハグルディクシャでシッダーマスターとつながることが必要なのです。

二十年前から私は縁ある人々に、アヌグラハシャクティパットディクシャを行い、サマディパワーを伝授し、※サマディ瞑想秘法や、ヒマラヤクリヤ秘法を伝え、意識を進化させ、すべての成功と悟りに導いてきました。それが今実りを得て、多くの人々の意識が高まり、真の人生の生きかたを望む人が増えてきました。

一刻も早く人々がアヌグラハで心身、魂の浄化と調和をはかり、苦しみから解放され、さらに悟りの魂が増え、この地球が、この世界が、日本が救われなければなりません。ヒマラヤの贈り物、シッダーマスターのディクシャを受け、この価値あるアヌグラハを受け取っていただきたいのです。さまざまなディクシャを順次受けるとともに、各種※アヌグラハ瞑想をレベルに応じて実践することで、エネルギーが一つとなり、人々はどんどん真の幸福に目覚めています。さらにアヌグラハの伝授を得て悟りの扉を開いた多くの魂が、シッダーヨギの橋となって、クリパの伝授を行い、心身の浄化のサポートを行い、集合意識のレベルからネットワークとなって愛と平和のシェアをすすめていくのです。

※仏教やヒンドゥ教は、古来質問と答えの形式をとり、真理の論争を行っている。これはチベット仏教では現在も数多く行われており、禅の公案も、その流れが日本的になったもの。
※サンスカーラ…過去生と今生のカルマの記憶で、未来に結果をもたらす記憶。
※サマディ瞑想…入門の波動瞑想から順次伝授されていく各種瞑想法の全体をさす。まずアヌグラハグルディクシャの伝授のとき、波動瞑想が伝授され、順次瞑想の進化に応じて各種サマディ瞑想の伝授が受けられる。その後、クリヤ瞑想秘法のレベルに応じた伝授がある。また、サマディ瞑想がアヌグラハマントラ瞑想をさすときもある。
※アヌグラハ瞑想…ヒマラヤ秘教の、サマディに到達するためのマントラや呼吸やエネルギーなどで浄化し、バランスをとる簡易で高度な秘法の瞑想。レベルに応じて段階をおった各種アヌグラハ瞑想がある。

第3章　純粋なものにつながる

1　心を真っ白な状態に

それは「心」が選んだものか、「生命」が選んだものか

誰しも、美しいものを見ると感動します。バラの花もまた美しいもののひとつです。私たちは、美しく咲き誇るバラを見て感動し、同時に心が豊かになったような気がします。では、バラのほうは自分自身をどう思っているのでしょうか。皆が感動するほど、自分は美しいと感じているでしょうか。そうやって人々に見られることを意識しているでしょうか。

そんなことはありません。バラは、ただありのままに咲いているのです。まして、自分の美しさを見せびらかそうなど、考えたこともないはずです。

美しく咲いていたバラの花も、永遠に咲き続けるわけにはいきません。やがて水分は枯渇し、花の色は薄れてしおれていきます。ですが、生命そのものが枯れ果てているわけではありません。冬が過ぎ、春になるにつれ、葉の中に吸収されたエネルギーは、再び地球の引力に逆らって、ムクムクと上がっていきます。そうしてまた美しい花を咲かせます。まさに生命力のなせるわざです。

では、人間にとっての生命力とはいったいなんでしょうか。人にはどんな状況であろうと、生きるための力、生命力があります。どんなとき、生命力の強さや躍動を感じますか。逆に、どう

なると生命力が衰えているると感じるでしょうか。

例えば、人は嫌なことに出合うと、「嫌だなあ」と思い、実際に「嫌だなあ」と口にしてしまうことがあります。ところが、「嫌だなあ」と感じると、もうそれだけで心の活動は鈍くなり、生命力は弱まってしまいます。つまり、生命力にとって、「嫌だなあ」という思いはマイナスの働きをしてしまうのです。

これは、心というものが生命力に大きく影響していることを意味します。例えば、体のどこかに不調を感じたり、痛かったりすると、そこを心配するあまり、その部分の細胞は緊張して萎縮していきます。血液もスムーズに流れなくなるため、さらに不調になり、細胞の色さえ変わっていってしまうのです。

再び話をバラに戻しますと、バラはたとえ誰かに枝を折られようと、「痛い」とは思いません。バラは、そのすべてを神や自然の法則に任せているのです。

ところが、人間の場合、心があまりにも大きくなりすぎてしまったため、エネルギーはすぐにそちらに向かって流れていこうとします。心が働き、それによって行動を起こすわけです。まずは心で「帰ろう」とか「どこかに行こう」とか「○○を食べよう」と思うから、私たちはそれを行動に移します。ですから、心が「嫌だなあ」と思うところには行きませんし、逆に「行ってみようかなあ」と思えば行くことになります。

そのような心の働きに気づくと、心がどういう傾向にあるのかがわかってきます。自分の心が、常に自分にとって気持ちの良いもの、好きなものを選択しているのだということがわかってきます。

ここで大事なのは、自分にとって気持ち良いものや好きなものが、本当に自分の「生命」そのものが喜ぶほど気持ち良くて、好きなものなのかということです。「心」が選ぶのではなく、自分の「生命」が選んだものであるかということが重要なのです。

もしかしたら、あなたが好きだと思ったものは、心だけが喜ぶものであって、生命にとってはちっとも嬉しくないものなのかもしれません。心がいつもの癖で、それを選択してしまっているにすぎないのかもしれないのです。

誰しも好きなことをしているときは嬉しいものです。好きなことをしているとき、私たちの体にはエネルギーが常に注がれています。しかしそれは、好きだという心がまず働いて行動を起こしているにすぎません。それは「執着」といって、自分の心が、あるものに「とらわれて」いるだけなのです。

瞑想によって、心という磁石に張りついた執着を引きはがす

あなたが何かを体験するときには、それに関係ある感覚や心や体の部分にスイッチが入り、エネルギーが流れていきます。それは自動的に水路が開通するように、砂を取り除きながら、勝手に流れ出していきます。それによって良いものをたくさんつくり出すこともあれば、逆に良くないほうに流れていき、良くないものをつくり出していくこともあります。しかしよく見てみると、それらはみな、私たちの心がつくり出しているものなのです。

例えば、怒りや不安などは、もともと自分で自分を守るための心が働いてつくり出したものですが、関係のないときにまで、その部分のスイッチが入ってしまうことがあります。人間というのは、自分を常に防衛するために、なぜか悪いほうにスイッチが入りやすいものなのです。

一方、例えば小説家は良い物語を書きたいと思い、写真家は良い写真を撮りたいと思うと、そのことが自分の中でどんどん大きくなり、それに向かっていつもチャンネルを合わせるようになります。そうやって自分の好きなことに一生懸命になって、良いものを表現していけるのです。ずっと続けていくと、その対象が心のレベルでいったい何なのかが詳しくわかるのです。

しかし、物事に夢中になってやりすぎているときは、今、自分がどのポジションにいるかが見えないときがあります。どうでもいいこと、悪いことに一生懸命になったり、誤解や無知から良いものを拒み続けたりすることもあります。そうした執着は苦しみを生んでしまいます。

だからこそ、もっと自分の心に気づいていく必要があるのです。人の振り見て我が振り直せということわざもありますが、それよりさらに、見えない部分に深く気づいていくことが知恵ある生きかたです。そのためにまず自分の内側を見つめ、心に気づいていきます。外側や他の人に振り回されず、自分に反省し、気づいていくのです。そして、自分のこだわりに気づいて、それらを次々と手放します。こだわりから一歩引いたとき、心が静かなところにたどり着けます。すると、執着している部分が少し軟らかくなってきて、それまで飛びついて掴《つか》まりっぱなしだったものを、少しずつ離せるようになっていくのです。心というのは、ある意味では磁石のようなものですから、それを知れば、磁石に張りついて離れなかった執着をはがすことができるようになるのです。この心を見つめていく行為が瞑想です。アウェアネス、覚醒であり、それは今にいるという心のありかたです。

真っ白な心の状態でとらえて感謝を込めると、バラと一体になれる

心に思っていることは現実化します。ですから、「あの人は憎たらしい」とか「自分はだめな人間だ」なんて思ってはいけません。否定的なことを思うと、それが本当に起こってしまうのです。心がすべてをつくり出しているからです。

そうはいっても、わかってはいるけれどもやめられない。心のエネルギーが強く、ついつい心を働かせ、否定的な心の思いを背負い続けてしまいます。そんなゲームをどうして行っているのかというと、それは、自分を守る手立てだからです。心は常に異質なものを発見し判断して、良い悪いを決めます。

そのシステムは、感覚や記憶を通じて自然がバランスを取るためにつくったのです。否定的な心になるのは、それがあらわれる原因があるのです。しかし、気づきがないため、前と同じリアクションになってしまい、何でもかんでも悪く思って、自己を守ろうとしてしまいます。自分の価値観に同化することのほうが傷つかず、葛藤がなく、楽なのです。また、その自己さえ否定し、身動きができなくなってしまうこともあります。そのからくりに気づくのには時間がかかります。同じレベルの心の高さでは、同じものしか見えません。そこから脱出しなければ反対側の心が見えません。そのために変容が必要なのです。そのためのアヌグラハが必要です。瞑想が必要です。

気づきが必要です。自己に目覚め、違う視点でものを見ることです。いつも他を攻撃していたり、排斥したり、エゴを強めたり、自分を責めていても、本当の解決にはなりません。

まず、良いことを思う練習が必要です。肯定的に物事を考えることが必要です。あるいは、心はそのまま、あるがままとして刺激を与えず、積極的にアヌグラハや、※アヌグラハクリヤで、すべての現象が出来る創造の源からアプローチし、浄化して、良くなる変化が必要です。あるがままただ見ている、見守ることによっても、否定的な思いがはずれていきます。人や自分の悪い部分ばかり見ていると、本当に嫌になってきます。その悪い思いを自分の中から切り離していかねばなりません。自分は心なのか、心にコントロールされる存在なのか、心という全体を理解して心に気づき、心をコントロールし、心を超えていく存在になるのです。すべてに生きる力を与える源の存在になるのです。

とはいえ、「心、心、心…」と呪文のように唱えていては、それだけで頭がおかしくなってしまいます。心を研究する場合にも、やはり心を使わなければなりません。心が人を苦しめているというのに、です。それほど私たちは、あらゆるものに心を使っているのです。

仕事にしてもそうです。空っぽの心で仕事をしている人など、悟った人でない限りまずいないでしょう。みんな少し先のことをプラン（計画）します。「明日はどうしよう」「次はどうしたらいいかな」「こうしたら、ああなら…」など、誰しも心が思うことで行動しています。

そうやって気をつけて見ていくと、自分の内側に気づいていくことができます。自分の心が見えてくるようになります。でも、そうやって見えてきた自分の心が、あまりにもグシャグシャだったならショックですよね。「自分の心はこんなに汚れていたのか」と、落ち込んだりするかもしれません。

心というものは、常に揺れているものなのだということに気づき、受け入れるのには時間がかかります。ですが、怒りや憎しみや悲しみというのは、もともと自分の中にあるものなのです。それをなかなか気づけないのなら、まずはまわりを見回して、人はどうなのかを見てください。自分のことはわからなくても、人のこととなるとわかりやすいものです。それから、自分の中にあるものに気づいていくことをはじめればよいのです。

そうやって、自分の中のいろいろなことに、本当の意味で気づくことができたなら、あるときそれらが全部なくなってしまう瞬間が訪れます。心はもちろんそのままなのですが、余計なものが全部静まってしまうような状態になるのです。

それをどうやって実感するかについては、例えばこんなふうにとらえてください。

あなたがもし「バラになりたい」と思ったとしましょう。それを真っ白な状態（純粋な状態）でとらえ、感謝を込めます。すると、ある瞬間、あなたはバラと一体になっていることに気づきます。あなたの思いがバラの無限の生命力とひとつになったとき、あなたは、心を超えて無限とつながっていきます。

もちろんそれには、心というものを上手に利用しなくてはいけません。自分のなりたいものになり、やりたいことをやることこそ、最小のエネルギーで最大の喜びが得られる方法だからです。

ですから、心を雑念や煩悩などつまらないことに使ってはもったいないわけです。つまらないこととは、一言でいえばエゴです。エゴがあなたの心にしがみつき、自分自身ではコントロールがきかないところまで行ってしまうと、自動的にそこに太いパイプができ、エネルギーはどんどんそちらに流れて行ってしまいます。そして、生命力が弱くなって、消耗するのです。

生命力を強め、心や感覚の翻弄から解放されて、生きることが楽しくなり、幸福になるため、心をはずすために、心を美しいもの、尊いものに合わせます。感謝と愛をもって心を合わせ、さらにアヌグラハの恩恵に出合えば、深いレベルから一瞬にしてカルマを浄化して、心や感覚の執着から解放されて、生命力に満ち、幸福になり、いつもその恩恵の守りをいただけるのです。

心の雑念や煩悩から離れるためには、アヌグラハとともに、サマディ瞑想の実践で心のからくりを知り、幸福を確かなものにしていきます。こうした心を磨き、悟る修行を日本という場所で行う場合には、いろいろな制約を受けることもあるでしょう。周囲に、悟りや自己の変容について理解があるなら、楽に修行ができるかもしれません。

インドでは神を愛し、信仰というかたちで人々が神様やマスター（グル）と結ばれているため、すべてを創り出している存在である神を尊び、真理を知り、本当の自由を得る悟りに向かうという行為を自然に受け入れる土壌があります。また、アメリカやヨーロッパにおいても神への信仰が基本にあり、それが大きな愛をもたらしているといえます。今、心が発達し、さまざまな価値観があり、何が大切かを見失いがちな環境にあって、悟りは、最高の人生の目的としても大きな希望です。それをかなえたのは仏陀やキリストという特別な、恵まれたカルマを持った人のみで、人々を救うためにあらわれた逸材にしか訪れないことであり、悟りなど一般にはかなわぬ目標なのだと思われています。その道は厳しく、何をどうすればいいのかも皆目わからないリスクの多い道であると、誰もが最初からあきらめています。だからこそ、そのことを後押しするやさしい環境が必要なのです。

苦行をしてサマディに達したひとりとして、あなたに苦行の苦しみを味わわせたくはありません。悟りは特別なこととしてあきらめたり、また、厳しい難行苦行を通して決死の覚悟で立ち向かうということではなく、もっと手に届くかたちで、大きな愛として、ヒマラヤの聖者の贈りものとして、受け取っていただきたいと思っています。ただ無心で、信頼を持ち、自然の流れに従うだけで悟りが起きるように、最速で悟りを起こしています。

※アヌグラハクリヤ…ヒマラヤの秘教の中の光の瞑想であり、エネルギーを浄化し、バランスを取る秘法。特別なヒマラヤクリヤ秘法はディクシャでアヌグラハを受けるとともに伝授される。

2 愛と祈りが、あなたのまわりを幸福にする

神という肯定的な方向にエネルギーを向ける

インドには、多くの聖者、修行者がいます。今もその出家の修行者の数はインドの人口十一億人の一%以上にも達し、一千万人以上の修行者がいるといわれます。その中で、多くの偉大な聖

者が生まれ続けてきました。お釈迦様もそうです。修行者はサドゥ、あるいはサニヤシンと呼ばれています。あるいは聖者、セイントといわれたりもします。サニヤシンは、自由な人々、新しい生きかたの人という意味です。この人々は、真理を知るため、神に出会うために修行し、一生を捧げていくのです。そういった人々は村や町にもいます。また、その人々とは別にブラフマナという司祭のカーストの人、つまりプリーストが寺で祈ったり、家々を回って子どもの誕生や結婚式の祈りをしたり、神様のことを行うのです。人々が亡くなったときは、別のその事のみのプリーストがいます。プリーストは英語であり、サンスクリット語でパンディットといい、神の祭事を行う職業の司祭のことです。仏教やジャイナ教での修行者は、英語でモンク、サンスクリット語でビクス、またはムニといい、僧侶のことです。この人たちも本質はサドゥと同じです。

昔、インドにはカーストといわれる役割の区分がありました。司祭のバラモン、王族や兵隊のクシャトリア、商人のバイシャ、労働者のシュードラです。今はすべての人が平等ですが、今でもこの考えかたがインドに生きています。この中で神様のことを取り次ぎとして取り扱うのは、今でも司祭の家系と、カーストに当てはまらないサドゥのみなのです。以前は、出家できるのはバラモンとクシャトリアのみでした。今はすべての人が出家でき、出家修行者は、カーストの外にあって社会の枠からはずれ、神についてすべてを知っていくためにスピリチュアルな生活をする人々です。今は、バラモン、司祭のカーストだから司祭をするというきまりはなく、いろいろな職業に就いています。

常に、人々のためにどこかで神様の行事が行われています。先に紹介した特別な行事として、ヤジャナ（護摩儀礼）や、お寺で毎日のプジャという祈りの行事が行われています。その他、ブラフマンや聖者によるスピリチュアルな講話や不思議なスピリチュアルパワーを得る行事が行われています。人々はさまざまな神様の祭りで強く神のパワーを信じ、それを通じて、社会的なつながりと、現世利益や精神的利益などの幸福と成功をいただくのです。日常的なことを忘れて、神への信頼を深め、祭りの中で人々と楽しくつながり、エネルギーをエキサイトさせます。例えば、断食は、神を信じ、心身を浄める行為として行われます。祈り、奉仕、布施も神に捧げる行為で、それを通して心身を浄化し、悟りや成功を得るために行われます。

神とは、「自分」をつくってくれた存在のことです。真の自己と肉体と心を、その人のカルマにそったところに全部生み出してくれた根源の存在が神なのです。そして、神は宇宙に存在するものすべてをつくりだした存在です。つまり宇宙神、ブラフマンなのです。

さらにさまざまなエネルギーが、男神と女神の神々としてあります。古来、聖者が民衆にわかりやすいように、宇宙を構成するさまざまなエネルギーの象徴として神々を示しました。そして、真理を知るヒマラヤの聖者の教えに従って人々は神を思い、信仰し、そこから守りやパワーをいただいて、人生を安心し、健康に生き、さらには成功に導かれていったのです。神々の行事は、神をより思い出しやすくするために発達してきました。

源の存在、つまり神から発生したエネルギーは三つに分かれます。それらは、シヴァ神、ヴィシュヌ神、ブラフマ神です。シヴァ神は変容の神、ヴィシュヌ神は維持の神、ブラフマ神は創造の神です。さらにさまざまなエネルギーの象徴、八万四千といわれるほどの神々がいます。

神々のそれぞれは意識であり、心身をさまざまに動かしているもとになるエネルギーなのです。それらのエネルギーとのコンタクトは、さまざまな才能を開花させ、強い肯定的な集中力となって成功をもたらします。神への祈りは恐れを消し、心を肯定的エネルギーで満たし、幸福にするのです。祈りは心を超えたハートからの行為であり、真理につなげ、平和と喜びに満たすのです。

インドのいろいろな神様は、仏教においても、名を変え、さまざまな仏様となりました。こうした宇宙を構成している神々のエネルギーは、実は私たちの体の中にもあるのです。体は小宇宙です。宇宙と同じもので構成されています。それらがダイナミックに、パワフルに展開し、調和を保って生かされているのです。なのに、人はいつも不安であったり、悲しんだり、苦しんだり、疲れたりしています。それはこの神々の力を知らず、源の神を知らず、そこから分かれた神である真の自己を知らないからなのです。日々の雑多なことに心が翻弄されて、自分の根源の存在について知らないからなのです。

さまざまな心の働き、特に苦しんでいる心、疲れた体、日々の営みや食事、生活環境などから生ずるストレス、仕事や人間関係から生ずるストレスなどが人を取り巻いています。人間のエゴと心の混乱、欲望と無知、怒りにより、環境の調和もますます乱れ、自然の破壊が進んでいます。しかし、そういうものを通り越して、すべてを生み出す源の力、純粋な存在である神々のエネルギーに気づき、神の一部である真の自分自身に出会っていくのです。あるいは単純に素直に神に祈り、すみやかに素直な自分を取り戻していくのです。それこそが、ストレスから脱出する、エネルギーの変容が起きるヒントです。幸福になり、本当の豊かさをつくりだしてくれるのです。

インドでは、お祭りや日々の祈りなど、神様の行事を通して神に集中し、神を思い、信仰を深め、自分を超えた無限の存在である至高なる神と、それに導くマスターに尊敬とサレンダーでつながる、つまり心ではなく、愛からつながり、パワーと守りをいただいています。そして、力強く、かつ心を安らかにして生きているのです。インドの人々は常に神につながり、信仰を通して守りをいただき幸福なのです。あまりにも人口が多く、混乱しているかに見えますが、そうではありません。この人口で人々のエゴとエゴがぶつかったら大変です。スピリチュアルな道が紹介され、個人個人が神とつながり、すべては神の恵み、神が良いようにすべてをはからってくれると思い、安心し、バランスが取れているのです。アメリカやヨーロッパでも神に対する祈りは行われています。

日本では、幸か不幸かそうした習慣自体があまりありません。煩悩は後から後から押し寄せてきて、心はすぐに不満や苦しみ、人を攻撃したり、自分を責めたりする方向に動いてしまいます。もっと自分を省み、見つめなければなりません。自分を道具として、真理を知っていくのです。さらに、本物になるという悟りへの修行で自分自身が真理そのものになり、エンライトメントを得て、幸福の発信者になるのです。

それは想像ではなく、神から生まれた真の自己を取り戻し、ハイヤーセルフに到達することです。スピリチュアルな国インドにあっても、ヒマラヤの恩恵、悟りのマスターのアヌグラハをいただくことはなかなかかなわないことです。サマディマスターに出会えることは、稀なるチャンスです。望めば望んだだけ、今そのチャンスがあるのです。ただ神を思い、瞑想修行するのみでは、その恩恵は確かなものではなく、変容をもたらすのに膨大な時間がかかります。シッダーマスターは自ら修行を行い、変容し、神我一如の神になった存在ですから、力強い橋となって、至高なる存在のグレイスを受けることができます。アヌグラハグルディクシャで直接につながり、純粋でパワフルな至高なる神のグレイスがあふれ、幸福になるのです。

シッダーマスターの愛、思い、声、言葉、息、目、手、足、触ったもの、ハグ※、そしてその存在のすべてから発するバイブレーションも、ヒマラヤの知恵もシャクティパット※となり、すべてがアヌグラハであり、人を幸福にする力があります。アヌグラハを信頼し、それを確かに受け取るために心身をすみやかに浄め、悟りを得るため、サマディ瞑想修行を行うのです。それを受け取る大きな信頼と愛を育むことで、すみやかに内側が目覚め、浄化され、幸福になり、悟っていくことができます。すべてはシッダーマスターの最高の恩恵のアヌグラハです。修行をしなくとも強く信頼でつながることで、アヌグラハとディクシャで浄化をいただき、変容し、守られ、幸福になれるのです。

あわせて、祈ることで心の純粋なレベル、愛のレベルで至高なる存在につながって、限りない恩恵が受けられるのです。

※ハグ…シッダーマスターが弟子や信者を抱擁する。それは特別なブレッシングであり、受け手は天国のような至福感を得る。
※シャクティパット…シッダーヨギからの心身、魂の深いレベルのパワー伝授。すべてが変容する。直接触れることもあるし、ただ間接的にエネルギーの伝授が行われるこ

ともある。シッダーヨギからのシャクティパットはアヌグラハの存在のグレイスとなる。

仕事に生き、本当の人生の目的に生きる

日本の場合は、仕事を一生懸命するのが美徳となっていますから、仕事をすれば幸福になると信じられています。とりあえず、仕事という集中するものがあると、心は満足するからです。しかし、やがて仕事をリタイアし、やることがなくなり時間を持て余してくると、家庭にいろいろな問題や争いが起きやすくなってきます。

ところがインドでは、たとえ同じような状況になっても、人々はすぐに神様の行事に気持ちを向けて、それによって物理的にも忙しくなりますから、いつも元気でいられ、家族も平和なのです。仕事を引退したらもっとカルマを浄め、平和に悟りを目指したいと、心の浄化のための善行、奉仕の機会を見つけては、神々に奉仕していきます。人々を助けたいと行動していくのです。子どものときからスピリチュアルな環境の中にいて、神への信仰が自然にあり、常に聖者を見て、修行をして、カルマを浄め、悟りを求め、意識を進化させるという大切さを知っているからです。

何かの問題があるから浄化するということではなく、生涯常にカルマを浄めたいと、スピリチュアルな行為をします。人々は常に信仰を持って寺院や聖者を訪ね、ブレッシング、アシュルバードをいただき、心の支えを得て、パワーと安心をいただいているのです。アシュルバードは、信頼を持って神や聖者のパワーをいただくことです。その中でも特に、サマディ修行で変容した

シッダーヨギのサマディパワーのシャクティパット、アヌグラハは、神のグレイスであり、特別なのです。いろいろなグルによって普通いただくブレッシング（アシュルバード）とはまったく別なものであり、変容をもたらし悟りに導くのです。深く心身魂の根源に作用し、あなたの内側を目覚めさせ、浄化することができ、意識を進化させ、悟りに導くことができるのです。

人は老いて仕事を退職したら、誰もが穏やかな心になり、少しでも何か良いことをしたいと思うものです。インドでは、年を取ることで、人生の最大の目的である、自分を浄め、真理に出合うということに向かっていく機会を全面的に得て、心が満ちるため、老人問題はないといっても過言ではありません。老人は常に家族や社会から尊敬を得ています。

日本の場合、仕事は集中力を身につけ、わずらわしいほうに心を向けないですむ、ありがたい存在です。また、仕事の悩みは当たり前と思い、人生はそんなものと受け入れて過ごしていきますが、その分リタイアしたときの反動も大きくなります。今まで一生懸命に取り組んできた仕事でどういう心を形成してきたか、心に良い成長を与えたか、頑固にエゴを膨らませる行為になっていなかったかどうかで、大きな差が生じてきます。

もしも後者なら、調子が良いときはいいのですが、自分の思うようにならないとかなり苦しいものです。こうした仕事についてのありかたをよく考え、早いうちに自分と対峙せずに、無知のまま生きていると、最後は自分自身が創造の源の存在、本質からどんどん遠くなります。やがて自分が虚像と化してしまいかねません。若いときはまわりもチヤホヤしますから、自分のことが見えなくともなんとかなりますが、年をとればとるほど、まわりは冷たくなり離れていってしまいます。

人は現金なもので、自分にとって気持ちが良いものに近寄ってきます。お金があったり、仕事ができたり、きれいだったりすると人が寄ってきます。何もなくて頑固でわがままな醜い心だったら、いったい誰が寄ってきてくれるでしょう。

自分と同じ波動は引き合うものです。ですから、こうしたことを理解し、何が必要なのかと今から考えておく必要があります。神様は人間を完全な存在として最初から全部与えてくれているのに、心が曇っているので、霞がかかったようになって、心身を正しく使うことができないのです。あなたには素晴らしいパワーがあります。知恵があり、愛があります。常に中心である根源なる存在とつながっていくことが必要なのです。

私は世界を旅するうちに、世界の人々が心の支えをすごく重視していることを知りました。自由でオープンな国であるアメリカは、自由な信仰を持つ国です。信仰のことを自由に話せる、とても強い信仰の国なのです。ヨーロッパもそうです。もちろんインドも心のよりどころを持っています。そのうえに資本主義、競争社会があるのです。

では、神様を身近に感ずる生きかたを持てなかった人はどうすればよいのかでしょうか。ただ闇雲に神様神様と言われても信じられないし、神々を教える宗教というものはなんとなく恐ろしく感じるようです。そうして、年をとっても安らぎがなく、ただ目に見えるものの美しさや豪華さを追い続け、本質を知らず、無知のままでいるのです。エゴや苦しみを抱え続けていくのです。信頼するものもなく苦しんでいくのです。これは、自由はエゴを成長させることであり、それが進化と発達であると考えている結果です。自我、エゴで自分を守り、人に勝つことができると思っているのです。この考えは恐ろしさを含んでいます。やがて自然性を失い、心と体にしばられた、バランスが取れない、偏った人間をつくってしまうのです。

それに替わるもの、根底からバランスを取るものが必要です。真理を探究するのです。苦しみに染まっていない自分の中の魂、アートマンが真理であることを信頼して、自分自身が自分のマスターになるのです。それこそ真理の科学であり、単に神を信ずるのみでなく、真理に出合い、物事の根源の存在、知恵の存在である神を実感していくのです。それは、宗教を超えたヒマラヤ秘教の教えです。セルフに出会い、それを超え、ハイヤーセルフ、さらにスープリームセルフと出会う道です。本来、インドにあっても日本でもほんの一部の人々しか出合えない修行ですが、いまや日本でそれが、手に届くかたちになって開かれているのです。

それがアヌグラハとアヌグラハ瞑想の実践です。奇跡ともいえるほどのスピードで変容を起こし、幸福を得て、悟りをも得ることを可能にしてくれるのです。

自然なかたちで無理なく心が浄化され、平和と愛の人になり、自然に気づきをもって良い関係をつくりながら、仕事に励み、美しい老後を迎えることができるのです。それは迷信や宗教の教義の思想に強要された、気づきのない信仰より強い、真理そのものになる道なのです。

祈りを忘れ、愛を教えなくなってしまっている

昔の人々には、自分が神とつながっていることを確認するために、毎日お祈りをする習慣があ

りました。お祈りをすることによって自分を限りなくゼロにし、純粋になって神と一体化します。そのとき、いっさいのエゴは捨て去られ、愛と安らぎが広がるのです。

しかし、日本の社会全体からそうした習慣が消えてしまった今、私たちにとって、エゴを捨て去ることほど難しいものはありません。知識が増え利口になった分、疑い深くなり、自我を強めることが自立であるという教えによってさらにエゴが強まり、苦しみをつくり出しているのです。そのエゴが、真の幸福への道、真の自己に出会うことや、至高なる存在を知るうえで大きな障害となっているのです。

祈ることで、さらにサマディ瞑想を通しての祈りで、至高の純粋な存在につながることができます。自然にエゴが外れることで、がむしゃらにならずともパワーが湧き、楽になるのです。大きな力と美しさを無理なく引き出してくれるようになります。

私たちが至高なる存在、神を思い出すのは、何かで落ち込んだり、病気になったり、苦しんだりしているときです。病気になるとつい弱気になり、神様にすがろうとします。しかし、病気になってからでは遅いのです。どんなお金持ちでも、どんなに高い地位にあっても、人間ははかない生き物です。一瞬の事故で、尊い生命はいとも簡単に失われてしまいます。

今の日本はどこへ行こうとしているのでしょうか。未来を担う子どもたちの世界においてさえ、いじめや虐待など、悲惨な事件は後をたちません。一番の問題は、学校や家庭で尊敬や愛を教えないところにあるのです。競争社会のなかで点取り主義がはびこり、子どもたちも親も教師も、欠点ばかりに目が向くようになってしまっているのです。

異質なものをいじめ、目障りなものは消し去ろうとする

チベットで修行をしていたとき、有名な聖者ミラレパ（十一世紀の聖者）の出身道場にいました。その村の子どもたちが遊んでいるなかに、火傷《やけど》か何かで顔の皮がむけて崩れ、顔全体が肉の塊のようになった子どもがいました。直接見ることができないほどの痛々しい顔の子どもに、大人はついかわいそうに思い胸を痛めるでしょうが、子どもたちは、その子と一緒に平気で遊んでいるのです。

この光景は、宗教の国チベットだからあり得た光景だと思います。子どもたちには本来、外見でジャッジする発想などまったくありません。子どもとは、そういうものではないでしょうか。いま日本において、純粋であるはずの子どもの間にいじめが起きているのは、大人の社会の投影のように思われるのです。

アメリカでは、身体に障害を持つ人も平気で道路を歩き、普通の人と同じように生活しています。アメリカにしろインドにしろ、いろいろな民族がたくさん寄り集まっているせいか、外国人や障害を持つ人に対する違和感がほとんどありません。異なるものへの許容範囲が広く、外国人だろうと、身体に障害を持つ人だろうと、超能力者だろうと、分け隔てなく接しています。そういう土壌があるのです。

日本も今はだいぶ変わってきましたが、見栄と恥の文化は、悪いものに蓋《ふた》をして見せないようにしたり、あえて見ないようにしたりするなど、そういう傾向が依然としてあります。人に迷惑

をかけないなどという良い面もありますが、ときとして人をジャッジする精神的な土壌につながっていき、窮屈な社会を形成しがちです。アメリカ社会では誰もが気軽に受けるカウンセリングなども、日本人にはまだまだ抵抗があるようです。

日本人社会は、同じような顔を持ち、平等主義と、どちらかというと事なかれ主義や横並びを好む均一社会の傾向にあり、異なるものへの許容範囲が狭くなりがちです。昔から、村八分など、異質なものをいじめや虐待で排除しようとしてきました。それが正しくないことはわかっていても、異なるものを受け入れる訓練ができていないために、目障りなものは隠してしまおうというほうに心が動いてしまうのです。そうした行為は変化への恐れ、防衛とエゴにほかなりません。そこには愛が不足しているのです。

お釈迦様は瞑想をして悟りを得ました。そして、新しい意識の変革を成し遂げ、慈悲の心を説かれました。お釈迦様はヒマラヤ聖者のシッダーマスターから意識の変革を起こす瞑想を習ったのです。

瞑想修行やサマディの修行は科学です。すべての心を浄化し、苦しみのもとと、苦しみを滅していく修行です。そして、とらわれのない大きな心に変容していくのです。平等心や慈愛の心を育みます。疑い深い人も信じることができる、真理がわかる科学的方法なのです。お釈迦様がヒマラヤの教えに出合われたように、子どものころから心身を浄化して、※アヌグラハを受け、※基本サマディ瞑想や信頼を実践して良いエネルギーにつながり、守りをいただき、慈愛の心、思いやりの心を育むことで、他人をいじめない子ども、豊かな、生命力のある大人が生まれていくのです。

事実、アヌグラハを受けてサマディ瞑想をはじめた子どもたちがいじめられなくなり、学校の成績が向上した多くの報告を受けています。子どもの場合、大人よりも変容が著しいのです。

※アヌグラハを受けるためにはまず、アヌグラハグルディクシャで真の悟りのマスター、シッダーマスターとつながることが必要。それによりブリッジ（橋）ができ、神の恩寵、神のグレイスが起きる。また、その言葉の意味に、サマディ、悟るためのすべての恩恵、直接の恩恵、間接の恩恵、秘法が含まれるときもある。
※基本サマディ瞑想…最初にいただく基本の瞑想。安全にカルマを浄め、守りをいただく。

サマディ瞑想でエゴを超えた存在になる

生きていくことは、いろいろな悩みや問題を抱えることでもあります。そのたびに心は揺れ動きます。自分で意識する、しないにかかわらず、ほとんどの人の内側は混乱しているのです。心もエネルギーも混乱しています。いつも答えを探し求め、事柄について決めかねて迷います。自分を信じることができず、心の混乱に疲れてしまいます。そして悩み、病気を引き起こしたり、また、多くのくだらないどうでもいいことにとらわれ、悩み、あるいは時間を潰しているのです。常に多くの欲望で混乱します。身体の問題、心の問題、社会的な問題、経済的な問題、それに食物の問題と、いろいろな問題をかかえています。ときには、ひたすら悩んで、ああ大変だ大変だと、抜けられないところまで自分を追い詰めてしまうのです。あるいは、頑固にある信条を掲げ、それを信じすぎて、自分が疲れていることさえわかりません。

他の人と自分を比べては、あの人も借金があって大変だけどがんばっているとか、あの人も病気だけどがんばっているなどと思うことで、自分もがんばらなくてはならないと納得してみたりします。何かが欲しいと悩み、それがすぐ手に入ったとしても、また次の何かが欲しくなります。心は一瞬満足しますが、再び苦しみはじめるのです。逆に嫌いな人や嫌いな仕事を偶然に逃れられたとしても、そういうことは再び起こってしまいます。

こうしてその場ごとに苦しみから逃れられたとしても、再び苦しみは続くのです。そうした一時しのぎではなく、何事にも慈愛の心ととらわれのない心で接することができ、自然体に生き、心が安らかで、なおかつ欲しいものが手に入ったならどんなに楽だろうって思いませんか。まわりの状況に振りまわされず、自分自身を信じ、見つめ、何事も必要だから起きているのだと、そういう思いに到達できて受け入れることができたなら、生きることだってものすごく楽になります。

生きているプロセスで、あっちの石、こっちの石にぶつかって、そのたびに痛い、痛いと苦しんでも、これでもう立ち上がれないなどとは決して思ってはいけません。これは学ばせていただいているのだ、衝撃が多いほど学ぶことも多いのだと、前向きにとらえていけば良いのです。それほど、人生は学びが多く、豊かで生きがいのあるものです。心が気づくことで、問題は苦しみではなく学びに変わっていきます。

心について何も学ぶことなく、物事の真理を知らずに、ただ人生に打ち勝つためにエネルギーだけを強め、パワーを得ようとするやりかた、コンプレックスを動機として、見返してやるといった、勝ち負けを基準として力を得るやり方、欲望を満足させるやり方や、超能力的やりかたには問題があります。真理を知ることができず、エゴが強くなり、もともと持っている心の否定的な悪い部分が活性化され、その心に翻弄されて他のことが見えなくなるので、とんでもないことを引き起こしかねないからです。あくまでも、浄化をすすめ、気づきと理解を深め、真理を悟る必要があるのです。奢りというエゴを捨て、バランスを取って慈愛を育み、良い部分を開発していくことが大切です。

その良い部分を開発するために、私たちは修行を続けるわけです。社会の中で平和をもたらすためには、人を変えるのではなく、まず行うのは自己の変革です。それは本来の自分に還るための修行であり、内なる自己を目覚めさせ、調和を取り戻す修行です。それは本来のあなたでないもの、つまり心のネガティブな記憶やそれにともなう感情エネルギー、生命をおびやかすもの、否定的なもの、心の混乱、奢り、エゴ、苦しみや体の不調、病気を取り外す修行なのです。

バランスは、表面的なバランスのみでなく、深いレベルのエネルギーからバランスを取るのです。肉体のレベル、心のレベル、魂のレベルのバランスを取ります。多くの人は、肉体なら肉体のみ、その中でも内臓、運動系、神経系、感覚と分かれ、心なら心のみ、霊のことなら霊のこと、食べ物のこと、外の事と、一つ一つが分かれていて、どんなつながりがあるのかわからず、それぞれの線でさぐってはいるのですが、混沌とした中で、幸福を求め、自己探究をしています。そこに向かうために、意識が進化したのですが、なお行く道が明確でなく、右往左往しているのです。

そうした中で、心身、魂の浄化を積極的にすみやかに行い、整えてくれる方法があります。ヒマラヤ秘教のアヌグラハヒマラヤサマディプログラムです。シッダーマスターのアヌグラハをいただき、カルマを浄め、一気に調和をはかり、内側を目覚めさせ、サマディの扉を開きます。サマディ瞑想は、内側のバランスを崩している心の悩みや問題のかたまりを解いて、悟ることを可能にするのです。瞑想をすすめていくことで、自己が安定し、自分の思いは実現します。自分が幸せになり、まわりも幸せになる、それが自分のエゴを超えたレベルからのメッセージとなったとき、私たちはやがて、思いだけでつながるようになります。

ほんのささいな行為、例えば、庭に咲いているお花に水をやる場面を思い出してください。それを義務的に面倒くさそうに行うのではなく、本当に愛《いと》しいものに触れるように語りかけるようにするのです。瞑想の、無心でくつろいでいるときを拡大するように。そのとき、あなたの中に優しい気持ちがフワッと増幅し、さらに内側へと染み込んでいきます。すると、それがまわりにメッセージとして伝わっていくのです。それは気づきを持って生きることなのです。

すべての行為を信頼と瞑想的に生きることに役立てましょう。この競争社会の中で常に勝ち負けを基準とし、忙しい、忙しいで生きていくと、心はいつのまにか狂いはじめてしまいます。

信頼すること、アヌグラハを受け、サマディ瞑想をすること、それらが、どれほどあなたを楽にしてくれるかを知っていただきたいのです。

日々のサマディ瞑想によって、悩みや問題は解決されリセットされます。否定的なエネルギーが浄化され、エネルギーが充電され、生きる力がより力強くなるのです。自分をつくりだす存在、魂、アートマンへのパイプをつくり、それを支える至高なる存在、神への信頼を強めます。サマディ瞑想そのもので、浄化をし、深いレベルに導くとともに、クリパを受けると、深い瞑想が自然に起きて、サマディ瞑想の効果が早まり、無心をつくり出すことができるようになります。

神への信頼は、常に苦しみを超え、創造力と生きる力を生み出します。サマディ瞑想を習慣づけることで、すみやかに真我に出会い、悟っていくのです。

3　怒りを見つめるもうひとりの自分をつくる

体を動かしているときは、心が見えない

瞑想とは、ある意味では、客観的に自分の内側を見る機会ととらえることもできます。瞑想によって静けさの中の体験をしていくと、時に思いが浮かんで消えるように、心の動きが見えます。それは意識を内側に向ける結果、内側の心の現象に気づいたということです。いつもそうした心と体の生きるためのメカニズムが、意識する、しないにかかわらず、心の内側に存在しています。それはまた、心と一体となっていた対象から意識が離れ、思いや記憶の心が浮かび上がり、心が離れ、いらないものが解放されていく浄化現象の姿です。また、何かの刺激を受けてリアクションし、いらないものが溶け出し、消えていく様なのです。

日頃私たちの心は、常に何かと結びついてその思いと一体になり、固着しています。体を動かしているときは、意識は体にあります。というのは、意識が体のほうに傾いていますから、そのとき心の中ではどういう動きが起きているのか、心に意識が向いていないのであまり見えません。ただし、体を動かしながらも意識を向ければ、何か自分は今考えごとをしているなあといった、漠然としたことは感じられるものです。

普通、人は無意識に生きています。自分が何をやっているのか、その目的がわからないままに行動することもあります。例えば、街を歩いていたら、道行く人たちが同じ方向に走り出しているとすると、何かあったのかしらと、あなたもみんなと一緒に走り出すかもしれません。みんなが空を見上げていたら、あなたもきっと空を見るでしょう。

そのように、無意識のうちに自主性のない行動をとっているケースというのはじつに多いのです。街中《まちなか》ではこんなファッションが流行《はや》っているからと、自分もそれに合わせてみたり、こういう髪型が流行っているからと、みんながみんな同じ髪型をしたりする。あるいは、ある映画が流行っていれば、情報に取り残されるからとすぐに映画館に足を運ぶ。こうした行動は、どちらかというと、無意識のうちにしているケースといえるでしょう。

すべては、誰か仕掛ける人がいて流行らせていることなのですが、何かをきっかけとしてそうした行動をとると、それに巻き込まれて同じことをしてしまう。人はまわりに翻弄されて動き、いつも忙しいわけです。

学校も同じです。みんなが学校に行くから行くし、みんなが勉強をしているから勉強する。学ぶことは、別に自分としての目的などなくてもいいし、自分が本当にやりたいことかどうかは二の次でいいわけです。単にみんながやっているから、同じようなことをやっているというわけです。もちろんそれにオリジナリティなどありません。お父さんやお母さんに言われた通りのことをして、決して自分では考えない、自分の意志で行動をしない、などという状況では、自分の頭の中にいったいどういう思いがあるのかなど、考えたこともないでしょう。

また、それとは逆のケースもあります。自我や自意識がものすごく強く、無理やり押し通そうとする人です。親の言うことにも、人の言うことにも耳を貸さず、まったく素直ではありません。あまのじゃくに、人とは違うことをやろうとする人もいるでしょう。

いずれのケースも、自分の本当の意志や思いとは程遠いところにあるといえます。行動しているときに、自分が何かを思っているなあと漠然と気づいても、さほど深く見つめることはありません。体のほうに巻き込まれたかたちになっており、本当のものが表にあらわれてくることがないのです。あるいは、ある思いの中に浸かりきって、自分の心が見えません。そのときの心は、ある思いに強くとりつかれていて、こだわりの思いに占領されていたり、他の思いに無意識に従っていたりします。

ところが、例えば体の動きを止めると、エネルギーはそこに注がれずにすむようになるため、今度は心に向かって流れ出すようになります。すると、心の動きが鮮明になってきます。静かな状態で心の内側を見ていくと、何かの対象と一体となっていた心がはずれ、ああ、ここに心があったんだなあと、心が目の前に映し出されてきて、心は動いているのだということがわかってくるのです。

このとき、体は単なる容《い》れ物です。そこに置かれたまま動くことはありません。そんな中に、心だけポッと置かれたように、どの角度からでも見えてくるのです。

そんな自分の心に、あなたはいったい何を見つけるでしょうか。そこに混乱している心や怒りや恨みを見たら、自分の心はこんなになっているんだと、ハッとしませんか。

こうして自分の心が見えることで気づきがはじまるのです。無意識から意識し、自分の心の中に何があるのかに気づいていくのです。そうしてはじめて心は自由になって、溶けて消えていくというプロセスに乗っていくのです。これを積極的にすすめるのが気づきの瞑想になるのです。

怒りは、期待や欲望の裏返し

あなたが怒りを感じるときは、どんなときでしょう。人はよく「頭にくる」などと言いますが、それは怒りを別の言葉で表現したものです。欲しいものが手に入らないときや友人とケンカしたとき、通勤などで電車が遅れたとき、道路が渋滞しているとき、約束の時間に友人や恋人がなかなか来ないとき、誰かに悪口を言われたとき…いろいろありますね。

それらを並べてみると、すべて何かの期待や欲望の裏返しだということに気がつきます。欲望が満足させられないから、怒りをあらわすことで、自分の思いに無理やりケリをつけようとするのです。欲しいものが手に入らないのは物質的な欲望ですし、電車が遅れると腹が立つのは、仕事や学校に遅れ、自分の名誉や信用に傷がつくということで、そういったものを守る欲望といえます。友人や恋人と約束していたのになかなか来ないなどという場合は、その友人や恋人への思い入れが強ければ強いほど、怒りの度合いも強くなります。

もともと期待していなければ、そんなに怒ったりせずともすむはずです。親に対しても同じです。こういう親であってほしいと期待するあまり、現実とのギャップに怒るのです。そのように、細かいこと一つひとつに腹を立てていくわけです。

「私は今まで腹を立てたことなどありません」などという人が、はたしているでしょうか。おとなしそうに見える人も、表面に出さなくても、実際には、腹の中は煮えくり返っていることが多いものです。長い人生の中で、そういうことが必ずあるはずです。ときには、自分に対して腹を立てることもあるでしょう。自分があまりにも無知で、思うに任せず、このままなら死んでしまいたいと思うこともあるかもしれません。消えてなくなったら、すべてが楽になるのではないかと、とっさに思うわけです。どうやらエネルギーがものすごく低い状態になると、そうした思いになることが多いようです。

こうした感情には、もともとそういったエネルギーがあらわれる、もとのエネルギーの記憶があるのです。そのエネルギーの記憶が、同じような状況に反応して湧き上がってくるのです。子どものころ、思うようにならなかったときの怒りの記憶があるのかもしれません。

こうしたことに一つひとつ気づき、取り除いていくことで、心を自由にすることができます。人は言葉で言ってもなかなか変わりません。サマディの知恵をこうした蓄積された感情エネルギーに当てて、解放し、気づきます。すると、何十年も翻弄されていたネガティブな心から嘘のように自由になっていけるのです。もちろん、サマディ瞑想そのものも浄化をするのですが、焦点を合わせたアヌグラハのセッションや、あるいはアヌグラハヒーリングディクシャで根源から癒すことができます。積極的に浄化することで、すみやかに心の曇りが取り除かれ、知恵によって気づき、心を空にし、心理的働きを超えることで、現実の体験がとらわれないものになっていきます。また、エンライトメントリトリートの一週間の合宿では、肉体や心のさまざまなレベル、記憶のレベル、感情のレベルでも浄化し、数々のアヌグラハやクリパの伝授ですみやかに源の存在に一体になっていき、生まれ変わります。

現在は、うつ病や躁鬱《そううつ》病などの精神疾患が急増しているといわれています。躁鬱病は、躁、つまりハイの傾向の状態と、鬱の傾向の状態とがはっきり分かれます。ハイのときは、エネルギーが異常に高まって、何でもできそうな気がしたり、何でも手に入りそうな気がしたりします。ところが、失敗したり、誰かから否定されたり、自分で否定と受け取ったり、自分自身に課す合格点が高かったり、自分の価値観にとらわれすぎてまわりを判断したりすると、摩擦を生じ、落ち込んでしまいます。まわりに受け入れられないと思うと、ストレスを感じ、エネルギーがどんどん低くなっていきます。競争社会の原理で愛を見失い、自己否定をしてしまうのです。

いったんエネルギーがググッと落ちていくと、もう何もできないし、何もしたくなくなってきます。何カ月も何年も、エネルギーが高まるのをじっと待っていることになるのです。人と接するのが苦痛になったり、何かに敏感に反応したりして、バランスを崩しやすくなります。その人が真理に気づき、自分の状態に気づき、受け入れ、相手の立場を理解しない限り、たとえそこを抜け出すことができても、同じことの繰り返しになってしまうでしょう。自分自身の心がその状態をつくりだしているからです。

躁の状態で、まだ人を責める元気があるときはエネルギーも高いので良いのですが、人を責める元気もなくなり無気力状態になると、今度は自分を責めるようになります。そうして死にたくなっていくのです。人にはそうした心の働きがあって、大なり小なり、誰もが苦しむ問題でもあるわけです。その心の波が大きいと重大です。

薬で心を操作して、活性化させたり、眠らせたりし、一時的に良くすることも必要なことです。しかしそれは自分の力ではないので、永遠に外からバランスをとろうとするのにも限界があるでしょう。

このように内に責めることや、こもるエネルギーも、怒りの裏返しといえます。怒りが他に向けられていくと、すべてを他のせいにします。あの人がこうだから、社会がこうだから、親がこうだからと、かろうじて、自分の責任を逃れてエネルギーの消耗を防いでいるわけです。なんとか楽になろうとしているのです。

いったんそういうところにまでいくと、本当は自分の失敗を人のせいにしていることに気づくまでに、ものすごく時間がかかります。自分がその行為をしていることに気づけないからです。

実は、そのことで悩んでいるのですが、自分にはそれがわからない。

「何か悩みがありますか」という質問に、「私にはこれといった悩みがありません」などと答えていても、怒りや欲望というものはいつもあって、細かな心の動きを繰り返しているのです。

瞑想は、潜在意識に働きかけ、変容させる

よく「もの言わぬは腹膨《ふく》るる思い」とか「はらわたが煮えくり返る」などといいます。言いたいことを言わないでいると、モヤモヤした気持ちがどんどん膨らんで、手がつけられなくなる一歩手前になるといったところでしょうか。

それが顔にあらわれると、「ふくれっ面」になります。怒っている人の様子を表現した言葉です。腹の中の強い思い、恨みつらみや嫉妬が、表情に出てくるわけです。

そうした強いエネルギーがさらに高じると、とんでもない事態を引き起こしかねません。怒った対象に暴力的になったり…先生や親がちょっと注意したり小言を言っただけで、それを受け入れられず反発し、攻撃的になったりする子どもや、タクシーの運転手さんが注意したら殴られた、などという話も聞きます。

誤解や無知や、未熟な感じかたの結果、社会への恨みを持ち、無差別に人々や社会を混乱させ、気持ちを晴らそうとしたり、怒りを爆発させたりすることもあります。このようなことが続いて平和が乱れ、不安な世の中になってきました。ちょっとしたことで、心のコントロールがきかなくなり、エネルギーが悪いほうへ爆発し、人々はキレやすくなっています。怒りの表現で人を傷つけることだけは絶対にしてはいけないことです。

では、怒りの気持ちをどう処理すればよいのでしょうか。たまりにたまった怒りのエネルギーは、どうやって吐き出せばよいのでしょうか。

ある人はダイレクトにガーッと吐き出し、ある人は何かに熱中することで発散させたりします。しかし、怒りがあまりに強いときは、好きなことにも集中することが難しくなります。ある人はお酒を飲み、踊って、カラオケをして吐き出そうとするかもしれません。お酒を捌《は》け口にする人はかなりいるのではないでしょうか。それで日本では、赤提灯がセラピー（救い）の場所になっているのです。

そこで、飲み友達や店主があなたの愚痴を聞いてくれることで救われて、明日からまたやり直せるかもしれません。でも、あまり愚痴ばかり言っていると、最後には嫌がられてしまうかもしれません。誰も気分を暗くさせるような人と一緒にいたいとは思わないからです。

あまり飲みすぎると体に良くありませんが、お酒の効用は確かにあると思います。お酒の力を借りて顕在意識が緩むと、今度は怒りをため込んだ潜在意識の心のエネルギーが抜け道を探し出し、愚痴として口をついて出てきて、次第に解放されていきます。つまり、リラックスしたことによって顕在意識の思考のガードがはずれ、たまっていたもの、抑えられていた感情、悲しみや怒りが出やすくなるのです。ですがそれは単なる発散であり、意識が高まるわけではありません。自分の怒りに気づき、理解し、それを超えていかなければなりません。

怒りが発生する前の心の動きをとらえ、その原因が何であるか理解し、心の癖を変えていく必要があるのです。常に気づきを持ち、中心を見失わない生きかたを学びます。記憶を正しく理解し、過去の蓄積された感情を浄化していくのです。それを自分で行うことは難しいのですが、アヌグラハと真理の知恵を通して、それが可能なのです。すみやかにワンネスとなり、気づきが進み、浄化ができ、根源の純粋な存在が目覚めます。

それとともに瞑想もより深まり、リラックスして怒りの感情も溶かされ、消えてなくなります。内側が変容し、まわりの現象にとらわれなくなり、まわりも変わっていくのです。サマディ瞑想をすることによって、顕在意識がリラックスして、潜在意識のエネルギーも浮き上がり、解放されていきます。そのとき潜在意識に何があるかによって、才能が出たり感情が出たり、さまざまなかたちであらわれます。

人によっては、抑えていたものがゆるんで、涙もろくなったり、感動しやすくなったりもします。これまで何かが無理解のまま、ずっと底にたまっていたことがあり、それが緊張や苦しみをつくり出していたのですが、本当のことに気づいて、苦しみから解放されていくのです。それらのプロセスで起こることはすべてイリュージョン（幻想）であり、流れていくものなのです。浄化、あるいは反応というプロセスです。そうして、瞑想の目的である、すべてを超えた存在、つまり真の自己と一体となっていくのです。

このことを安全にすみやかにすすめるのには、サマディパワーへの信頼が必要です。一般には、悟りへの道はその浄化に魔境といわれるほどの激しいものを伴うことさえあります。しかし、シッダーマスターのアヌグラハによって、その苦しみを溶かし、超えることができるのです。信頼と慈愛で、直ちに最高の意識の状態に導かれていくのです。

自分の中に、怒りを見つめるもう一人の自分をつくる

怒りの感情を静めるためにはいろいろな方法がありますが、そのひとつに、友達や家族、あるいは先生にネガティブなエネルギーをぶつけたり、愚痴を言ったりすることがあります。たまったものをガーッと投げていく機会をつくるのです。これは普段、無意識に行っているものです。聞いているほうが大変です。

しかし、そういう方法を取らずとも、ヒマラヤ秘教を含む、さまざまなオリジナルの解放プログラムで、過去からの抑圧でため込んだ怒りや欲求不満、トラウマを、いろいろな形で気づかせ、取り除いてすみやかにカルマを浄めていくことができます。いろいろな感情は、過去生からのものであったり、今生の過去のものであったりしますが、そうした体験の種子が、今のさまざまな感情を引き起こしています。ずっと以前の怒りや悲しみであっても、それが解放されていないと、ずっと中でくすぶっているのです。それらはアヌグラハヒマラヤサマディプログラムで秘法などで潜在意識を浄めて、気づきを深めることで取り除いていくことができるのです。

一方、満たされない思いを、何かの形で表現するという方法があります。クリエイティブな方向にエネルギーを使うのです。自分を高め、意識のレベルを高め、自分を最高に美しい人にしていこうとします。変容への旅にエネルギーを注いで、自分自身をクリエイティブに変えていくわけです。

ただし、そういうときは、外側に単なるきれいな作品をつくろうとしないことです。もちろん

それも必要なことですが、できればそこに魂や愛を注いで、皆に喜ばれるものをつくっていくことが大切です。そうした作品は達成感も喜びも大きいはずです。そういう方向に自分の心を高め、変容させ成長させていけばよいのです。さらに自分自身をクリエイティブな作品にするのです。

今の世の中は、自分の思う通りにはなかなかなりません。くよくよ悩む前に、はじめからそう思ってしまえばいいわけです。多少怒りが込み上げても、意識をそこに集中させるのではなく、そんな自分をどこかで静かに見ている自分をつくればいいのです。そういう自分がいつもいて、決して怒りの心とひとつにならない練習をしていきます。

これを気づきといいます。高度な瞑想法で、覚醒している状態です。言うのは簡単ですが、たいへん高度な意識の持ちかたといえます。自分が誰なのかを知っていくプロセスの中で、次第にできるようになってくることです。

一般に、自分に気づきがないときは、心に翻弄され、いったん怒りの感情が起きると、そう簡単にはおさまらないというのも、また人情でしょう。わかってはいるけれども、やめられないというところです。ですから、怒りを静めるためには、多少はなんらかの行動が必要になります。昔は、丁稚《でっち》奉公《ぼうこう》に出された子どもは、仲間にいじめられた悔しさを、夜寝る前に枕の上にぶつけたそうです。枕に突っ伏して思い切り泣くわけです。そんなこと？　と思われるかもしれませんが、それだって十分効果があるのです。

ヒーリングとして、言いたいことを仮の対象物や人に言ったり、枕など、何かを殴って怒りをぶつけたりする方法でもエネルギーは発散されます。怒りも初期の頃なら、そうやって発散させればさっぱりすることもあります。言いたいことを言うと、へんにさっぱりするのと同じことです。

あなたは言いたいことをズバリ言うほうですか。それとも抑えてしまうほうでしょうか。かなり抑えたあげく、こらえきれずに口に出してしまうというタイプでしょうか。そういった自分のことに気づいて、何をどうしたらよいのかわかることが大切なのです。

4　心のはたらきを変え、欲望と執着をひとつずつ消していく

「いい人に」との思いが強すぎると、それがカルマとなって「悪い人」に

気をつけなければならないことがあります。怒りの対象が肉親の場合は、自分から言いたいことを言えることもありますが、他人が対象になると、問題は複雑になってきます。言いかたによっては、話し手より受け手の側が、相当に深く傷つくからです。自分から親や兄弟を卑下して、「本当にバカなんだから」などと言ったとしても、同じことを他人に言われると、むっとしたり、傷ついたりすることがあるでしょう。そして、あんな悪いことを言われたと、いつまでも引きずって根に持ったりします。場合によっては、一生恨む人だっているかもしれません。また、たとえ肉親でも、幼い頃親からの言葉に傷つき、それが性格に大きく影響して、大きくなっても大きな傷をかかえていることがあります。注意したことが、子どもの心の形成に影を落としていると

いうことを、親は知るよしもありません。

ですから、ある感情や印象を自分なりにどう表現するかということを、私たちは少し慎重に考えなければなりません。心は何かをとらえ、反応するものなのです。それをどう扱うのか、それもまた、自分を成長させていくひとつの学びなのです。感じたことを言葉として口にする前に、もう一度自分の思いを振り返り、自分の心を見るのです。言葉に自分のエゴの判断が入っているかどうかを考えます。なぜ私はこんなにあの人が苦手なのだろう、なぜこんな感情を持つのだろうと考えるのです。

ときには、言った本人は本当に軽い気持ちだったのに、相手が必要以上に敏感に、あるいは大げさに反応してしまうということもあるでしょう。叩きのめされたかのごとく、しばらくは立ち上がれないほどの衝撃を与えてしまうことだってあるかもしれません。そうして、ひとたび傷ついたその人は、その後も落ち込み続け、ますます自分を追い詰めていってしまうかもしれません。

もしその人にとって正しい感じかたであり、悪意はなく、親切な忠告だとしても、「寿命が短いですよ。お父さんが短かったから」などと言われたとすると、その言葉は、その時点でその人の中に、はっきりとプログラミングされます。そのときは気にならなかったことでもエゴが傷つき、それを受け入れられず、ずっと引きずったまま生きていくことになるのです。忘れようとしても忘れられず、むしろ、ますます大きくなっていくでしょう。

忘れたと思っても、言葉は潜在意識に刻み込まれて、その人に影響を与えます。すると何が起きると思いますか。そうした思いが言葉を現実のものにしてしまうのです。

「ガンになる」と言われた人も同じです。親切で、気をつけなさいという意味で言ったことであっても、どう気をつけたらよいというのでしょう。誰だって、そんなことを言われたらドキッとします。それが一瞬のうちに、心の中でひとつの思いをつくります。または、自分で、自分は誰それに似ているからガンになるかもしれないなどと思い込んでしまったとしたら、ガンにならないように気をつけよう、気をつけなければと、ずっと思い続けるようになります。

しかし、思い続けることこそがいけないことなのです。「気をつけよう」との意識はまったく逆に作用して、本当に体の中にガンをつくってしまうのです。実に言葉というのは、自分の中で、そうした作用をしていくものなのです。

言葉は、言った人の思いのまま伝わることは稀です。皆それぞれの心の思い込みでしか聞き取ることができないものです。しかも、自分が気にしていることは、スイッチが入りやすくなります。また、言うほうも自分の心の思い込みで言っていますから、聞く人は、相手のカルマで言っていることを理解する必要があります。それぞれが、その人のカルマで言ったり聞いたりしているのです。お互いに、コミュニケーションに何が必要かを気づかなければなりません。

そして、心の思いのあらわれかたは、コミュニケーションの相手がいる、いないにかかわらず、自分の問題として、心とはいったい何なのかを見つめ、何が自然で楽なのかに気づく必要があります。また、自分の思い込みで「いい人になる」「いい人になりたい」という思いがあまりに強いと、逆にそれがカルマとなって、自分をとらえて離さなくなり、その結果、一番なりたくなかった「悪い人」になってしまう場合だってあります。つまり、外からこうあるべきだというい い人であり、人に、いい人であることを押し付けたりする偽善者ぶった人、不自然な、加減のわからない人になってしまうのです。まずは、自分の中のそうしたこだわりのカルマを断ち切り、自然になっていくことからはじめなければなりません。いずれの場合も、自分の問題として自分の内側を見つめ、気づいていく、自分のカルマを知っていく必要があるのです。

心のはたらきを変え、欲望を一つひとつ消していく

いくら怒りをおさえて「いい人」を演じてみても、その内側に、はらわたが煮え返るような思いが潜んでいたのでは何にもなりません。どこかで矛盾を感じながら、ものわかりのいい人を演じてみても、いっこうに晴れやかな気持ちになることはありません。そうなりたい一心で、無理をしているだけだからです。自分の思い込みで、人をジャッジし、さらに不満な心を増大させてしまうのです。自分がジャッジするとともに、常に人の評価も気にしています。

とはいえ、長年抱え込んできたカルマ（思いと行動）を変えるなど、そうそう簡単にはできません。いったいどうやって変えればいいのかと、誰でも思うでしょう。

そこで、カルマをとらえ直してみてください。カルマとは、欲望の裏返しです。カルマはわからなくても、欲望なら理解できますね。あなたの中には「痩せたい」「いい人になりたい」など、実にさまざまな欲望があります。それを一つひとつ消していくのです。消すために必要なのは、気づくこと、理解すること、そして、それを超えていくことです。サマディ瞑想はそれを超えていくことができ、カルマを浄め、その結果として、心を変容させ、純粋な心を引き出してくれる

のです。

サマディ瞑想の実践で、あなたの内側から本当の知恵と愛とパワーが生まれてくるでしょう。本当の愛が生まれると、恐れや暴力はなくなります。

この暴力を、仏教では「殺生《せっしょう》」といっています。「殺生をしない」というのは、非暴力、人を傷つけないということです。暴力は暴力を呼び、憎しみしか生まれないとの思想が根底にあるのです。暴力は、形にあらわれたもののみでなく、心の中の暴力、相手を嫌う心や羨ましがる心、嫉妬心も、それにつながる心の芽生えです。さらに、ののしりの言葉や、嫌味のある言葉もそれにつながる思いなのです。そうした心が溶けて内側を静寂にし、平和な心をつくることが、アヌグラハの数々のディクシャやサマディ瞑想によってできるようになります。

非暴力で純粋になる

インド哲学では非暴力を説いています。なかでも特に仏教と、それと同じころ生まれた古い教えのジャイナ教は、非暴力の教えを強く説き、無欲をすすめます。行者たちは、今でもみんな布をまとわず裸です。ですから、町では暗い夜しか道を歩かないと聞きました。

お茶を飲むときも、入り込んだ小さい虫を飲んで殺生しないようにと、茶こしでこしてから飲みます。また、キャベツやカリフラワーは、葉や花の中に虫がいるかもしれないということで、それを切ったり、料理して食べたりはしません。そうすることで、殺生をしてしまうかもしれないので、決して食べないのです。小さな虫も、宇宙のバランスにとって欠くことができないもの

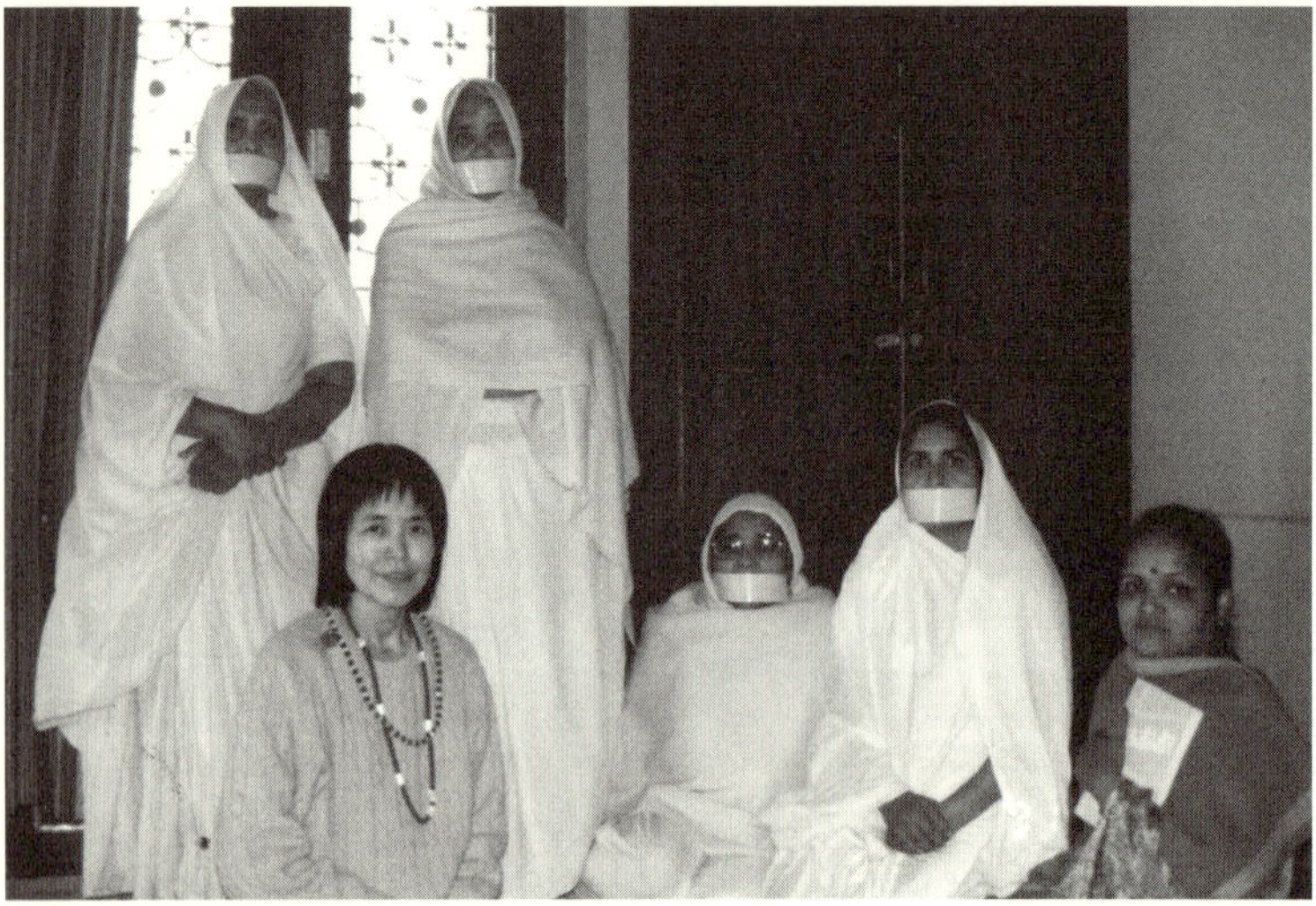

ジャイナ教の一派　マスクをして、無駄口をきかない修行をしている

というわけです。徹底して道徳の行為を守り、純粋性を保とうとしている教えなのです。

ジャイナ教は、仏教によく似た教えで、その開祖はマハヴィーラという王族の王子であり、仏陀がシャカ族の王子であったのとよく似ています。古い仏教はインドから滅びて、消えてなくなったのですが、ジャイナ教は今なお昔の面影を残し、ヒンドゥ教の一流派として脈々と伝えられています。私はジャイナ教の男女の修行者に会い、なぜか原始仏教の修行者に会ったような親しみと懐かしさを覚えました。ちなみに男性は丸裸でしたが、女性は白い修行服を着ていました。一番不思議に思ったのは、自分たちが移動するとき、靴も履かないで、いつも裸足なのですが、荷物は車で移動するのです。厳粛な雰囲気の中で、マハヴィーラのダンマ（法）を忠実に守っている、禁欲の美しい姿を見せられました。彼らは最高の修行であるサマディに大変興味を持ち、歓迎してくれました。また、その他ジャイナ教から派生した、常にマスクをして、純粋を表わす白い衣を着ているグループもあります。

このように、インドでは仏教やジャイナ教のみでなく、そのルーツにあたるバラモン教や、さらにヒンドゥ教やヨガなど、すべてにこの不殺生の思想が浸透していますから、今でも、車が走る道路を牛も歩けば、ラクダも象も歩いています。クジャクも猿も歩きます。日本に伝わった仏教の教えの中では、徳川第五代将軍がその影響を受け、生類憐みの令をつくり、人間より動物を大切にするほどの極端な動物愛護をすすめたことが思い出されます。

私がヒマラヤで修行をしているとき、ヒマラヤの大自然のクリアな静けさと、自分の修行が進んだ心の静けさの中で、わずか一匹の虫がまわりを飛び交う気配に鬱陶《うっとう》しさを感じ、思わず、サッと手で払い落とそうとしたことがありました。その瞬間、ハッとしました。ヒマラヤの静寂と、私の心の静寂の中に、怒りに襲われたほんのわずかな暴力の心を見たのです。

なぜ非暴力を説くのかしら、そんなことは当たり前のことと、マナーであると思って、長くその意味を理解することができなかったのですが、内側の自分を防衛する暴力の心の動きに気づいた、貴重な体験でした。

「執着」があるうちは、決して楽になれない

心が静寂に包まれてくると、心と感情の動きがよく見えるようになり、いろいろなことに気づきます。「いま怒りを感じている」とか「この言葉に反応している」などというように、内側のメ

カニズムをよく理解でき、自分の心の動きを知ることができるのです。そのときこそチャンスです。気づいたとき、それらの煩悩をしっかりと見つめ、どこに行くのかを見届けます。あるいは積極的に、煩悩を一つひとつごみ箱に捨てていけばよいのです。そうやって、次第に心の中を透明にしていきます。

ただし、そのためにも、まずは内側を見て、自分自身のすべてを知り、受け入れなければなりません。自分自身で、自分はこういう人間であって、自分の中の心とは何なのか、エネルギーは何なのか気づいて悟っていくのです。自分で気づいていくことが変容のポイントです。無知から気づきへ、体で理解していくのです。そうでなければ、本当の成長などありえません。難しく考える必要はありません。すべては自分に課せられた試練だと思えばよいのです。

私はインドのカルチャーに出合った頃、宗教的雰囲気にのまれ、不思議に思うことがありました。例えば、インド人は全体におめでたいというか、くよくよ悩むことが少なく陽気な民族です。もちろんインド人に悩みがないわけではありません。しかし、いつまでも引きずって、前に進めずにいるということは、あまりないように思います。悩みも神様からの学びの賜物、すべてを神の恵みとして受け入れます。貧しさも失敗も、嫌な人に対しても、神様が遣わしてくれたとして、ジャッジせず、その人の魂を神として拝むのです。

修行者たちもそうです。彼らはそれまでの一切合財《いっさいがっさい》を捨てて修行の道に入りますが、出家した瞬間に、彼らの気持ちがすっかり入れ替わっているのには驚かされます。食べることも、寝ることも、家族のことも心配しません。きっぱりと過去を捨て、新たなる生きかたを受け入れているのです。むしろ、自分が選んだ道に満足し、心から楽しんでいるように見えます。日本人ならば、スピリチュアルな道に進むことは、いくら尊敬されるとはいえ、さぞかし大変だろうと思うでしょう。全部捨てるということは、プライドも捨てるということです。より高い精神を求めるために捨てるということなのです。持っているものは、体を覆う一枚の布だけです。

持っていないということが、どれだけ人を楽にしてくれることか。

まず、どこへ何をしまうか考える必要がなくなります。今日は何を着ていこうかと悩む必要もなければ、何を食べようかと考えなくてもよいのです。托鉢でいただいたものだけ口にすればよいからです。こうして、外側の煩《わずら》わしいものがすっかり落ちてしまうわけです。それこそ、社会、仕事、家族、生活、すべてを捨てるのです。

外側のものが全部落ちれば、とてもシンプルな生活になります。外側へのこだわりが落ち、内側への旅がたやすくなって、意識は自然に内側へ向けられていきます。悟りへの道は、外側との何の葛藤もないところから出発するというわけです。ただ全面的に内側を見つめ、浄化していく。それこそが、ダイナミックな悟りのための修行システムといえます。着るものもなく、わざわざ靴を履かずに、ヒマラヤのバドリナードやガンゴトリーに、車に乗らず歩いて巡礼にいく修行者もいます。

インドは、社会が多くの聖者を生み出す環境にあります。自分を完全な人間にしていくのは、言葉で言うことは簡単ですが、実際は大変なことです。これを実践することは、大きな決意が必要です。

そうした修行者がいる一方、あっさり外側のものをすべて落としたとはいえ、それですべての欲がなくなったかといえば、そうではありません。何もないところにいるからおさまっているだけで、ひとたび街に出れば、あれが欲しい、これが食べたいと、内側に潜んでいる欲望があらわれるかもしれません。外側が片づいても、内なる欲望をなくし、超えていくためには、さらなる何年もの厳しい修行が必要です。

そうして、自分の内側に気づき、真理を知っていくことこそが価値のあることなのであり、この道は、人々の心をとらえて離さないサマディへの道であり、すべての真理を知る悟りへの道なのです。すべてを知り、何ものにも束縛されず、神と一体となり、自由に、恐れずに、すべてを超えて、すべてに気づき、楽に豊かに生きることのできる道です。

さて、あなたの生活を見てください。あらゆるもので満たされているはずです。テレビもあれば、洗濯機も冷蔵庫もクーラーも、何でもあります。それなのに、もっと便利さや快適さを求めて、次から次へと欲しくなっていきます。シャネルのバッグが欲しくなり、ベンツやキャデラックが欲しくなる。欲望はどんどんエスカレートしていきます。

それらはすべて、「執着」という言葉に置き換えることができます。多くの人は、物質への執着や、思いの執着の塊になってしまっています。幸福を求めての欲望は、次から次へと執着をつくりだしています。それに喜んだり、苦しんだりして、次第にストレスがたまり、やがて、次から次に欲望にしばられ、こだわりの心から自由になれず、楽になれなくなってしまうのです。心がいつも満足せず、何かを探し求め、騒々しいのです。外のものをあっさり捨てる出家生活に比べたら、こうした普通の生活はいろいろなものにさらされているので、さらに執着することが多くなります。

しかし、まわりにすべて満たされながら、それにとらわれず、そこから自由になり、さらに内側の執着を取り除き、満たしていく方法があるのです。

アヌグラハとサマディ瞑想のバイブレーションで、エネルギーをひとつにする

執着には、「羨ましい」という感情もあります。これは特に女性に多く見られます。友達がパリに行った、ハワイへ行った、どこそこへ行った、あるいは、銀座で映画を見てきた、恋人とデートした、自分では買えないものを買ったなどという話を聞くと、とたんに「羨ましい」と思ってしまうわけです。そうした感情は、やがて「嫉妬・ジェラシー」へと変わっていきます。他人のほうが満たされていると、部分だけを見て思うのです。自分に無いもの、不足のみが気になり、その不調和の感情がジェラシーを生み出します。

自分自身をクリエイティブにし、自分の思いを表現できて、夢中になるものがあり、成長しているという確信があれば、比較する心は溶かされ、内側は豊かなエネルギーに満たされます。そして、羨ましいなどとは思わなくなります。自分が進んでいる道が、本当に素晴らしいと思える自信以上の宝物はないからです。

執着や嫉妬などというものは、あなたを苦しめるだけ、何の得にもなりません。だったら、そうした余計なものは、さっさと取り除いてしまうにかぎると思いませんか。

そうは言っても、その中に巻き込まれていたら、自分に嫉妬があるのか、執着があるのかさえわかりません。なかなか心のコントロールがきかないのです。自分の好きなことや、夢中になるものがあっても、心は深いところで不安を感じています。もっと本質の豊かさに出合わなければ満足しないのです。そのため、日頃からサマディ瞑想をすることが大切です。

サマディ瞑想をして心が静かになっていくと、自分の内側に固まっていた思いが溶けて、浮かび上がり、解放され、消えていきます。瞑想すると心が見えてとまどう人がいますが、それはもともと自分の中にあったものが出てきたのであり、誰かが与えたものではありません。それらに向かい合うことは、豊かな気づきにつながるのです。もしそれを苦しく感ずるならば、良い、悪いと判断する心と、心が自分であるという執着があるからなのです。心を見つめ、心の何たるかを知っていくことが、心のマスターになっていくための瞑想になり、心を超えるレベルに入っていくわけです。

執着や嫉妬を全部捨て、解放される方法がアヌグラハヒマラヤサマディプログラムです。各種のそれぞれ段階に応じたアヌグラハディクシャとクリパを受けて、サマディ瞑想やクリヤ瞑想を行い、さらに知恵や愛の修行と、総合的に実践するプログラムです。心身が変容し、すみやかに悟りに向かうのです。

これを自分の力のみで行うと、エネルギーのレベルが同じなので、エネルギーが空回りするのみで、心の思いを一生懸命片づけよう、捨てようとしても、ますます心が力を持ち、サイキックになってしまいます。そのうち嫌になって投げ出してしまうことになりかねません。自分の心に自分で疲れてしまうのです。それは、自らの力でがんばって仕事をしていても、ブレーキをかけながらダッシュしているようであったり、何か大きな壁にやみくもに突進して行き詰まってしまったりするようなもので、ただ疲れるだけなのです。

でも、火事場のばか力のように、何か見えない力に動かされると、とてつもなく大きな仕事が知らぬ間にできてしまうことが実際にあるわけです。そんなふうにできたら、ものすごく楽ですね。

そのように、執着や嫉妬の心を静めたり、カルマを変えたりすることが、何か大きな力によってならばできるのです。そうしたとき、自分は何かの力によって支えられていると感ずるでしょう。すべては見えない存在の偉大な力、創造の源の力、真理の力によって自分が動かされ生かされているのです。それは、自分が高まり成長していく道なのですが、自分はただ信頼し、すべては誰かの導きのもとに行われているということです。

その力を目覚めさせ、引き出すのは、自分一人の力ではとても難しいことです。一生懸命がんばっているうちに息切れがして、もう一歩も前に足が出なくなるでしょう。

見えない存在の力は、プラーナのエネルギーや、宇宙の存在の音や光の波動のエネルギー、気づきのエネルギー、愛のエネルギーをつくりだすアヌグラハヒマラヤサマディプログラムによってあらわれるのです。そして、すみやかに執着が取り除かれ、その力との出合いのサマディへの道、悟りへの道を進んでいくことができるのです。

まずあなたが「真理の人」に

浄化は、ヒーリングと能力開発、さらには悟りをもたらす最も重要な条件です。そのためにカルマを変容させる三つの道があります。愛の道、エネルギーの道、それに知恵の道です。マスターの真理についての話を聞くことは浄化の道です。その中に、知恵の道と愛の道とエネルギーの道の三つが含まれています。マスターとの出会いで、信頼を通じて愛を育み、そのことで無限の愛とエネルギーを受け取る力が強くなります。また、実際にエネルギーのブレッシングをいただき、知恵をいただき、気づきが増します。このことで浄化が進みます。

インドでは、昔からお釈迦様が人々の前で真理の話をしたように、たくさんのスピリチュアルなマスターがサトサンガという集いで、スピリチュアルな話、神についての話をしており、それは今も続いています。

また、子どものころには母親から、神についての話を聞いて育ちます。語り部によって、真理の話が歌をうたいながら語られ、人々は、そのスピリチュアルな話を聞くのが好きなのです。神を感ずる環境があります。神やマスターに出会い愛を持って信頼していくのです。これが愛の道です。この道は、バクティといわれ、内側のこだわりのない純粋な大きな愛を出現させていく道です。愛はすべてを癒し、浄化します。マスターと神の愛にサレンダー（帰依）し、一体になって、愛ですべてを癒し、変容し、悟る道なのです。

知恵の道は、経典やスピリチュアルな話を聞き、理解と気づきを深め、頭で悟っていく道です。

つまり知識として得る道といえます。このうえに修行を通じ、自己の内側から真理に気づく、本当の悟りの道、真理の知恵の道があります。前者を顕教といい、後者を密教ともいいます。

エネルギーの道は、媒体を通じて宇宙の根源のエネルギーとつながり、パワーを得ます。アヌグラハはエネルギーをすみやかに浄化し、ワンネスに導くパワフルな恩恵です。また、自己の中の混乱したさまざまなエネルギーを、アヌグラハの音の波動や、クリヤの秘法をいただくことで、修行して、すみやかに安全に浄化し、整えるのです。エネルギーが乱れると心が乱れます。心が乱れていると、エネルギーが乱れます。ストレスや執着のカルマによって混乱した、バラバラのエネルギーを浄化していくのです。

実のところ、一般には本当の意味で、人は内側から変わることなどできないと思っています。最初から、極論すれば生まれたときからの、良い環境や正しい道徳的な教育が必要なのです。どんなに素晴らしい人物であっても、アートマン、真我、あるいは存在を知りません。真理を悟るためには、カルマを浄化する必要があります。今、幸福で運も良く、健康であるので必要がないかのように思えても、いつか病気になるかもしれず、誰もが年をとり、やがて死を迎えることは避けられません。また、愛する人が病気になったり、亡くなったりするかもしれません。誰もが自分のカルマを積んでおり、先祖のカルマの記憶、自分の過去生のカルマや、今生のカルマの記憶、サンスカーラがあるのです。それらが未来にいろんな現象を引き起こしたり、引き寄せたりするのです。それを浄めなければ、苦しみから解放されないし、真我に出会い、悟ることはできないのです。すべての人々が真理に気づく修行が必要です。

悟りは、すべてから解放され、本当の豊かさを知ることです。カルマを浄化すること、自己の源に還ることは、人生の目的の最高のものでしょう。知恵と愛とエネルギーを浄める三つの道は、悟りにとってどれも大切です。幸福、成功、悟りへの道のアヌグラハヒマラヤサマディプログラムには、愛の道、知恵の道、エネルギーの道それぞれのエッセンスが含まれているのです。

アヌグラハは、癒しと知恵とパワーをすみやかに得る方法から、アヌグラハと秘法の修行の変容で得る本格的な悟りまでの方法があります。また、直接・間接的に、アヌグラハをいただき、浄化してエンライトメントに達していく道があります。

マスターからの段階を経て受けるアヌグラハのディクシャは、浄化のため、守りのため、成功のため、悟りのためのアヌグラハグルディクシャ、その他アヌグラハサンスカーラディクシャ、アヌグラハサンカルパディクシャ、アヌグラハサマディディクシャ、アヌグラハシャクティパットディクシャ、アヌグラハマントラディクシャ、アヌグラハクリヤディクシャ、アヌグラハギヤンディクシャなどです。サマディパワーのシャクティパットの伝授で心身、魂が調和され、至高なる存在のグレイス、アヌグラハが起き、それぞれのエネルギーのセンターを浄め、ワンネスとなり、それを超え、悟っていきます。

各アヌグラハディクシャには各段階の浄化と覚醒があり、さらにレベルに応じたクリパの実践により、内側を目覚めさせ浄化します。これらのディクシャとクリパは根源のレベルから浄化し、調整して、グランディというエネルギーのセンターを浄め、チャクラを目覚めさせ、クンダリーニを開発し、すみやかに悟りに導きます。

なかでも、七日間のエンライトメントリトリートは、集中して浄化し、エンライトに導くコースであるとともに、人々を目覚めさせ、成功と悟りに導く数々のアヌグラハディィクシャが伝授され、より自分が進化していくクリパ伝授者の教師養成コースともなっています。いずれもすみやかに変容して、生まれ変わることができ、悟りが起きます。

悟りへの道、アヌグラハヒマラヤサマディプログラム

アヌグラハヒマラヤサマディプログラムで最初に与えられるのが、アヌグラハグルディクシャで、そのなかでサマディ瞑想の伝授があります。ヒマラヤ聖者のシッダーマスターから、パワーと知恵と慈愛の伝授をいただき、ガイドの守護神とつながり、さらに瞑想の秘法を伝授されます。ディクシャはイニシエーションのことであり、つまり入門のための儀式とパワーと秘法の伝授です。アヌグラハで浄める儀式です。インドでは、ほとんどの人がグルを持ち、イニシエーションでグルとつながり、ディクシャが与えられています。スピリチュアルなマスターや聖者からのアシュルバードもディクシャも多く行われています。インドの人々はディクシャをパンディット、司祭かマスターに受けていないと結婚できません。

が、しかし、サマディをなし、自己の実際の変容を果たした、梵我一如となったサマディマスター、シッダーマスターのディクシャの伝授は、インドにおいてさえ稀な、特別なものなのです。サマディヨギからディクシャをいただくことは稀です。アヌグラハグルディクシャによってすべてのカルマを浄め、スピリチュアルな人へと心身を変容させ、見えない、気づかないレベルで、

悟りを得る用意をするのです。そして、サマディパワーの恩恵が奥深くに流れ、受け手の純粋な存在が目覚め、浄化され、サマディ瞑想の秘法が伝授されます。

深い浄化とバランスを取り、すぐに無心となり、深い瞑想を体験します。今までの人生にないまったく新しい体験であり、その人はスピリチュアルな人に生まれ変わったのです。

あわせてクリパにより、日々の修行のサポートを行い、これらの恩恵で楽に進化し、幸福への道、悟りへの道を最速で進みます。クリパは、シッダーマスターからスペシャルアヌグラハクリヤディクシャやその他のディクシャを通じ、自らの悟りを目覚すとともに、マスターの橋となって、クリパを伝授して、それを通してアヌグラハをマスターから受け取るための浄化と悟るためのサポートをし、自分自身も浄化され悟りに近づくのです。

サマディ瞑想はリラックスをもたらし、癒しを起こし、超能力を引き出します。さらにそれを超え、悟りに導かれるのです。

サマディ瞑想は、聖なる音のバイブレーションの伝授です。その実践には、それをよく知る悟りのマスターのガイドが必要です。この瞑想は、無理のない、自然で科学的な方法です。聖なる特別な音は、物質ではなくエネルギーです。それがつくるバイブレーションは、心や物質が形になる前のレベルにまで到達し、変容させる力があります。体には小宇宙があり、小宇宙には多くの大宇宙と同じように惑星や川にあたる存在があります。音のバイブレーションはそこに影響を与え、心と体に変容をもたらすので、超自然的力を得ていくことができるのです。

長年の間に心は混乱し、こだわりを持ち続け、それがストレスとなって、岩のように固まっています。その心の岩の固まりは、スポーツや体操、ヨガのポーズなどでは溶かすことができないのですが、不思議なことに、聖なる音からの特別なバイブレーションによって溶けるのです。そのバイブレーションは、太陽光線やレーザーのようであり、心と体を浄化して、生命力を高め、長寿に導きます。原子力のようなパワフルなエネルギーを呼び出すとともに、悪いカルマを破壊していき、生命力を高め、純粋なエネルギーを蓄積するのです。

バイブレーションは、微妙なレベルのエネルギーですが、実に確かに、安全に、簡単に変容をもたらしていきます。固い石が長い年月の間、水の流れに洗われて、角が取れて丸く変化するように、石のような心、長い過去生からの体験の記憶やカルマで、執着した心、凝り固まった心が溶かされ、昇華して、なくなっていくのです。そして、意識のステージが進んでいきます。それはあまりにも自然な変容で、サマディ瞑想をする前の自分と比較したとき、今まで背負っていたいろいろなものが昇華され、なくなって、信じられないくらいすっきりとし、楽になったことにハッと気づくことでしょう。

サマディ瞑想は、順次ステップアップして上級の秘法の修行でさらなる浄化をすすめます。また、並行してアヌグラハ瞑想にあるアヌグラハクリヤ瞑想、つまりヒマラヤ秘法の光の瞑想を行うと、さらにパワフルな変容をします。クリヤは強力にカルマを浄め、変容を起こします。各種アヌグラハクリヤはディクシャで与えられたり、セミナーを通しても受け取ることができます。ヒマラヤの恩恵を家庭にいながら味わい、真理の人、知恵ある人、健康な人に変容できるのです。本来、ヒマラヤでのサマディ修行は厳しいのですが、このアヌグラハクリヤ瞑想には一気に変容が起きるシステムが盛り込まれ、何年も何年も厳しい修行を続けることによって起きるプロセスを、一瞬にしてアヌグラハの助けで起こしていきます。簡単に安全に誰にでもできるようにつくられ、化学的、物理的、心理的に深いところから変容を起こすのです。分子のレベル、原子のレベルに変化を与えるようになります。

真の構造改革

ともかく、はじめなければ変わることはできません。内なる浄化の旅は個人的なものであり、豊かな道です。心身の浄化が進み、とらわれがなくなって完全な自由になることです。パワーをいただき、生命力が強くなり、物事を簡単に遂行し、成功することができます。さまざまな気づきを得て、洞察力が豊かになり、人生を広く深く楽しむことができるのです。

アヌグラハヒマラヤサマディプログラムの実践は、日々自分が内側より浄化され、苦しみから解放されて、本来の自分に気づいて成長していく旅、真理への旅であり、本当の知恵が湧き、さまざまな能力が開花して、人生を成功に導きます。アヌグラハディクシャは、エンライトメントリトリートコースや個々のコースで与えられ、意識が進化します。体、心、感情、知恵、エネルギーそれぞれに、サマディ、悟り、エンライトメントが起き、究極の悟りが起きるのです。すべてを超えて、真のサマディ、真の悟りが起きます。悟りへの階梯《かいてい》で心身が浄化され、純粋になったとき、輝く太陽があらわれ、すべての無知、暗闇が、光のもとに明らかになるのです。

あなたは本当の無垢な人になり、完全に自由で、喜びにあふれ知恵とパワーにあふれます。混乱した社会の中では、いろいろな価値観を持った人が生きていますが、それらを理解し、超えて、楽に生きていけるのです。相手の立場を理解し、とらわれず、自由に生きていくことができ、望むものを手に入れることができるのです。

価値観が違うと人はぶつかります。例えば、騒々しい人がいたら、心の中で、「騒々しいのはイヤだなあ。静かなほうがいいなあ」と思ってしまうでしょう。すると、その相手への思いの波動が必ず相手に伝わってしまい、ぎくしゃくした関係になってしまいます。言葉に表現しなくともその思いが伝わり、嫌な雰囲気が漂うのです。しかし、あなたが無垢で自由な人になることで、騒々しさにとらわれず、嫌悪の心を理解し、許す愛に変える力が増すのです。ストレスを感じずに飄々と生きていくことができるようになります。

それは、いい人を演じるというよりは、自然に内側からあなたの本当の性質である愛があふれ、その愛を分かち合って生きている姿です。社会のストレスを愛に変える力がつき、個人のレベルでストレスをつくり出さない生きかたができるようになります。そして、まわりに愛と平和を伝えることで、まわりの人も安らぎを得ていくことができるのです。そういう人たちが増えれば、社会は見違えるようになるでしょう。そのためにも、まずはあなたから、真理の人になっていただきたいと思います。

それを可能にするのがアヌグラハヒマラヤサマディプログラムであることは先に述べました。社会をより良くするためには、社会の構造改革が必要ですが、自分自身の構造改革は心身の浄化と気づきであり、それは無理に何かシステムを変えるということではなく、本来の自然の姿に戻し、自然の力を覚醒させることなのです。そしてそれは、ヒマラヤに行かなくとも、出家をしなくとも、すべて今ある状況で実践できるプログラムです。

このストレスの時代、常に社会が混乱し、あちらこちらで事件や事故が起き、若者が乱れ、人々の心が乱れ、混乱し、安らぎがない、先の見えない不安の時代、文化が発達した現代においては、本当の知恵が必要であり、多くの本質的に成長した人間が必要な時代です。平和な世の中をつくるためにも、人々が自己の根源の存在に気づき、悟りを実現することは急務だと感じています。ヒマラヤ聖者、シッダーマスターからの命を受けて、多くの人々にアヌグラハを与え、クリパの伝授者が多く出て、すみやかに意識の進化をはかり、悟っていくことを、ハイスピードで起こしていかなければならないのです。そのために多くのボランティアや多くの善なる心が必要です。私は愛と平和の特別なアヌグラハで、悟りへの道をシンプルに、スピードアップしたのです。

人々が早く苦しみから解放され、世の中が平和になってほしいのです。悟りを開くためには、本来なら何生も何生もかかります。しかも難しく、一般の人にはわからない部分が大きいのです。

本当に自由になり、心の執着、こだわり、無知から解放されるためには、単に良い言葉を繰り返しての思い込みではなく、本当の気づきと変容が必要です。深いサンスカーラやカルマという、自分をつくり上げる設計図で運命が決められています。そこからサンスカーラを解放しなければ、本当の変容は起きないのです。アヌグラハのグレイスによることで、今生において、根底からすみやかに変容することが可能なのです。アヌグラハグルディクシャの伝授で深いカルマが浄化され、根底からバランスが取れ、楽に変容し、平和と愛の瞑想者に変身するのです。

悟りの波を起こすヒマラヤ聖者、シッダーマスターからの愛は、各種のアヌグラハディクシャとして、各種のクリパとして、あなたを変容の流れに導くでしょう。

第4章

真の美しさは、愛と感謝から

1　愛と孤独が、心を豊かにする

孤独の想像の豊かさから、心の解放の豊かさへ

自分の内側に入って、そこに何があるかを見つめてください。心の動きがありましたか。それともありませんでしたか。自分自身の中にはどんな心がありますか。そこに何を見ましたか。それとも何もありませんでしたか。

ほとんどの方は、しばらく静かに内側を見つめたとき、自分の中のさまざまな思いを見られたと思います。それらは未来のことであったり、過去のことであったりするでしょう。心はまさに記憶の宝庫です。あなたが思い出すことができないことも、生まれてからのこともすべて記憶しています。そればかりか、過去生のことさえ全部記憶しています。それらの記憶を合わせると膨《ぼう》大《だい》な量になりますから、もしあなたがそれを全部思い出したとしたら、生きることが困難になり、大変なことになってしまいます。ですから過去生のことは、簡単には思い出すことができないようになっているのです。

例えば、ちょっとリラックスして何もしていないときに「十歳の頃のことを思い出してください」と、突然言われたとしましょう。でも、なかなかすぐには思い出せないと思います。人は日々いろいろなことをしながら、生活に追われて過ごしていますから、エネルギーはどうしてもそち

らのほうに注がれています。そのため、忙しい人ほど、遠い昔の過去のことはなかなか思い出せないのです。

ところが、瞑想を行い、深くリラックスして、じっくりと自分の内側に目を向けていくと、十歳のときの記憶を全部思い出すことができるようになります。ご飯をどんなふうに食べていたか、食卓に並べられた秋刀魚《さんま》を、私のはお兄ちゃんに比べて小さい、ずるいと言ったなどという、実に細かいことまで、ありありと思い出せるようになります。特別なそのための瞑想によって、ひとつの意識を自分のある時点にフォーカスさせていくので、思い出せるようになるのです。このように、普段思い出すことのない記憶も、自分の心のなかにしまわれて、そこにあるわけです。その記憶が、意識していなくても、今の行動に影響を与えているということにもなります。

この意識されない記憶をサンスカーラといいます。その記憶やエネルギーの影響を受けた、思いや行為がカルマです。表面にあらわれる行動や心の働きは、これら深い部分の影響を受けているのです。

身のまわりのいっさいのものを捨てて出家をした修行者たちにとって、思い出は唯一の持ち物です。修行者の中には、それまでのいろいろなことを思い出して心の中に映し出し、それを唯一の楽しみとしているような人もいます。また、イリュージョンの世界やファンタジーの世界に遊んでいる行者もいます。それ以外、身のまわりのものは本当に何もないからです。

それは想像力を豊かにしてくれます。もしあなたが想像力を豊かにしたいなら、孤独な状態に身を置くことです。どこかに籠《こ》もったり、誰とも会わないでいたりすると、想像力はどんどん膨らみ、豊かになっていきます。その想像力を生かしてクリエイティブなことをしたり、芸術的な表現に変えたりすることもできるでしょう。

しかし、一方には日々の生活がありますから、想像で楽しんでばかりもいられません。そのため、意識はどうしても毎日のルーティンに向けられていきます。意識が向けられたところはよく働くようになりますから、そのほとんどが、現在関わっていることへの意識であり心ということになります。

そのなかには、先のことを心配する心というのもあります。ああしようか、こうしようかなどと、あれこれ迷って心配する心です。あるいは、過去のことを思い出し、そのとき誰かに言われて傷ついた言葉などが、いきなりパッと浮かんできたりもします。すると、しばらくはそれにとらわれて、意識がうわの空になってしまうなどということもあります。想像力が豊かさのみではなく、否定的なものにつながってしまい苦しむのです。ある意味では、心とは苦しみでもあるということです。

想像力が、希望と豊かさにつながる心になることが大切です。心は想像する心、迷う心、心配する心とさまざまに動いていきます。希望の想像であっても、それがあまりにも大きくなると希望という名の欲望になり、思いが先行して、その結果に一喜一憂し、心の思いに翻弄されるようになってしまいます。そうなると、自分でその心の方向を変えるのは難しく、結局苦しむのです。心が今にいることができないので、それもまた苦しみとなります。

翻弄されない豊かな心を育むとともに、心が苦しみとならないために、浄化することが同時に必要なのです。心を使うときは、クリエイティブにポジティブに、行動的に、慈愛の心を育みます。悟りに近づくためには、人を助け、大きな愛を育みます。無執着な心で奉仕をしていくのです。豊かさを心身につくりだすのです。と同時に心を知り尽くし、平和であり、バランスが取れていて、その心をコントロールできる必要があります。

自分の中にはいろいろな心があります。心はときに苦しみです。苦しい心はもちろん、クリエイティブな心、あるいは喜びの心さえ、苦しみなのです。自分は心なのか、心の中に何があるのか、心を養っている存在は誰なのか、心のいろいろな要素を悟っていくのです。そうすることで、心を良い方向に使うことと、心に翻弄されないことの両方を制覇できるのです。

サマディ瞑想、ヒマラヤクリヤ秘法の実践をはじめとする悟りへの道は、カルマの浄化を今生に行い、静寂を取り戻していきます。あなたの内側では「ああ、楽だなあ、幸福だなあ」という心地よい感覚が、フツフツと湧いてくるはずです。そうした感覚は、苦しみのもとであるこだわりの心を解放へと導いてくれます。

そのときあなたは、自己を知らず「自分が心そのものだ」と思っていたことに気づくのです。苦しみの心と豊かな心のどちらも心であり、自分ではなく、それらは裏と表の関係にあるということに気づいていくのです。

信じる心は、一点の曇りもない愛の心

一般に世間では、自分の考えをはっきり言う人はしっかりしている人だと思われています。そのため、子どもたちも学校や家庭で、自分の考えをしっかり主張しようなどと教育されています。しかし、その結果、自分の考えは主張できるけれど、相手の考えをきちんと聞くことができない子どもが多くなっているように思えてなりません。

自分の考えを主張することは確かに大切ではありますが、あまりにそればかり焦点を当ててしまうと、他のいっさいを受け付けないばかりか、弾き飛ばしてしまうことにもなりかねません。受け入れる心が育たないからです。

子どものころから両親や学校、さらには社会でいろいろな知識を教えられ、もしくは、自分の体験を通して信じ込むと、「これは絶対にこうだ!」と決めつけてしまうことがあります。そうすると、すべてのものを、ひとつの考えのみを通して判断することになります。色眼鏡を通して見ることになるのです。それはとても危険なことです。

心は自分の考えを主張します。それまでの学びや体験から、そのことしか見えず、自分の考えが正しいと思い、そのうえに自分を守る気持ちも働いています。

ですから、あなたがもし、自分にも決めつける傾向があるかもしれないと思われたなら、その色眼鏡を外して、まったくピュアな意識で物事を見つめ直していただきたいのです。

すると、自分の心の鏡に映し出されたカルマ、心の動きの傾向が存在することに気づいていく

はずです。自分の中に同じカルマがあって、それがそうしたものを引き寄せる磁石のような役割をしていることがわかってきます。つまり、自分のなかに体験の記憶があり、そのエネルギーが刺激され、同じエネルギーを引き寄せているのです。

それを知って、あなたは動揺するかもしれません。しかし、次第にそうしたものにも動揺しなくなります。というより、あなた自身が、動揺する心に慣れてくるのです。こうして、自分の中で起こっていることに気づきます。ただ無知のままリアクションするのではなく、内側で気づいていくでしょう。

そして、内外からの現象は、学ぶため、浄化し、成長するために、至高なる存在が与えてくれているのだと気づくのです。心から喜びがこみあげ、感謝の気持ちや愛だけが浮かんでくるようになります。そうして、幸せの境地に入っていくことができるようになるのです。

自分は本来純粋な魂であり、愛そのものであるということに気づくだけでよいのです。日常生活に追われているうちにいろいろなカルマが生じ、それらが磁石のように、あるものに吸いよせられていることに気づけばよいのです。気づけばそれが昇華され、解放へと向かうことができます。この気づきとは、今にいて、自分の内側を見つめていく高度な瞑想法になっていきます。

私が伝えているアヌグラハヒマラヤサマディプログラムには、ドラスタバワという、真の自己、アートマンに出会うための瞑想法があり、自然に無理なく気づきを得て、解放されていくことができます。見るものはドラスタといい、真我が心を見ているのです。見られるものはドラスタバワといいます。体を見つめ、心を見つめ、感情を見つめる、感覚を見つめ、さらに進化して、真我に出会っていくのです。最初は心で見ていても、やがて、真我から心を見つめることができるようになります。

こうしたことを日常の中でできるようになるためには、ひとりになり、瞑想を通じて、新しい心の調教をしていく必要があるのです。心があまりに強いと、見ていること、あるがままの状態にいることはとても大変です。すぐにジャッジや、固まった思いに巻き込まれ、知らず知らず自分自身を苦しめてしまいます。

見る修行をすすめる一方で、心をすみやかに浄め、とらわれをなくしていくことも重要です。純粋性と真我を目覚めさせるため、まわりに翻弄されないようにするのです。サイエンス・オブ・エンライトメント、悟りの科学のアヌグラハシャクティパットディクシャです。シッダーマスターのアヌグラハです。あなたを苦しみから解放し、瞑想の修行が楽にすすみます。

ほとんどの人は、仕事や趣味や衣食住のあれこれや、日常生活に翻弄され、そうした本当の道に気づかないままで終わってしまいます。心とは何かについて考えることはあっても、自分の考えに凝り固まった頑固な世界、常に騒々しい世界、不安な世界に巻き込まれては、苦しむことを繰り返しています。そして、生きていくことは大変だと感じています。生きていくことは常に心が働くということでもあり、ある思いにとりつかれ、心が頑なになることもありますから、心配したり、こだわったり、戦ったりして、常に不自由で混乱し、苦しんでいるわけです。

そんなことを繰り返しながら、人生はこんなものだと思っているのです。心の糧として本を読んだり、話を聞いたとしても、それは心のレベルの刺激、一時的な感覚の喜び、感覚の満足であり、本質の変容に至るものではありません。

本当の幸せの感覚を得るための心構えの、基本的な方法のひとつは、信じる心を持つことです。信じる心は愛そのものです。一点の曇りもない愛の心です。その心を持つことで、なんて自分は満ち足りているのだろうという幸せを体験することになります。あなたの心が「愛する」「信ずる」方向に向かうことができるように、サマディ瞑想を通じて真理に気づいていってほしいのです。

昔、聖《リシ》は、神を信頼すること、神を愛することで、愛を大きくする方法をガイドしました。不安定な心から永遠の存在を思い、揺れない心へと導いたのです。信頼する愛はすべてを癒します。このことが単なる無知の信仰にならずに、気づきを持った信頼へと成長していくことが必要なのです。源のアートマンを愛し、つまり真我、神の分身を信ずることです。また、他の中にそれを見出し、大自然の中の生命を育み生かしめている力の中に源の存在、神を見出し、愛と信頼を育むのです。本質を知って安らぎを確立し、戦う自分、こだわりの自分、エゴの自分を捨てるのです。自分の内側に何があるのか、その真理への旅を信頼するのです。真理と一体になる、神と一体になり、それさえ超えて、すべてを悟っていくのです。

本当の宗教で行おうとしているのは、そのことでもあるのです。

細胞の一つひとつまでが笑っているような笑い

人間は疑い深いものです。いつも心が動いて、ああだ、こうだと考えてしまいます。疑いを持つことで、自分を疲れさせてしまうのだということには、なかなか気づけません。

私たちの心は、心配や怒りや悲しみのほうが強くなると、たちまちそれに巻き込まれてしまいます。しかし、そんなことを思ったり考えたりするのを止めようとしても、なかなかそうはいきません。そうした思いには、心のスイッチが自動的にオンになってしまうからです。だからこそやっかいです。私たちは、そうしたやっかいな心と年中つきあっていかなければなりません。

カルマが強ければ強いほど心は動き回ります。自分が思い出したくないこと、嫌な体験、受けた傷などに、それを意識する、しないにかかわらず、とらわれているのです。それを思い出しては苦しむことを繰り返します。

あなたのトラウマなり心の傷を積極的に取り上げ、シッダーマスターの真理の知恵で、そこに滞った否定的エネルギーを解放します。

私に出会う前に、すでにいろいろなヒーリングを受けてきた人が、あそこが痛い、ここが苦しいと言っていたのに、サマディ瞑想を行い、アヌグラハを受けると、まるで嘘のように良くなってしまいます。今までとらわれていたものがなくなり、それまで痛かったところなど何ともなかったように、自然に楽になるのです。癒されたことさえもわからない程です。こだわりから外れることで気づき、感謝の心を持つことができるようになったのです。

サンスカーラやカルマが浄化され、エゴから解放されると、人から嫌なものを受けても傷つくことはなくなります。そこにリアクションする心の種子、引き寄せる磁石がないからです。いつも自分自身が感謝の心でいて、肯定的な心が相手を染めてしまうぐらい力強くなればさらに良いでしょう。そのためにも、まずはとらわれの心を解放して、その方向に心が動かないようにするのです。つまり、カルマを浄化して、無心になることです。

無心になってくださいと言われてそれができたら最高です。しかし、ほとんどの人は、いきなり無心になれと言われても無理な話です。生まれてからずっと、心を使うことに慣れきってしまっているからです。無心になるためには、心の科学に気づいていく必要があります。心を使って無になっていくのです。そのためには、心を良い方向、肯定的な方向に使うことを心がけます。

昔から宗教や道徳の教えで、心を良い方向に使うための心身の使いかた、心と体の行動規範である、法（ダンマ）が紹介されてきました。それでもエゴは強くなってしまい、競争社会の中、自己防衛で人を責めたり、自分を責めたり、もともとある欲望と無知と怒りの心は膨らんで、否定的な心になってしまっています。そうした、すでに形づくられた思い込みの心をどうするかを考えましょう。

心は、わがままでやっかいなものです。それを納得させ、混乱を静めるには、アヌグラハディクシャを受け、サマディ瞑想を行うことが一番です。サマディ瞑想によってその混乱を静めることができます。また、サマディ瞑想は最大のストレス解消の場です。すみやかに混乱を取り除き、浄化することができます。すべてのプログラムは、そうした過去生から積み重ねられたやっかいなサンスカーラや今生のカルマ、混乱の心、わからないものからすみやかに自分を解放していきます。心が形成される前のエネルギーのレベルを浄め、すべてをゼロに導き、ワンネスにするからです。中でも、エンライトメントリトリートや、アヌグラハヒーリングディクシャや、ヒーリングのセッションで、すべての人生のトラウマやカルマを浄化して生まれ変わることができます。

その他にも、ストレスを解消するにはいろいろな方法があります。ときには、簡単な多少ばかばかしいことと思われることが必要になってきます。たとえば、朝目が覚めたら、とにかくアハハ…と笑ってみる。すると、次第に自分の中に笑いが広がって、軽やかな気分になってきます。笑うことで瞬時にエネルギーを解放させ、心を切り替えるのです。それで一日を過ごせばよいのです。だから、とにかく笑ってみる。何の笑う理由がなくてもほほえんでみることです。

そうはいっても、無理に笑うなんてできない、と思われる人もいるかもしれません。確かに、暗い気持ちで落ち込んでいたら、とても笑うどころではないでしょう。でも、意識して笑うことだってときにはあってよいのです。どうしてもだめなら、「笑う」ということをイメージしてみてください。それだけで気分が変わってくる場合もあります。混乱を吹き飛ばせるのです。

アヌグラハで深いところからバランスが取れ、ワンネスになると表情が一瞬にして晴れやかになり、ほほえみや笑いが生まれます。

また、瞑想のステージが上がってくると、本当に心から笑えるようになってきます。それは、お腹の底からこみあげるような笑いであり、全身全霊、細胞の一つひとつにいたるまで笑っている、そんな笑いです。心も体も軽く、喜びが内側から湧き上がるような笑いです。

2　感謝をあらわすことは大切。しかし強制も導きもしない

心の傷は、自分だけでは癒せない

人間は、お腹にいるときからすでに天体や星の運行に影響を受けています。母親も星の運行に影響を受け、その母親の心の影響を、胎児のときから受けているわけです。さらに、生まれたときの人間環境、育っていく環境にも大きく影響されます。なかでも特に大きいのが、両親や家族の影響です。もちろん、その血を受け継いでいるので、体質、気質が似るのは当たり前ですが、育てられかたや、育てられた環境も大きく影響するのです。子どもは無垢なので、最も身近な両親のバイブレーション（波動）にすぐに染まります。

ですから、自分とは何かを知るためには、両親の性格やありかたを把握することも大切です。それがいいか悪いかは別にして、そういうものを受け継いでいるのだということを、自分自身に納得させる必要があります。今の自分は、親のカルマや影響を受けてきているということを明確に理解したとき、はじめて自分を自由に向かって解放していくことができます。それこそが、自分の癖やカルマから脱出する方法なのです。

しかし、癖やカルマがどこから来ているのか、なぜそうなるのかという理由がわからないでいると、なかなかそこから脱出することはできません。

心理学などでもそれをある程度予測することができます。親の生活スタイルから考えかたや志向を導き出し、一番目の子どもはこういう性格になる、二番目はこうなる、三番目はこう、などというように統計的にとらえていくわけです。

ですが、あまりに極端なものについては、それだけでは答えは出ません。最終的には霊的なレベルまで掘り下げていかないと、どう改善していけばよいか判断できないのです。それに、もしも心に傷がある場合には、それを自分だけで解決することは不可能です。そういうときは、すべてを創り出す源のエネルギーを活用するのがよいでしょう。手近な方法として、祈りによって高次元とコンタクトする方法があります。

祈りは、心を肯定的な心に変える力があり、心を正しい方向に導きます。祈りによって、高い次元のエネルギーの恩恵をいただくのです。自分の中でだけただ悩み、自分でなんとかしようとしても、単にエネルギーがぐるぐる回っているにすぎません。

自分のエゴのレベルから出発している限り、いつまでたってもフラフラと心が揺れるだけなのです。がんばったとしても、自分の心のエネルギーから抜け出せないままであり、疲れてしまうのです。どうしても限界があります。自分の心や体をただ強くしても、エゴが強くなり、無知、無理解のままでは人と衝突を起こしてしまいます。いろいろな人に対応するのには、全体を見ることのできる柔軟な心、理解する心、愛の心が必要です。それとともにアヌグラハの瞑想プログラムを続け、浄化を進めることで、傷ついたカルマが浄化され、心を超えることができ、運命から解放されていくのです。

また、祈りは簡単にできる、高次元のエネルギーと愛であなたが見えない糸で結ばれ、否定的な心を外すことができる方法です。昔の人はそんな理屈などわからないまま、生活の中に自然に祈りというものを取り入れていました。自分の無知な心を正しい方向に結びつけようと、祈ることで救いを求めたわけです。拝むという言いかたのほうが、より馴染みやすいかもしれません。

拝むこと、祈りも瞑想のひとつです。インドでは祈りとしての瞑想が一般的に多く行われています。それはバクティヨガの愛の道です。愛の祈りを通し、神とマスターを賛歌し、ほめたたえ、神やマスターに強く結ばれ、常に恩恵とガイドをいただくのです。この道はインドのほとんどの人が信頼し、行っています。つまり信仰の愛なのです。神やマスターと強く信頼でつながり、エゴを外し、心からハートを開き、愛の人となっていくのです。心は大きな愛で満ち、幸福感を味わいます。

瞑想はインテリの道です。瞑想をするとなると多少時間もかかりますし、内なる神秘にかかわるので、普通の人はすぐにはできませんが、拝むくらいなら簡単というわけです。極端な話、拝むだけなら一分もあればできるからです。

ところが今は、この拝むという行為そのものが、非科学的で、何か否定的な行為でもあるかのようにとらえられているように思えてなりません。拝むのは病気があるからだとか、心が弱いからだとか、問題があるからだなどと、決めつけられてしまうようなところがあります。インドではその人に何ら問題がなくとも日々祈り、それが知らず知らずに美しい心を育み、ハートを開いて、心の曇りを解かし、さらに幸福になっています。

まわりを見てください。さまざまな問題が、自然環境に、政治に、企業に、社会に、学校にあって混乱しています。こうした自然や社会の混乱が個人に影響し、また、個人のカルマが社会のカルマをつくり、自然環境にまでも影響しています。それは真理に目を向けず、エゴのレベルでのみすべてが進み、自分のすべてに恵みを与えてくれている神への畏敬という教育がまったくなされてきていないせいではないかと思うのです。自分の間違った行為が間違った結果を招くという教育は、学校でも家庭でもほとんどされていません。

昔は、悪いことをしたら地獄に落ちるといった言葉で、行為が正され、コントロールする歯止めになっていたふしもあります。また、多くの宗教は天国と地獄を教え、恐怖で心を正そうとしています。しかし、地獄に落ちるのは恐いから悪いことをしてはいけない、という考えかたや教えかたは、人々のおごりや無知にショックを与え、恐怖心から心を切り替えるということであり、真理に気づいて行うということではありません。その言葉の本当の意味は、はき違えた自由でやりたいことをやって過ちを犯すと、自業自得になるということです。責任は自分にあるという教えです。罪を犯したら大変なんだ、との意識を植えつける必要があったのです。なぜなら、カルマの法則によって、いったん為した行為は再び繰り返されるからであり、さらには、因縁の法則によって、必ず原因があって結果があらわれるということを知る必要があったからです。

それぞれが、良いカルマ、良い原因をつくっていかなければならないのです。それぞれの人々が、反省もなく、罪の意識もないままなら、この世は恐ろしい世の中になっていくでしょう。

ですから、祈ることはとても大切なのです。祈れば反省するからです。祈りが私たちの日常生活の中で習慣化されていけば、いろんな恐ろしい事件が後を絶たないということも少なくなっていくでしょう。不幸なことに、祈りの習慣は守られてきませんでした。ですから、迷っている人は競争社会のなかで打ちのめされて、いつも孤独感を味わっているのです。

祈れば平和が訪れます。自分のためのみではなく、皆のために祈ることです。祈りとは信ずることです。祈るエネルギーは肯定的になります。祈りはすべての感情を喜びに変え、癒しをもたらします。さらに、祈りは美しく魅力的な人をつくります。至高なる存在から守りをいただき、生きることが楽になります。個人に平和をもたらすのみでなく、祈ることで、社会の混乱や社会のカルマが浄化されるのです。ただし、信頼する心が、祈る対象、祈りの内容が大切であり、そこにエゴがあったなら効き目がありません。

最も効果的なのが、アヌグラハによって浄まったところでの祈りです。あなたの願いを実現させ、悟りさえもかなえてくれます。さらに、悟りのマスターのサンカルパの祈りは願望を成就する力があるのです。

古い自分を捨てないと、新しい自分は生まれない

アヌグラハ瞑想をすすめ、サマディへの道、悟りへの道、真の幸福への道を歩んでいくと、自分は至高なる存在、神から離れた存在でも、見放された存在でもなく、至高なる存在、神の分身である存在だと気づくことができ、深い安らぎが得られます。いつもザワザワとした思いにばかりとらわれている心が、すっかりと解放されているのを強く感じるでしょう。心を超えたところ

と自分とがつながっている、アートマン、真我に戻った、自分の帰るべき家に帰った安らぎなのです。すべてを創造している神からの分離感が苦しみをもたらしています。

今、心について、「心の教育」といって、良い行いをしよう、思いやりの心を持とう、優しくなろうなどと、あちらこちらで道徳的な教育が行われています。しかし、一番の心の教育とは、感謝の気持ちを教えることではないかと思います。心をいかに使うか、いかに感謝するかを教えることです。

アヌグラハや瞑想は自然に感謝ができ、神聖なエネルギーを発達させることができます。感謝することで、心は本当に安らぎます。すべてに感謝していくことさえできれば、もう何も必要ありません。その心があって、良い行為が楽にでき、親切をすすめることが自然にできるようになり、行為からのエゴが浄化できるのです。

気づきのない行為をしていくと、必ずカルマをつくりだし、エゴを強めてしまいます。そして、汚れた心を浄化するのに汲々《きゅうきゅう》としたり、すべての行為を観察し、見つめようとして、片時も予断を許さない状況となると大変です。そういう意味で、小さいときから良い行為と良い思いの道徳教育を行い、感謝を教えることはとても大切です。そうすることは、生きることを楽にし、悟りへの道の障害をなくします。

しかし成人してからでは、感謝するというのは簡単なようでいて、実はなかなかできることではありません。「ありがとう」の言葉さえ表現できない人が多くなっています。あなたの心の中には、感謝できない心もあるということです。人は外から何か得するものをいただくと、感謝します。しかし、これには意味深い感謝の気づきはありません。本当の感謝は本人が気づかなければできないのです。何かがうまくいかないと、すぐに人や社会、親のせいにして、嘆いてしまう心があるでしょう。自分は正しく、他が悪いと、他のもののせいにする癖が身についているのです。「感謝できない心」とは、いったい何なのでしょうか。「感謝とは反対の心」ととらえてもよいかもしれません。感謝とは、許していくということでもあります。恨みとか憎しみ、怒りやイライラや心配、とらわれ、批判する心などが「感謝とは反対の心」といえます。

修行していても信頼が薄く、迷ったりして、なかなか言われた通りにはいかないものです。心が少し揺れたとたん、すぐにまたもとの否定的な自分に戻っていってしまいます。ああ、だめだなあという気持ちがよぎり、さらに否定的な現象を引き起こしたりしてしまうのです。

たとえば、病気などで寝込んだりすると、いやでも静かにしていることになります。そんなとき、昔のことが脳裏をよぎり、普段は忙しさで忘れていた心の奥底の思いに気づいてハッとした、などという経験は誰にでもあるでしょう。静かにしていると、心の奥深くしまいこんでいたものが、たがが外れたように緩んで浮かび上がってくるのです。そうして、「ああ、自分にはこんな面があったんだ」と、改めて気づいたりするわけです。

それが自分にとって良いこと、プラスになるようなことなら言うことはありませんが、マイナスになるようなことだとしたら、できれば、それをわからなくしてしまいたいと思うでしょう。しかし自分では気づかなくても、マイナスのことが遠因となっていろいろな現象を引き起こし、実に不自由な人生を送っていたのですから、病気をきっかけに、そういうものが自分にあるのがわかったとしたら、「ああ、これが自分を不自由にしているのだ」と気づけたわけです。ある意味では、それは成長のためのプロセスです。

ですが、そのようにとらえるのも難しいものです。たいていの人は、そういう気づきに対し、もともとそこにあったものなのに、何か悪いことが起きているとか、悪い方向に行こうとしていると思いがちです。それが、自分の心身を浄化するために瞑想をしたり、修行したりする場合であっても、浄化を得て、悪いものが変容していくプロセスで、否定的なものが浮かび上がってきているだけなのに、それが良くないことだと思って、従来の価値観で闘ってしまうのです。浄めるプロセスによって、溶けてあらわれる古い自分を見たくない、あるいは、変化することを喜ばない思いが出てくるのです。感謝して信頼すれば、すべてがすみやかにすすむのに、そう思ってしまうのです。

だからこそ、感謝の気持ちが大切になってくるわけです。気持ちを強く持ち、何が起きても、何に気づいても、感謝して受け入れることです。その現象を戦わず見つめていくのです。

よりポジティブな心と信頼の心を強く持ち、良くなるための変化を喜び、見つめ、その良くなるための浄化の姿に感謝するのです。感謝すること自体が、混乱を静め、平和をつくります。そして、それを見つめ、ただそこにあるのです。

瞑想をはじめる前の状態に戻って、恨みを持ったり、誰かのせいにして、変化を拒むことで処理しようとすると、せっかくの成長への道はそれで閉ざされてしまいます。真我に出会うための真理への道を恨んだり拒んだりしてはだめなのです。すべての現象は、受け取った心が、今までの価値観で色づけしているからです。誰かが何かをしているのではありませんし、すべては自分の心が引き起こすものであり、自分の中にあるものがあらわれ、消えていくプロセスです。気づきのプロセスなのです。本来真のヨガと瞑想は浄化をすすめ、バランスを取り、本質の純粋な存在、セルフ、セルフコンシャスネス、ハイヤーセルフ、ゴッドコンシャスネス、さらにスープリームセルフ、スーパーコンシャスネスに出会う実践の教えです。すべての苦しみを解放した愛と平和の人となり、美しい行為の人となるのです。また、本質に出合うもの（真のヨガと瞑想）がエゴのために利用したりする利己主義の人に渡ってはならないのです。

現象に感謝することとは、見つめる心であり、肯定の心となって浄化を受け入れる心、浄化と戦わない心であり、古い考え方のもとで起きるリアクションのさざなみは、すみやかに浄化が進めば、過ぎ去っていきます。

はからう心が物事を混乱させます。それはエゴの心なのです。自分の思いにとらわれ、それに翻弄され、感謝を忘れてしまうのです。感謝はエゴをなくし、愛とひとつになり、大きな愛からすべてを見つめるのです。

自分が良くなっていくプロセスの中に迷いがあってはだめです。真理に対する信頼を持ち続けるのです。例えば、良い行為をしたほうがいいですよ、欲を捨てたほうがいいですよ、恨まないほうがいいですよ、などと言われると、そんなことはできないと思い、否定的になるかもしれません。しかし、それは自分のエゴです。自分の大切なものや自分に対する執着があるのです。

さらにすすんで、感謝の行為としての捧げる行為は、最もすみやかに自分のエゴを外し、自由になる行為です。大きな愛を育み、美しい人になっていく道です。いつもエネルギーのやりとりや物のやりとりの中にいると、人を助けたりすることで自分の大切なものを失ってしまうと思いこみ、自分が破壊されてしまう気がして、そうしたことを受け入れることができなくなります。自分を守ろうとして、かえって心を狭くしてしまうのです。

しかし、良いエネルギーの流れを強くする行為を行うことで、どんどん良いことが起きてきます。否定の方向にエネルギーが流れなくなります。

「衣食足りて礼節を知る」という言葉がありますが、これは自分の心身が、食べること、着ること、すなわち生活が満たされてはじめて、人に親切をしたりする精神性を高めることができるということです。

本当の豊かさは、抱え込む豊かさなのではなく、自分が最初から満たされた存在であることに気づき、感謝や与えることを通して解放する美しさ、太陽のような自然な輝きなのです。古い自分を解放して出会う、新しい自由な自分の輝きです。

古い自分を捨てない限り、新しい自分は生まれません。自分を苦しめる自分がこだわっているもの、どうでもよいこと、ネガティブな執着しているものから離れなければ、自由と解放から得られる真理を知るという、本当の成長はありえないのです。変容へのジャンプの際には、ときに不安があらわれます。その不安をすみやかに乗り越えるために必要なのが、愛と感謝と信頼なのです。そのためにサマディ瞑想を行い、愛と感謝と信頼を育むのです。それを乗り越えられるよう、不安や執着を取るのがアヌグラハの神のグレイスなのです。

真理を知るために存在、神へ捧げる行為でエゴを落とす

欲望はすべての災いの原因です。悩みもまた欲望から発しています。仏陀が心を滅しなさいと言ったのは、欲の心をすべて滅しなさいということです。そうしない限り、心が発生する前の、根源の純粋な魂には戻れませんよということなのです。心を滅することで、真我に出会い、悟ることで、苦しみを解放するのです。それが真理を知ることです。

真理を知るため、幸福になるため、つまり悟るためには、欲を捨てるのが最も早道なのです。欲を捨てる方法として、インドではまず、外側のすべてを捨てるという表面的な行為をします。出家です。出家をして、いきなり欲望をすべて捨てようとします。でもこの方法は、ほんの一部のとらわれのないカルマの人しかできません。ほとんどの人は、持っているもの、持ちたいという心を捨てられません。幸福になるのは、豊かにものを集めることと思っていて、そうした感覚を信じています。

しかし、深い解釈では、本当の幸福は、心の幸福なのではなく、心からの解放感なのです。限りない心の執着とさざなみのように揺れる心からの解放、エゴからの解放です。欲を捨てるのは損ではなく、自由で、そのままで満ちた真我になることなのです。

スマートに自分を磨くための、欲を捨て、心を自由にする方法があります。分かち合うという学びによって、バランスをとる方法です。スピリチュアル的に時間を捧げる、空間を捧げる、物

やお金を捧げるのです。欲を捨てるために捧げる行為をするのです。単にものをゴミ箱に捨てるのではなく、他に役立たせながら自由を得て、悟りに近づくのです。神や自然は、与える存在として輝いています。人々に生命を与え、水や光、自然の恵みを与えています。それこそが自然の雄大な力です。しかし、いきなりこの行為をするのは難しく、気づきがないとなかなか理解できないものです。人は苦しみのない真我には会いたいけれど、欲は捨てたくないと思っています。

真の自由になるために、「喜捨をしましょう、そのために奉仕したり、布施をしましょう」という言葉は拒否しても、苦しみを取り除くために、浄化としてのヨガをしましょう、と薦めると、それはすぐに受け入れられます。自分の得になることとして、ヨガをしたり、体操をしたり、呼吸法を学んだりすることには一生懸命になれるのです。それによって、美しさや健康を得、超能力を獲得したいと思うからです。もちろん欲は落としたくないままです。

ですがこれでは、エゴを捨て、本質の輝きを引き出すことはできません。気づきがないので、自分にあるものを捧げていって苦しみから解放されるということが理解できないのです。これでは、いくら自分の心と体に良い行為としてヨガをしたとしても、欲望からの出発であり、表面的な理解でしかなく、単なる習い事と趣味になり、本来のヨガの目的である悟りへの効果は小さなものに終わり、生きるのが楽になり、成功をもたらす意識の進化につながりません。自分の浄化のためにエクササイズや呼吸法をしても、気づきがなく欲の心で行うことで、かえってエゴを強めてしまうのです。

とらわれから解放され、自然な心と美しさを得て、悟りに近づくヨガと瞑想になることが、実際ははるかに自分自身にとって得になるのです。小さなこだわりや欲望を捨て、すべての知恵と愛とパワーを得ることになるのです。本来、真に美しくなるため、完全なる人間になるための深遠なる教えがヨガと瞑想なのです。

ヨガと瞑想は、超能力のためではなく、至高なる存在、神への感謝を捧げる行為

本当に純粋になり、本来の自分に還っていくことは、神の分身である魂に還ること、創造の源の存在の神に還っていくのと同じです。出家をしなくとも、すべてを持ったまま誰でもがそのためにできる方法もあります。自分の持っているものは、心も体も神からいただいたものです。それを通してつくられるものも神のおかげです。愛と信頼を通して、社会生活をしながら、神からの恵みによって生かされ、働くことができると自覚し、その物質的恵みと精神的恵みを欲として抱え込むのではなく捧げるのです。それは神のような生き方になるのです。皆を助け、捧げる生き方、それが真理の生き方なのです。

インドにおいて、バクティヨガ、つまり信仰のヨガで行われるディボーションという献身の修行がありますが、ほとんどのインド人はこの修行をしています。最も自然に一般的に行われているものです。偽善者ぶって行っているというのではありません。その献身によってまだ満たされない人に流れていく自然の助け合いが構成されています。ボランティアは一見素晴らしいものですが、人間同士の横の関係における、「やってあげた」という自己満足、エゴに結びつきやすく、「やっていただいた」という卑屈な関係になってしまいがちです。スピリチュアルな奉仕の精神

は、ギブ&テイクの関係ではなく、捧げ感謝するという最も美しい愛あふれる心身をつくる修行です。行為を愛からすすめることで神の存在に近づき、献身を通して神と一体になっていくのです。

その思いは拡大し、出会う人は神であり、さまざまな出会いや出来事も神の贈り物として、感謝して愛をもって受け取ります。そうした修行をすすめることで、いつしか欲の心、エゴが落とされ、慈愛が育まれ、心の浄化と進化につながるのです。そして、自然に心が美しく輝き、透明になり、楽になっていきます。

日本においても、昔の人は神を供養するために自分の持っているものを捧げてきました。自分が一生懸命育てた野菜や米などを捧げたわけです。インドの人々も同じです。自分の大切にしているものを捧げています。

人は捧げるという行為によって、自分の古いエゴを取ってピュアになっていくことができます。ところが、ヒーリングやアーサナや信仰で、体は健康になったとしても、心の気づきもなく、心が変わらないままだとしたら、深い心の浄化と気づきの機会が失われてしまい、競争心や思い込みからの自分のパワーや美しさを誇示するエゴの増大につながってしまうのです。ヨガは心を浄め、真理を知り、本当に幸福になるという高い目標のためにあり、それを知らないと真の美しさと真の健康への恩恵を逃してしまうのです。

心配する心、感謝のないところに病気がおこる

腰痛は血行が悪いから起きます。血行が悪いのは、ただ運動不足だということではなく、あなたの中にエゴや欲望、無知が渦巻いているからかもしれません。痛みや病気の多くは、精神的な心のありかたが関わっているのです。その原因は、小さい頃からのものであるかもしれません。あなたの中にイライラする心があったり、とらわれの心や否定的な心があったりすると、生理的な変化となって、表面にあらわれます。そういうものが原因で身体に痛みを感じることも多いのです。

病気になるのは、基本的に免疫力が低下することが原因ですが、そのことを過剰に心配したり、とらわれたりすることによっても、かえってエネルギーを消耗し、免疫力が低下してしまいます。その現象の奥深くを探ると、欲の心があって、正しく物事を理解していなかったり、自分の思い通りにならないことに不満があったり、批判やジャッジする心、比較の心が働き、自分を守ったり、他を攻撃しているのです。あるがままそのままを受け入れることができないでいることが多いのです。不足を見つけ、感謝の心が足りていないから病気になってしまうわけです。

もちろん運動不足や不摂生などの原因にもよりますが、体調を崩す最大の原因は、心が不安や無知からの現象に翻弄され、感謝が足りないことも大きな原因の一つなのです。こう言い切ると驚かれるかもしれませんが、それが真理です。そのことは、深く自分を見つめていかないとわかりません。体調を崩して、それは単に運動不足だからおかしくなったので体操しましょうという

対処では、根本的に改善されたことにはなりません。それはそれで良くなってはいくでしょうが、その後も同じパターンを繰り返すことになってしまいます。もっと真理のレベルからエネルギーを得るためには、意識の進化が必要なのです。

ですから、瞑想やヨガなどの行いを、超能力獲得のためや、自分が健康になったり、痛みを取ったりという、自分の得たいという欲を満足させる行為のためのみではなく、無欲でエゴを落とし、源泉の存在に愛と感謝でつながる行として、捧げる気持ち、感謝の気持ちから行うことが大切です。それは真我にすべてを捧げていく、中心にいる行為となり、それがとらわれない心を育てていきます。

ヨガの本質は、真理を悟ることです。体を癒し、完全にし、それを超え、心を癒し、心を正し、それを超え、セルフになり、真我に出会い、さらにスープリームセルフになること。至高なる存在、神に出会っていくことです。よりすみやかにそれを実現するため、真の幸福を得るために、こうした行への姿勢こそが、エゴを落とし、心をピュアにし、すみやかに変容していくキーポイントなのです。ヒマラヤの秘教のヨガと瞑想は、健康のみでなく、アヌグラハの恩恵で意識を進化させ、本質的な美しさと本質の健康、幸福、さらに悟りを得るという本質を伝えていく道なのです。

感謝は具体的にあらわすことが大切で、自主的なものでなければならない

感謝の気持ちをあらわすには、心の中でイメージするだけではなく、具体的な行動をとること

が大切です。たとえば、家に祭壇のある人は、それを掃除してきれいにし、お供え物をするなどで十分です。そうした単純な行為を感謝の心を持って行うことで、自然に清らかな良い心が育ちます。

また、内なる神である自分の魂に感謝するために、その力を外にあらわしたパワーのシンボルにチャンネルを合わせ、感謝するのもよいでしょう。さらに、あなたの魂とつながる純粋でパワフルな無限の存在、あるいは光明を得た存在の像や写真などを通じて、愛と信頼でつながり、感謝を捧げます。こうした行為はサレンダーとなり、集中しやすく、すみやかにパワーをいただくことができます。こうした態度の深い意味を理解せず、何かに依存した逃げの行為として一笑するのは現代人の奢りであり、肥大した心からは物事の本質が見えず、ハートを開くことができません。高いレベルのエネルギーにチャンネルを合わせ、感謝することで浄化が進むのです。感謝する行為はエゴを取り除き、安らぎをもたらします。感謝することでスピリチュアルになり、自由になって、本来の純粋な姿に近づいていくのです。逆に自己中心的になると、エネルギーがそれをブロックしてしまいます。

布施や奉仕の助け合う心は、スピリチュアルな道でまず行わなければならない、昔からすすめられている、エゴを落とすための簡単で実践的、効果的な行為です。清らかな心を育む最も美しい行為であり、インドではスピリチュアルな道に必ずついてまわる修行です。捧げる心を育み、真理に出合うための、悟りへの道に近道となる行為として受け入れられています。

近道というのは、悟るためには最後の最後まで、静寂という本質を得るために、執着する心を落とす必要があるからです。つまり欲を落とすのです。死を超えるサマディは、もう生きて帰れないかもしれない、頭が正常に働かなくなるかもしれない、そういった不安や不信はなく、信ずる心と、命の欲望までも落としていく究極のもので、その恐怖をも超える修行です。スピリチュアルの道で最初のうちに欲を落とす、エゴを落とす練習をするのは、自分の中の葛藤をなくし、ネガティブな心にとらわれず、楽に生きていけるからなのです。そうすることで、心の切り替えがすみやかにでき、葛藤を生まず、平和な心でいることができるのです。

執着を除こう、除こうと思っても、思うばかりではそのエネルギーはなかなか解放されません。いろいろな修行が数多くありますが、奉仕や布施など善行の効果は、実際のところ、エゴの欲からの修行よりも価値があると言ってよいでしょう。エゴのエネルギーのシステムを一瞬にして変える力があるからです。

言葉と行動と意識がひとつとなって、エネルギーが行動と思いに流れ、とらわれの心がシフトされ、解放され、そして自分の欲望が解放されていきます。欲望が苦しみをつくる原因であり、ひとつの欲が外れる体験は、心に波及して、それに関連するカルマの浄化をもたらします。それらから解放され、自由になり、豊かな大きな心になっていくのです。善行を捧げるエネルギーは、あなたのとらわれを切り離し、カルマを浄化していくわけです。しかも、善行によって、直接、あるいは間接的に人々の心が苦しみから解放されます。意識が進化し、平和につながっていくのです。

このように、感謝は具体的にあらわしていくことが大切です。私にはエゴがありませんという姿を見せていくことが重要なのです。まずは感謝の祈りからはじめていくとよいでしょう。そうしたテクニック的なものを、もっと具体的に提示し、こういう祈りかたで、こういうふうに修行していくとよいですよと伝えるほうが親切なのかもしれませんが、そこは自主性に任せてしまおうと思います。受け入れられない人はやらないでしょうし、受け入れた人は、形がなくても強い気持ちで臨めるのではないかと思います。決して強制するものではないからです。

社会は、資本主義という競争社会の中、競争の、奪い合いの社会から、福祉や、与え、助け合うことを通して思いやりの社会となり、バランスを取ろうとしています。とても成長した社会になってきたと思います。

さらに本質的な社会の変容ができる道は、古来シッダーマスターが唱えてきた、エゴを落とし、真我となり、さらにそれを超え、創造の源の存在である神と一体になるという教えの道です。そのことを実際に行う教えは、人々の内側の変革であり、内なる真の幸福をつくり出す変革です。真理を知り、才能を引き出し、成功をもたらし、真に健康な人をつくっていくのです。覚醒した愛と平和の人に、神と一体になった、神の資質、愛と喜びを人々に与えていく、エゴのない人になっていくのです。そのための変容は、真の人材開発と言えるでしょう。アートマン、真我に還る悟りへの道は、すべての苦しみを解放し、幸福になる真の福祉の道であり、世の中に平和をもたらし、自然環境を良くし、災害から人々を守ることにもつながるのです。アヌグラハの恩恵は、厳しい修行で、在家（出家しない人）の一般の人が不可能であった、真我に還る悟りへの道を可能にし、新しい生き方である、愛と平和を自己と社会にもたらします。

第5章

真我に出会う、仏性に出合う

1 「真我」に出会うためには

サマディ瞑想によってエネルギーの充電ができる

インドの人々に限らず、世界中の多くの人々は神を信仰しています。小さいときから、神様や天国や信仰の話を聞いて育っています。そうした信仰深い人々の瞑想体験は、いろいろな神を見るなど、良いヴィジョンがあらわれやすいといえます。そうした中、さらに神に近づき、神に出会いたいと思い、出家をして修行をしていく多くの人々がいます。お釈迦様もそのひとりです。

一方、小さいときからスピリチュアルな世界とあまり接してきていない日本人は、神様と出会うという感覚そのものに馴染めません。それなのに、苦しいときの神頼みなんて言葉もあるように、受験や勝利を願うときなど、にわかに神や仏に祈る人は多いですね。

現代流にいうと、本当は、もっと大きな存在の力を日々いただくために、科学的で実際的な救いがほしいところです。自我を確立させ、自立した責任ある行動をとる人間になることも大切ですが、あまりにもストレスを生みすぎます。あえぎ続ける現代人を救う方法が必要なのです。

ここで、知的な人々を満足させる方法を提案しましょう。真我に気づき、出会っていく「セルフリアライゼーション」です。自己変革し、自己実現するのです。自己発見、または自己実現という言葉なら理解できるはずです。これは真我に出会っていくエンライトメントへの道、自己の悟りへの道です。悟りには、至高なる存在の悟りまでに多くの段階があります。

自分の中のけがれない純粋性である魂は見えない存在ですが、あなたの心と体を生かしめている純粋な存在です。生命エネルギーの源です。真我、アートマン、ビーイング（存在）、魂、セルフ、神の分身、とさまざまな呼び名でいわれる存在です。それをまず信じ、それに出会い、それを発見する冒険をするのです。

この道は他のアイデア、何かのカルチャーではなく、誰からのものでもなく、カルトやグルや、組織や宗教などの考えに染まっての依存の道でもありません。本当の自由を得る道です。自分を信じ、エゴを落とし、自己にサレンダーする道です。すみやかに中心を定める、自己の中の純粋性につながることなのです。自分の存在の源に還るということです。

力強い存在と強くつながることを信仰、あるいは信頼といいます。つまり集中することです。この言葉は神という存在、あるいはそのような人に依存して、コントロールされたり、無知になるというふうに誤解されることが多いものです。もちろん本当の意味では違っていますが、宗教、信仰と聞いただけで拒否してしまう人もいるかもしれません。しかし、セルフリアライゼーション、自己の悟りなら、たとえ神を否定する人、宗教を否定する人にも受け入れやすいはずです。

多くの人は、心の中にエゴや欲が渦巻いて混乱しているために、「真の自己」がよく見えない状態になっています。自分の内側をどこまでも見つめていくと、やがて無限の存在にたどり着きます。それを空《くう》とも表現します。空《くう》とは、空しいとか寂しいとか、どこか満ち足りていない印象がありますが、本当は、空の自分の中にこそ、すべてを生み出す無限の力があるのです。

これは自己発見の旅であり、自分の中を浄め、純粋の自己に出会って、パワーを引き出すのです。純粋の自己は神の分身です。つまり、神のパワーを引き出すことと同じです。

そのために、純粋の自己を覆っている心の曇りを取り払うのが瞑想です。瞑想することによって、心のさまざまな曇りを取り払えば、「自分の中の純粋性」がおのずからあらわれます。

昔から、真我、つまり魂、アートマンに直接結ばれるための、目に見える尊い存在を橋とし、それにつながるシンボルが用意されてきました。混乱し、暗闇になっている心を浄化することで、真我とつながります。そのとき、心の曇りに翻弄されないため、すみやかにパワーや恵みをいただくために、つながりやすいシンボルを通じて、大いなる存在、神のパワーとつながったのです。

神や仏、あるいは真の悟りを得たマスターの存在はシンボルとなり、真我になるための浄化とパワーをいただく橋となります。祈りや瞑想で、自然のパワーや神々、キリストや仏陀、あるいはヒマラヤの聖者のシッダーヨギに意識を向け、愛と信頼でつながります。アヌグラハディクシャは悟りを得たシッダーヨギを直接に橋とすることで、サマディパワー、無限のパワーをいただき、浄化と安心をいただくことができます。心の混乱に巻き込まれず、安全にガイドされていきます。集中を楽にし、心が安定して、力強く道をすすむことができるのです。

悟りのマスターが生きている存在である場合、その縁と信頼を強めることで、修行のなかで直接のガイドがいただけ、アヌグラハが起きるのです。

前述したように、マスターは弟子にディクシャというイニシエーション、入門のための儀式を行います。インドにおいて、どの宗派の入門でも行われることです。宗教を変え、ヒンドゥ教になるということではありません。しかしキリスト教でのイニシエーションはバプティスマという洗礼を行い、クリスチャンになること、イスラム教ではイスラム教徒になることを意味します。

シッダーヨギの恩恵は特別です。ゆえに、サマディヨギとつながるディクシャの儀式もまた特別なものになります。瞑想の秘法の伝授は悟りの種子を植えます。それが成長して悟りに向かいます。そして、常にアヌグラハを受け取る準備ができるのです。

何かに精神を統一し、何かに一生懸命になっている人の姿は美しく、ときに人を感動させるものです。好きなことに熱中しているときなどに、エネルギーが満ちてくるのが感じられた経験があるでしょう。しかし、よく観察しますと、実際のところは消耗するプロセスでのハイな状態でしかありません。

それはひとつの幸福な感覚とはいえ、あっという間に消え去るはかない幸福なのです。それに比べ、アヌグラハのディクシャや秘法、サマディ瞑想は本質的な満足を得ることができます。無限の存在からエネルギーを充電することができるからです。すべてが再生する至高なる存在のエネルギーとつながり、目覚め、常に守られ、安全に、完全になり、一時的な幸福ではなく、真の幸福を得ることができるのです。

「心を外す」ことさえできる

何かに集中するというのは、そちらの方向にエネルギーが放電されていくことでもあります。

心は集中して使った方向に強くなります。真我になっていくためには、心さえも外《はず》していくわけですが、「心を外す」とは、なんとも聞き慣れない言葉です。いったいどういう意味なのでしょうか。心を外すとは、どうすればよいのでしょう。

私たちの心は、常にいろいろな思い込みのレベルにあります。普段、心は体に執着しているので、ケガをすれば痛いし、病気になれば苦しみます。そういうときの心は不自由で暗闇に落ちています。心がそれに執着している限り、そこから絶対に外れることはありません。

心配事があると、心がそれに執着し、外れることがありません。離れられないのです。そのことで心は苦しみ、混乱します。本当の純粋性が隠されてしまうのです。

しかし、ヒマラヤ秘教のアヌグラハディクシャを受け、クリパとサマディ瞑想を行えば、心を外すことができます。硬化し、変わらないでいた心身が浄化され、体に染みついた執着やこだわり、心の執着やこだわりを取り除いていくことができるのです。これは、ヒマラヤの聖者、シッダーヨギが発見した知恵であり、英知からつくりだされた行《ぎょう》なのです。悟りのマスターを通じて伝授されるサマディパワー、至高なる存在のグレイスは、他の分離したさまざまなエネルギーを吸収して、根源の存在に還ります。これは心を外す、つまり超える悟りへのヒントです。

こだわりや執着、苦しみから自分を解放するには、もっと良い方法があるのではないか、と思われるかもしれません。もっと楽しいものを求めて、ゴルフやテニス、読書やゲームなどをあげられるかたも多いでしょう。見渡せば本当に、世の中には楽しいことが満ち満ちていますね。

でも、私たちがそうしたものに興じるのは、本当はそこに自分自身の苦しみを表現しているということでもあるのです。読書にしても、手に取る本は、あなた自身の苦しみを表現している傾向があります。だからこそ共感を覚えたりするのですが、修行をすすめ、あなたがずっと透明になってくると、苦しくてその本が読めなくなってしまうかもしれません。というのも、心が浄化され、クリアになってくると、それを書いた人のエゴや心がずっとよく見えてくるからです。

芸術家は自分の思いを作品に表現します。シュルレアリスムの代表とされるピカソは、絵でそれを表現しました。ベートーベンは音楽でそれを表現しました。人々を感動させるものであっても、クリアな視点で見ると、表現者の内側がよく見えてきます。ベートーベンの『運命』を聴くと、最初の「ジャ、ジャ、ジャ、ジャーン」という部分だけでも、ああ、彼は苦しかったにちがいない、とわかるのです。

実際苦しんでいる人は、この音楽を聴いてグッと込み上げてくるものを感じるはずです。そのように、芸術家は自分の思いを作品にすべて表現していますが、それはあくまでも表現したい内なる叫びの表現であり、プロセスのエネルギーです。

一方、本当の幸福と悟りに導くアヌグラハヒマラヤサマディプログラムは、サマディのレベル、本当の悟りのレベル、真理のレベルからつくられた知恵の行《ぎょう》であり、それは感覚や心をうれしがらせる感動を与えたり、執着をつくる心のレベルではなく、心や感覚を超え本質を目覚めさせ、そこに導くもの、真理に出合い、本当の幸福と悟りを実現させる行なのです。心の汚れ、体の汚れ、ストレスをきれいにして、変容させてくれる教えであり、解放された、究極の心の状態を目指すのです。

きれいになるという感覚はどういうものか、それを具体的に述べるのは難しいのですが、あなたが仏の顔を描いているところを想像してください。あなたはきっと静かな心のうちに描こうとするはずです。そんなときの心は、何ものにもとらわれない、きれいな状態ではないでしょうか。クリアで軽く、無心になっていく感じです。

悟っていくことであなたの心はきれいになり、無心になり、意識のレベルが進化して、真我になっていくわけです。ですから、サマディに向かう瞑想や、本来のヨガは絶対にあなたを汚すことはありません。ヨガを行うときは、テクニック的な部分だけを追いかけず、信頼の心と感謝と気づきをもって行うことが大切です。単にそれは心身の悪いところや汚いところを取り除き、きれいにするのみではなく、インドの修行者やヒマラヤの聖者が行っているように、大いなる存在、大宇宙の存在への尊敬と信頼をもって行をすすめることが大事なのです。

この宇宙のすべては見えない存在、至高なる存在の力によって生かされています。修行ができることも、その力によるのです。エゴを増大させないためにも、常に謙虚な姿勢が大切です。そして、最初にシッダーマスターからシャクティパットを受け、アヌグラハが起き、至高なる存在の恩寵を受けて聖なる波動につながることが必要です。片時も外さないエゴの心を外し、イリュージョンや憑依《ひょうい》するパワーを外し、他のさまざまな人格のささやきを外し、無心で修行をすることで、無限と一体になれます。あなたが思っただけのものがいただけるのです。

生命《いのち》の根源からの、至高なる存在、神の知恵としての自信を持つ

ヨガからご利益を得るというと、何やらいかがわしいイメージ、エゴを満足させる超能力的なイメージを抱かれるかもしれませんが、ここでいうご利益とは、真理そのものということです。自分のレベルや価値基準に合わせたご利益のみを考えてはいけません。価値を低く設定したら、本当に低い価値のものしか得られなくなります。

お母さんが、自分の子どもはだめな子だと思うと、本当にだめな子どもになってしまうということです。逆に、この子はすごく才能があると信じると、本当にその子に才能と可能性が出てきます。ただし、それを押し付けることは相手の負担になってしまうので、難しいところです。本当のところは、ただあるがままを見守るのがいちばんよいのです。

自分自身に対しても同じです。自分はだめな人間だと思ったら、本当にだめになってしまいます。反対に、自分は素晴らしいと思えば、素晴らしい人になっていくのです。自分のできないところや欠点のみを見て嘆き、落ち込むのではなく、自分を信頼し、力を得て前に進むのです。ただし、それが驕《おご》りや思い込みにならないために、自分を信頼して、あるがままを見守り、気づいていくのです。

このように、ヨガや瞑想も目標を高め、信頼していくことが大切です。あなたが、これは単なる健康法なのだと思えば、それに伴った利益を得るのみになります。しかし、目標を高め、これは真理に気づき、悟りに導く尊い教えなのだと思い、その価値を上げれば、高い知恵や悟りまで

もの恩恵さえいただけるのです。そして、ヒマラヤ秘教のヨガと瞑想を通じて真理を悟ったシッダーマスターは、その真理と真の恩恵を伝えたい、人々が苦しみから解放されてほしいと願い、完全なる健康、さらには、真我になる悟りに導かれるようにといざなう人です。

真理に到達するためには、あなたの価値観のレベルでマスターをはかったり、判断したりするよりも、深い知恵から信頼を選択し、信頼でつながることが大切です。信頼は力です。信頼することで、どんな出会いにも学びと気づきが与えられます。すべてを感謝で受けとめることが大切です。ましてや真理への道、悟りへの道に出合うことは最高であり、稀有なことですから、それだけでも感謝です。それだけのご利益が必ず得られます。

悟りへの道は、心身の浄化と変容の道であり、自分が傷つく道ではありません。普段の心は、ああだこうだと言い訳や批判する心、恐れや不安の心、自分を守ろうとする不幸な心を持ち続けています。そうした心を外し、自分自身を信頼し、悟りの道を尊敬するようになると、もっと生きることが楽な、豊かで、まわりに翻弄されない、尊い人間になっていくことができます。そのためには、少し難しいことですが、意識のうえでは謙虚さを持ち、かつ自信を失わないことが重要なのです。

本当の自信とは、内なる自信であり、外側の自信ではありません。容姿に対する自信とか、才能や地位に対する自信ではないのです。容姿や才能というのは、ときが過ぎ、環境が変わったりすれば変貌していきます。しかも、その自信はときとしてジェラシーや恨みに変わる要因を持っているのです。ですから、ここでいう自信とは、あくまでも自分の本質、エネルギーの根源、至高なる存在とつながっているという自信です。

そうした自信は、ときが過ぎても環境が変わっても、なんら変わりません。むしろ、年月を重ねた分だけの美しさと洞察力と愛が滲《にじ》み出てくるはずです。本質的なヨガと瞑想によって、たとえ百歳になったとしても、美しさを最大限維持してくれます。自然の美しさです。それこそが悟りの知恵なのです。

しかし、その悟りの知恵、至高なる存在に、ほとんどの人は気づかないまま一生を終えていきます。医学では、肉体を治療することはできますが、目に見えない心の体、感情の体、アストラルな体を治療することはできません。ですから、命をながらえさせることはできないのです。

現代の科学は、悟りによって自分が光になるということを証明できません。自分の根源の存在は光でもあるということを証明できません。

ですが、信頼、あるいは信仰の力は輝かせる力を持ち、浄化する力と変容させる力を持ち、暗闇から光に変化させ、疑いから理解をもたらすのです。

サマディは、自己の創造の源に還ることです。心の闇が取り除かれ、光に満ち、さらにそれを超えた存在になるのがサマディなのです。現代科学はビタミンＥやＣ、Ｂ1などというように、切り刻んだ外側のもの、目に見えるもの、はかれるものについて知ることができます。光についても、その大きさや、どんな感じかをはかりますが、そのものになることはできません。人間の中に、魂、アートマンがあり、その存在が自分たちを生かしめているということを理解しようとしません。

生きる力とは、単なる分析や解剖からははかり知れない力であり、見えない力です。この力が命をながらえさせ、生かしめているのです。心は心の体にあり、泣いたり笑ったり、怒ったりといった感情も、脳の中にそのもとがあるわけではなく、水の元素につながった感情の体という、目に見えない体にあるのです。それぞれのあらわれた感情には理由があり、必要があるから、人は泣いたり怒ったりします。悲しみもイライラする感情も、必要なことなのです。

感情にはポジティブな感情とネガティブな感情があります。心と体にとって、良いものと悪いもの、両方があります。怒るのは敵から自分を守るためであり、自分を失うから泣くのです。動物でも自分の赤ちゃんが死んだら、悲しいという感情が出てきます。イライラするのも、自分がどっちつかずでいるときに、中途半端にエネルギーが流れるために起こる現象です。思いが決まらないとか、許せないなどの理由でエネルギーが揺れているのを、イライラという感情として教えてくれているのです。ですから、これらの感情や心の動きに気づいて、自分の心と体を理解し、それを超えていくことが必要です。

そうした歩みが、進化した人になっていくということなのです。自分の中のしくみを知り、それをコントロールできる人になる、真理を知る道。それを歩むのは信頼の力であり、そうすることができるのは、人間だけに与えられた力です。

このように、人間としての必要な働きの奥に、至高なる存在の力があるわけです。ヒマラヤの秘教のヨガと瞑想は、その存在になっていくための教えです。ヨガと瞑想への信頼によって存在の源に還り、すべてを知っていくことができます。本当の自信と美しさが生まれるのです。苦しみから解放され、すべてを効率的に活用し、力強く働くことができ、真我が心のしがらみから完全に解放され、自分の心をコントロールできる自分の心と体のマスターになるのです。

真我を信頼し、真我、さらに神の真理を証明し、そこに到達する道をよく知る悟りのマスターとの出会いと信頼、そのアヌグラハをいただくことが、真我になる鍵なのです。

愛で怒りが静まり、ライオンはガンジーに飛びかからなかった

聖《リシ》とは、古代インドに生きた悟りを得た偉大なる聖者のことです。彼らは、愛と慈愛ですべてを癒せることを発見しました。愛で怒りが静まることを、瞑想中、その場にライオンが来ても飛びかかってこないという事実で証明してみせました。非暴力を守り、自分に敵愾心《てきがいしん》や恐怖心がなかったら、蛇が近くに来たとしても蛇の攻撃習性を刺激せず、むしろ仲間であると思い、自分に気づかないということを教えてくれました。

慈愛を教える仏陀と非暴力を教えるジャイナ教の始祖マハヴィーラ、二人の聖者を信じたガンジーは、イギリス政府に対し非暴力で独立を訴え続け、武器によるものではない、平和的解放を実現しました。愛と慈愛の非暴力のバイブレーションが、反対する人々の心を変えるのです。それは動物も植物も、人間も同じであることを証明したのです。騒ぎ立てているだけでは平和は来ません。愛は、怒りをはじめとする自分の心と、相手の乱れた心を静め、癒します。それは好き嫌いのエゴからの愛ではなく、存在の愛、心を超えた愛です。慈愛は無償の愛なのです。

人はそれが必要だから、怒ったり悲しんだり泣いたりしますが、そのままの状態をいつまでも続けていたのでは仕方ありません。そういう自分の感情を、もとに戻さなければなりません。そのためには、自分をうまくコントロールしなくてはいけないのです。心を成長させていかなければなりません。

しかし、人間は記憶していく動物ですから、以前に感情が不安になったときと同じような場面に遭遇すると、体験した記憶がよみがえり、そのときのエネルギーが引き出されて、また同じような状況になってしまうのです。怖い思いをした記憶と似た場面に立たされると、怖い思いが再びフッと出てくるのです。過去の記憶を消せたらいいのでしょうが、記憶を消しゴムで消すことはできません。

人を攻撃するのも、暴言を吐くのも、意地悪をするのも、傷つけるのも、実は自分が弱いため、怖がっているからです。怖がっているから、自分を守るために攻撃する。怖がっているから、意地悪をする。弱いから人を傷つける。そうすることによって、自分が優位に立とうとするわけです。

外に攻撃しない人の場合は、閉じこもって、内側の世界で何やかやと騒ぎ立てます。それは外に攻撃があらわれないだけで、その対象に恐れおののき、縮こまっているのです。このからくりを理解することは普通はなかなかできませんが、悟りへの修行を通して、サマディ瞑想や気づきの修行を通して、そうした感情を浄化することができます。それがどういう意味なのか気づく修行で、変容するのです。

つまり、自分のそのときの恐怖心をよく理解することで、手放すことができるようにするのです。無知から理解する人に進化していきます。

多くの人は、何が本当のものなのかわからないまま、いつも揺れ動いています。現代はストレスの時代とも言われています。科学が発達したとはいえ、そのなかでの本当の生き方がわかっていません。幸せになるために、何が必要なのかをいつも探しています。勉強すれば幸せになるのか、きれいになれば幸せになるのか、体が丈夫であれば幸せになるのか、欲しいものが手に入れば幸せなのか、好きな人が多くいれば幸せなのか、と。

修行しなくとも、愛でのつながりで恩恵を受ける道

インドでは、ヒマラヤ秘教であるヨガは真理を求める修行であり、神との出会いの修行です。それを探究し、サマディに到達したヨギは尊敬され、人々の信頼の対象になっています。自己のすべてを知り、すべてを超え、そして、真我に出会い、究極のサマディに到達したヨギであるサマディヨギは、シッダーマスターとよばれ、特別な存在といえます。

シッダーマスターには、ヨガや瞑想を教えてもらうために会うのではありません。自分の成功と幸福のために、悟りを得た存在の聖なる特別なアシュルバード、アヌグラハをいただくのです。それを受けると、一瞬のうちに幸せになっていくからです。真理を体験したマスターに無条件の信頼があり、その人に会った人はアヌグラハが起き、即変容が起きるのです。

インドでは、古来、シッダーマスターにダルシャン（聖者に出会い、そばに座ること）して、

アヌグラハをいただき、成功や幸福を得ることはずっとなされてきました。最初から、神やマスターへの無条件の信頼と愛があるからです。マスターとの信頼と愛のつながりで守りと安心と幸運の恩恵をいただくのです。

そんなことを理解していなかったずっと昔、公開サマディ後インドの方々が、あそこが痛い、ここが痛いと、私のところを訪れて来たときに、私は、こうすると良いですよと、瞑想やヨガを伝えようとしたのですが、相手は何だか不思議な顔をして喜ばないのです。そして、私の手をとって頭に持っていき、アシュルバードをしてくれというのです。後でババジに聞くと、人々は私からサマディのブレッシングの特別なアシュルバード、祝福の恵みを望んでいるのみだと言うのです。私は、今までヨガの先生としての習性が身についていましたので、つい昔の行動で接してしまったのでした。

しばらくたってようやく、私が触ったり、会ったりするのみのアシュルバードでアヌグラハが起き、人々が幸福になり、皆の病気が癒されるという現実を受け入れることができるようになりました。

インドの人は私に瞑想を教えてくれとは言いません。もちろん本格的な修行を望み悟りたい人は別です。インドでは、人々は私から常に特別なアシュルバードがほしいのです。幸福と成功のために、こうして人々は常にアシュルバードをいただくために、サマディヨギをはじめ、その他のスピリチュアルマスターのもとに訪れます。

パワーには、体のパワー、心（思い）のパワー、超能力のパワー、悟りのパワーがあります。

サマディヨギ、シッダーマスターのブレッシングは心と身体を超えたレベルからのサマディパワーで根源からの変容と癒しを起こします。もちろんそれぞれのパワーも与えることができますが、サマディヨギのパワーはより強力で、特別であり、そのブレッシングやシャクティパットディクシャが橋となって、アヌグラハが起きるのです。また、サマディヨギのサンカルパパワーは、サマディからの神の純粋な意志であり、神我一如のブラフマン、至高なる存在のパワーです。人々に助けと癒しと変容をもたらし、願いがかなえられるのです。サマディパワーのシャクティパットは時空を超えて伝えることができ、どこにいても受け取ることもできるのです。

シッダーマスターからのアヌグラハディクシャが強力なブリッジとなって、常にコンタクトが存在します。アヌグラハディクシャで、その人の信頼によってサマディパワーにチャンネルされ、いつも時空を超えてつながることができ、アヌグラハを受け取れるのです。苦しみを溶かしたり、また、直接的に各種アヌグラハのディクシャや、ヒーリングディクシャで、さまざまなすべての分野に成功の可能性を開いたり、祈願の成就のためや、浄化と悟りのための秘法の伝授が受けられます。シッダーマスターは多くの人々に橋となってつながり、その人に合った方法を通してサマディパワーを与え、秘法を伝えます。そこにアヌグラハが起き、苦しみから解放され、一生守りをいただくことができ、悟っていくのです。さらにアヌグラハは、シッダーマスターにつながったクリパの伝授者を通して伝えられるネットワークとなって、多くの人が解放され、癒されていくのです。クリパが分かち合われ、多くの人が浄化され、真理に出合い成功していくためシッダーマスターから直接のアヌグラハを受ける準備となっていくのです。人々が成功されることを願っています。

公開サマディのときに、人々がダルシャンに来る様子を見ていた旅行ガイドの日本人が、外から見るとスターのもとにファンが集まっているような感じに見えると言いました。確かに言われてみればそんな風でもあります。ですが大きな違いは、その出会いでアヌグラハを受け、本当の内側からの変容を起こしていくということです。インドの人が常に神を求めて、マスターを求め続けるその気持ちは、強い信頼、信仰のつながりで本当の安らぎと幸福、パワーが得られ、楽に生きることができることを体験的に知っているからです。

仏陀は慈悲のエネルギーを伝え、イエスはセイバー（奉仕）と愛を伝えました。仏陀やイエスの存在への信頼で、多くの人々は癒されました。ブレッシングには信頼の心が大切ですが、仏陀やイエスを深く信ずるほどの信頼を持たない人にも、救いはあります。サマディ瞑想とヒマラヤ秘法は、強力、かつソフトな浄化とパワーを与え、安らぎと幸福をもたらします。なぜなら、仏陀やイエスが出合った根本の教えであるサマディと、それに到達したシッダーマスターからのアヌグラハの秘教の教えがあるからです。

シッダーマスターは悟りを実際になした人であり、彼のヴィチャーラシャクティという思いのパワーが発達し、どこにでもその波動は達して願いをかなえます。人々が、根源の存在につながり、無限の愛に包まれ、一生安全に守られて生きていくのを助けるのです。幸福になるために、各種サマディ瞑想やヒマラヤ秘法プログラムを伝えます。これはやさしく安全で強力な、誰にでも実践できるプログラムです。

プログラムは、真理に向かう実践の科学であり、たいへん魅力のあるものですが、しかしテクニックのみを学ぼうとすると、大きなパワーをいただいて、成功をいただき、幸福になり、サマディが起きるというつながりのチャンスが半減してしまいます。信頼と愛と無心、平和を選択するのではなく、技術のみに目を向けると、わかりたい、疑いを晴らしたい、知識を得たいという欲望の心を働かせることになってしまい、信頼がうすくなります。それでは、至高なる存在からの恩寵をブロックしてしまうことになり、いつまでも本当の愛に出合えません。また、ヨガを行うことによって健康になったとか、瞑想することによって冷静になれたとか、そんなふうに、一方的に与えられた小さな満足に終わってしまいかねないのです。信頼は受け取る力です。空っぽの、はからいのない無欲な心に大きな愛が降り注がれるように、こうした考えを受け入れていくことが効果的なのです。

さらに、私が最も伝えたいことは、自分から愛を与えるという行為を通して、幸せになるということです。あなたが幸せになるために、あなたの愛を信頼に結集していきましょう。サマディ瞑想を通じてハートは開き、あなたの広い心を育てます。瞑想や信頼で得たインナーパワーをさらに強固なものにし、自己と神を愛し、信頼した、いっそうパワフルな愛の人になってもらいたいのです。そのための修行を勧めたいのです。

インドにおいては、人々はバクティヨガという形で愛と信頼を育み、信仰を通して、安らぎとパワーをいただいています。神やマスターを愛し、生きることが喜びであり学びである、やさしさとダイナミックさがあり、どんな変化にも耐えうる根底からの力強さがあるのです。この愛のヨガ、バクティはインドの人口の九〇％以上を占めています。それだけインドの人は神様やスピリチュアルなマスターが好きということです。

そうした背景をもって、多くの人々が健康のためにヨガを行っています。しかしそんなインドにおいてさえ、本当のヨガの修行者、本当のヨギはほんのわずかしかいません。しかも、最近は出家修行者が、少し瞑想とヨガを行っただけでヨギと名のっています。その中からシッダーマスターに出会い、アヌグラハをいただくのはとても困難なことです。インドの人々は本当のヨガは偉大で、真理の科学であり、本質の宗教だと考えています。心と体と魂の本当の科学であり、それこそ人間を助ける生命の科学、ヒューマニティなのです。本来の宗教は発見の科学、真理の科学です。偉大なる文明を発達させたのです。昔はなんの科学もなく、教育もなく、宗教を通して教育された人々によって、人間にとって良いものがつくられてきたのです。ヨガはサマディに導き、真我となり、さらにそれを超え、神を知り、至高なる存在に達して本当の悟りをもたらす、価値ある素晴らしい本質の教えであり、行であるのです。

真のヨガと瞑想の素晴らしさは真理を示すものです。私はその価値を大勢の人にわかっていただき、サマディ瞑想やアヌグラハヒマラヤサマディプログラムの体験を通し、心を超え、人生を平和と愛と喜びに満たして、自己の幸福のみではなく、社会に平和を、世界に平和をもたらしていく覚醒した瞑想者が増えてほしいと願っています。

2　仏性と出合う

私たちのアートマン（我）と、宇宙の根本原理ブラフマン（梵）は同一

私たちの内側には、清らかで純粋無垢な自分、つまり魂が備わっています。それをインド哲学ではアートマンと呼びます。アートマンはサンスクリット語で、人間の根源、生命の本体としての「生命原理」「霊魂」「自己」「自我」「真我」「セルフ」の意味に、さらに「万物に内在する霊妙な力」を意味するまでになりました。

そのアートマンは、宇宙の根本原理であるブラフマン（梵）と同一であると気づき、ブラフマンの知識があらわれ、正統バラモンの哲学体系のひとつであるベーダーンタ哲学が生まれました。これにより「梵我一如」という真理が世に出たのです。

サマディは、神やアートマンという、根源の存在の秘密の知識の源となります。ですから、サマディを通じて体験し、サマディの中で真の悟りが起きるのです。体を超え、心を超え、アートマンとなり、すべてが開かれます。サット・チット・アーナンダ（真理と純粋意識と喜び）を体験していきます。さらにアートマンを超えて、パラマアートマン、神意識となり、ブラフマン、至高なる存在に達し、すべてを知るのです。それらは、永遠普遍の存在です。

その「梵我一如」の真理をさらに発展させた不二一元論では、アートマンとブラフマン以外の

いっさいはマーヤー（幻影）で、実在しないと説く哲学が生まれました。つまり、すべてはそこから創造のプロセスを通して生まれ、形のあるものが出現しますが、いずれすべてが再びそこに還り、実在しなくなるのです。

サーンキヤ哲学とヨガ哲学では、アートマン、すなわちプルシャを、宇宙の質量因としての根本物質、プラクリティからまったく独立した、純粋な精神的原理とみなし、二元論の立場をとっています。プルシャは純粋な存在で、太陽のエネルギーのようなものであり、プラクリティは根源の物質で、例えるなら地球のようなものです。二つのエネルギーが出合って生命《ライフ》が誕生します。それぞれの哲学が真理を体験し、いろいろな視点からそれを表現しています。修行のスタイルやその人のカルマによって、どれに重きを置くかによっても、とらえかたや表現が微妙に違ってくるのです。

縁起説の立場から、無我説を主張したのが仏教です。何もないところ、創造の源のブラフマンは無（スンニャ）であり、ゼロからすべてが生まれると説きます。ナッシングネスのゼロの中にすべてを生み出す力があるということです。無の中に有があるのです。

日本は仏教の国ですから、死んだ人は肉体を捨てて魂になる、仏になるといわれています。本来、仏への道とは真の自己に出会っていく道でもあり、仏とは仏陀、すべてを知っている存在です。すべてを超えた純粋な存在、苦しみのないパワフルな存在です。その存在になっていく、つまり、生きながら仏陀になることが悟りへの道です。真理、真我に出会うために私たちがすることは、浄めが終わった段階で、ただそのことに気づくだけでよいのです。

気づきをすすめていくと、真理がわかっていきます。気づきとは、あるがままの自分でいればよいということです。どこにも行く必要がありません。ただ今にいればよいのです。今の自分をジャッジすることなく受け入れ、あるがままいればよいのです。

たったそれだけのことなのに、それがとても難しい。魂は心に覆いつくされ、私たちは自分を体、あるいは心だと思い込んでいるからです。過去生からずっと心を使い、心が強くなり、心は常にあちらこちらと、ときを隔てて揺れ動き、人はそれに翻弄されています。先のことを心配したり、過去のことにとらわれたりするたびに、エネルギーがそちらの方向に引っ張られていってしまいます。

もしあなたが純粋の心なら、その心に翻弄されずに気づいていくことができるでしょう。心が浄化されると、気づきが自然に起こります。心を浄化し、気づきをすすめるのです。完全に気づいていることができるとき、真我、自己になるのです。

読経や戒名によって仏陀になるのではない

昔の人は、こうして心が揺れたときに非常に恐れを抱き、ひとつのことにこだわっているとき、何かが取り憑いていると言って、魔よけや魔物祓いをしたものです。何かにとらわれ、今にいない心は幻覚を見、悪魔や地獄を見るようになります。恐さのあまり「助けて」と叫んでも、それがあなたの内側で起きているため、誰も助けることができません。地獄をさ迷い、苦しくてたまらなくても、そこから抜けることができないのです。潜在意識の中には、何十万年もの生まれ変わりの生の記憶が積み重ねられています。良い人生であったり、悪い人生であったりした記憶です。生きるうえで、社会や宗教から教えられた恐れの心の体験など、それらはすべて潜在意識に記憶されています。内側からそれらの心の影響を受け、そうした恐い体験をするのです。

そういうことは誰に起こるかわかりません。普段の生活においてもときに混乱し、無意識に自分のやっていることが人に迷惑をかけたり、自分を苦しめたりと、何かにとりつかれたエネルギーに翻弄され、そこから抜け出すことができなくなります。

そのとき、あなたに何か強い信頼があれば、その確固たる信念で、あなたはそのとらわれから外れることができ、信頼があなたを恐怖から守ってくれるかもしれません。修行をしていてさえも、正しいガイドがないと、心を強め、エゴを強めて、自分の思い込みにとらわれ、サイキックになってしまいます。心が磁石のように強力になり、翻弄されてしまうのです。しかも催眠にかかったようになって、その状態から抜け出せないのです。

現在は昔と違って、内側より外側の世界が刺激的なわけですから、意識というのは、どうしても外に向かって活性化していきます。そのため、内側にあるいろいろな心が見えません。というより、じっくり見ている暇がありません。

今この世の中でも、心の中には過去からの記憶があり、天国と地獄、光と闇があります。内側に気づきを持たず、この状態のままで不運にも死を迎えると、まるで走馬灯のように、今まで体験し、奥にしまわれていた記憶のすべて、良いことも悪いことも、ときには地獄絵をも見ることになります。その後の行き先は、その人の心の状態と同じエネルギーの場所に引っ張られていくのです。本当のピュアな仏性、アートマンに到達する前に、奈落の底に引きずられていってしまうこともあるということです。

私たちは心が自分自身であると思っています。そのため、どうしても心の動きにスイッチが入ってしまい、ずっと心に翻弄されたまま、生きてしまいます。この心の使いかたは人生最後のときも、その先までも続くのです。心に翻弄され、過去や未来を切り離せません。自分が今、何をやっているかもわからないから、やってしまった後で「あっ、いけない」と気づくのです。自分の今いる状態もわからないし、無知のまま自分を汚し、人も傷つけているかもしれないのです。ですから一刻も早く、生きているうちに修行をし、心を浄化し、無知から目覚めて気づく必要があるのです。

肉体と心は修行ができる尊い存在です。修行と気づきで揺れ動く心をすみやかに静めることができます。今まで記憶したさまざまなカルマを浄めることができるのです。人はアヌグラハを受け続け、瞑想をし、魂を浄めることが必要です。今のためのみではなく、死後のためにも、その魂が生まれ変わって、良い人生を得るためにも。もしそれをせず、煩悩を背負ったまま死を迎えると、記憶のカルマを抱えたままになり、死ぬときや、死んでからも苦しむことになります。これでは仏の道には到底たどり着けません。何もせず、アヌグラハなく、自分に気づいて変容していくということは、ありえないことです。

目に見えない微細な体であるアストラルの体は、すべての記憶のカルマ、サンスカーラをかかえて死後の世界に行きます。普通、人は何生も何生も、生まれては死に、生まれては死にを繰り返さなければ、サンスカーラを浄化し、進化することができません。そして残念なことに、死んでからは肉体がないので、修行してサンスカーラを浄め、悟りを得ることができないのです。

体があることは、自分を変容させることができる尊い機会です。体と心を用いて、体があるうちに修行をし、さまざまなカルマや記憶を浄めていくのです。

自己を愛し、人類を愛するために必要なのです。自分の悟りのため、子孫のため、地球の平和のため、未来のために、すべての人がサマディパワーのアヌグラハで内側を目覚めさせ、存在のパワーとつながり瞑想を行う責任さえあるのです。

こんなことを言いますと、死んだ人に失礼かもしれませんが、成仏を願っていくらお経を読んでもらっても、戒名をつけてもらっても、死んでから悟りを開き、成仏できるというものではありません。修行は本人が行うのが最も良く、肉体があってこそできるのです。

しかしながら、最後の救いもあります。仏さまに、アヌグラハヤジャナ（火の祭典。日本の護摩焚きにあたるもの。毎月私のインドのアシュラムで行っています）を行うのです。それらにはシッダーヨギのサンカルパ（サマディからの究極の意志）の祈りが加わります。そうすることで、宇宙のエッセンスと火のエネルギーと音の波動と、シッダーヨギの特別なパワーで、アストラル体の浄化の供養をして、カルマを浄め、死者の霊を浄めることができます。

こうした供養は、その仏さまとつながる人を安らがせ、執着を取り除いてくれます。このように、シッダーマスターからの特別なアヌグラハによる供養はアストラル体にダイレクトに届き、すみやかにカルマが浄化されるのです。もちろんアヌグラハヤジャナは生きている人の心身も浄め、病気を平癒させたり、願望を成就し、さまざまな成功をもたらすことができます。

純粋の象徴シヴァ神が、新宗教の教祖に乗り移ることなどありえない

仏とはピュアな存在、悟った魂のことです。仏陀とはシャカムニ仏陀のことをもさしますが、本来の意味は、すべてを知っている根源の存在のことです。仏になることとは、仏陀という悟った存在になるということです。本来、仏陀になることとは、心を純粋にして、すべての思い込みを外し、心さえも超えて、真我に還ることです。内側から輝きがあふれる、それが本当の悟りです。仏になるということを、何かの仏、シヴァ神やヴィシュヌ神、大日如来になることと同じに思っている人も多いようですが、それはあきらかに勘違いです。シヴァ神は純粋の象徴であるとともに、静寂と変容のパワーの象徴でもあり、ヴィシュヌ神は、仏陀とかラーマとかクリシュナなど、いくつもの生まれ変わりを持っています。

そのせいでしょうか、古くは日蓮に乗り移ったとか、最近ではスピリチュアルなマスターに乗り移ったなどということが言われています。私は何々神の生まれ変わりとか、仏陀の生まれ変わりなどという人まであらわれています。南インドでは、スピリチュアルな人が何々神の生まれ変わり、何々聖者の生まれ変わりと言う癖の傾向があります。強いエゴの思い込みです。強いバクティヨガの信仰があるゆえ、誤った使い方をしてしまうのです。人間として母親の子宮から生まれ、成人して、結婚もし、子供もいる普通のビジネスマンなどが、突然ヴィシュヌ神の生まれ変わりだなどと喧伝するのは大きなエゴです。今のインドの知識人はそれを受け入れません。神の

生まれ変わりというのは、私は何々仏だ、何々神だと、その心の思いを強め、心でも体でもすべてそのイメージをもって行動しているだけです。エゴの催眠の世界であり、一つの思い込みが強くなる心やエゴのステージなのです。心を超え、存在の源に還り、死を超えて全体になる真のサマディの悟り、真理とは違います。自己になる途上に家を建てて、そこで満足してしまっている状況です。心の思い込みであり、演じていたり心が催眠状態になっているのです。これこそサイキックの状態です。

私は何々神の生まれ変わりというのは、本来はじめから神そのものに生まれたということですが、神は人間の子宮から生まれることはありません。途中から人間に神のエネルギーが乗り移って神になることもありません。神は、この世界を創り出した存在であり、どこにでもいます。いつでもどこにでもいるのです。決して生まれる必要はありません。すでにここにもそこにもあるのです。すべての人間は神のインカネーション（転生、生まれ変わり）の分身になるのです。内側に神をもつ、神のあらわれであり、神の一部です。

もし本当に神なら、ただ神の意思で一瞬にして世の中を変えることができるでしょう。わざわざ人間の姿をとり、何かを教えたり、弟子をとる必要もなく、人間になってエネルギー伝授のディクシャを与える必要もないのです。組織を作る必要はありません。

マスターはサンスカーラのカルマによって人間として生まれました。苦行、訓練を通してすべてを知り、実際にすべての創造の源に還り、真のサマディに達し、真我と至高なる存在を体験し、真理を悟ってシッダーとなったのです。そのパワーで人々を救おうとします。すべての人々を救いたいのです。サマディパワーを伝授し、アヌグラハ、至高なる存在のグレイスを起こし、人々の苦しみを溶かすのです。なぜならシッダーマスターは苦しみを超えた人間であり、人の苦しみをよく知っているからです。

さて、ものまねの上手な芸能人がいるとします。彼らはいろいろな人の声帯模写が本当に上手です。なりきって、本物そっくりに歌いあげます。まるで本物が乗り移ったかのようです。しかしそれは「そのように見える」だけであって、本当に乗り移るなどということはありませんよね。心がそれに執着し、一時的に心がなりきっているにすぎません。

宗教は、仏陀やキリスト、悟りの魂の伝えた考えや意見を代弁しています。そうして、偉大な人や権威ある人の言葉を借りることで、説得力は増します。その人の言葉や考えを吸収し、それと一体になり、思い込みでパワーを得ていくのです。それはスピリチュアルサイキックといい、真のサマディに達し、アートマン、純粋な魂になり、さらに全体になる悟りとは別のものです。あるエネルギーに強く影響された状態であり、全体を知る悟りでなく、心のひとつのエネルギーが強くなった超能力なのです。そこにはまだ心があり、苦しいのです。

偉大なヨギであっても、この間違いを起こすことがあります。不思議な神秘的な体験を多くしていたりすると、スピリチュアルな心が発達しすぎて、自分自身で私は神だと言ったりします。それはアスミタ・インナーエゴといって、私は何々だという根本のエゴです。また、悟りのプロセスの喜びの心と一体となり、それを悟ったと思い込み、それを超えて真理に到達しようとはせず、そこにとどまってしまうこともあります。つまり橋の上に家を建ててしまうのです。こうした間違いを多くの聖者が起こしてしまいます。

エネルギーを内なる自己に向け、欲望を断ち切り、魂の浄化を

キリスト教の教えに、「右の頬を打たれたら、左の頬をも差し出しなさい」というものがあります。しかし、それを聞いて、どれほどの人たちがそのとおりに実行できるでしょうか。自分の悪口を言われて、本心から「ありがとうございます」と頭を下げられる人が、はたして何人いるでしょうか。何をされても許すなどということは、人には到底できないことです。

旧約聖書の出エジプト記には、「目には目を、歯には歯を」ということが記されています。殴られたら殴り返せという同害報復の教えです。ハムラビ法典にも同様のものがあります。悔しい思いというものは、忘れられることなく根を張っていくものだから、このような教えが生まれたのです。十年も二十年もこだわり、恨み続けるという話は、小説の世界をはじめとして世間にもよく聞く、よくある話なわけです。

アヌグラハヒマラヤサマディプログラムの修行は、心身を浄化し、覚醒させ、自己に還っていき、センターにいるのです。まわりのエネルギーに影響されず、たとえ一瞬悔しくても、その後ですぐ気づくことができます。それまでとらわれていた憎しみや恨み、怒りや批判が、さらに憎しみをつくりだすことに気づいていきます。そして、本当の愛や純粋なエネルギーは、何にも増して勝っていくということがわかるのです。アヌグラハでカルマが浄められ、否定的なエネルギーがなくなり、自然に無理なく相手を許すことができ、愛を返すことができるようになります。

大きな慈愛をもって、相手を理解し、許すことができるのです。

また普通には、すごく楽しいとき、すごく嬉しいとき、あるいは恋をしているとき、私たちの中のエネルギーは高揚し、快感ホルモンが活発に出るようになります。しかし、高揚したエネルギーというのは、その後必ずドーンと落ちてしまうものです。それは心がつくり出したものであり、心は常に変化するからです。そこで、センターであるということが大事になってきます。感覚に振りまわされずに、すべては内なる存在とともにあることを喜ぶのです。

楽しいことは、一般には良いことと思いがちですが、それも執着になってしまいます。次にまた楽しくなりたいと思い、楽しいことを見つけるために、楽しめる人やものを求めて彷徨《さまよ》います。それでも快感が足りないと、お酒やタバコをのみ、ギャンブルに走ったりと、常に楽しくなるため、快楽の刺激を求め続けるのです。それはやがて苦しみをもたらします。

そのエネルギーを、内なる自分に向ければよいのです。本質の存在に捧げることで、自分を苦しめるこだわりを落とすことができます。欲望を切り捨てることができれば、とても楽になります。あなたの心は浄化され、執着から解放され平和になるのです。

私は長年、都内のカルチャーセンターなどで、健康法としてのヨガの指導を行ってきました。健康法としてヨガを教えることができるのは、とてもうれしいことです。健康ヨガをすることで血液循環が良くなり、アトピー性皮膚炎が治ったなどという喜びの声や感謝の声を聞いています。ヨガのアーサナ（座法）や、整体ヨガやリラクゼーションによって、バランスよくエネルギーが整うようにするのは簡単なことです。外側からの刺激、さらには内側からの生理的刺激で内臓や腸を改善できるわけです。それにより、重症のアトピー性皮膚炎なども完全に治ってしまいます。肉体のバランスをとるだけで、真理から生まれたヨガの多大な恩恵を受けられるわけです。

ヨガは体の使い方を教えます。偏らない使い方です。肉体の中にはさまざまなシステムがあり、それが正しく機能するためにはバランスを取らなければなりません。サマディに向かうヨガは、人間科学であり、体のバランスを取り、心のバランスの取りかたを教えます。また、まずその前に日常生活で心と体を悪い方に使わないように安全に確実に生き、修行をすすめるために、アヌグラハを受け、守護神につながるようガイドしています。

肉体のバランスが取れただけでは、心のカルマ、執着の浄化には至りません。心の癖はまだまだ修正されません。ヨガは、さらに深く本質にガイドします。心を浄め、サマディに達し、アートマンという真の自己そのものになり、知恵と愛に満たされ、平和で知恵ある美しい人に変容させるのです。ヒマラヤ聖者、シッダーマスターはサマディへの道を示し、真理に出合うことをガイドします。アヌグラハディクシャにより内側が目覚め、カルマを浄化し、心を自由にしていきます。個人個人に合った各種アヌグラハ瞑想の実践は、深いところから深く心身の調和をはかり、生まれ変わり、幸福になり、人生に成功をもたらし、やがて悟ることができるのです。健康法のヨガに出合っていることは、本質の自分に出会っていくハイヤーヨガ、真のヨガの準備です。

サマディ瞑想を含むアヌグラハヒマラヤサマディプログラムの修行は、サマディを起こすのです。心身の調和をはかり、本当のピュアな自分に気づき、それになっていきます。それは、自分は変わったのだ、変容したんだということを実感できるものです。素晴らしい縁をいただいたのだと、心から思えるようになります。

ヨガや瞑想が、健康になりたい、美しくなりたいという動機からであっても、それを縁として、人生の最高の目的のため、すべてを知り、真我を知り、豊かな人となる修行として行うことができたなら、人生を最高に豊かに生きることになるのです。その修行の途上で、自然と、本質の健康、本質の美しさに出合うことになっていくでしょう。さらに意識の進化は自分のためばかりでなく、家族の幸福につながり、社会の浄化と進化につながり、世界に平和をもたらし、地球の環境に調和をもたらし、未来に、子孫のために平和をもたらす役割を担っていくことになるのです。

3　サマディに入る

執着心を捨て、カルマを消す

人間はみんな真理を知らず、心や感覚に翻弄され、無知なまま生きています。自分のことがわからない暗闇で、どちらの方向に行くか決められず、混乱しています。そのうえ、やらなければならないことを後回しにして、怠け者です。

いろいろなものに執着しながら生きています。だから苦しいと薄々わかっていても、どうしてよいのかわかりません。あふれるほどの執着と混乱の中にいて、身動きできない状況なのです。家族との別れや、子どもを失ったり、事故に遭ったり、いじめられたりといった過去の数々の記憶に影響され、執着し、苦しめられます。また、体が病気になるのではないか、死ぬのではないか、仕事を失うのではないか、と先のことを心配し、お金がないなど、今現在の状態に悩みます。混乱し、ストレスを抱え、さまざまな物事に常に執着し、苦しむのです。

もちろんこのことを自覚していないのです。何か思うようにならない、それはまわりが悪い、社会が悪いと思っているのです。

しかも、それにも慣れてしまい、混乱状態が普通になってしまっています。混乱した心と体、苦しい心と体をどうしたらよいのかわからないのです。そして、何かに気を紛らわせることで、表面的な対処で生きていきます。あるいは人生とはこんなものだ、苦しいのが人生だとあきらめているのです。頑固な思い込みの世界に入っています。

それは自分の一部になり、癖となっているので、それこそがパーソナリティとなってしまい、それに気づいて執着心を捨てるのは容易なことではありません。

今、心の内側はどうなっていますか。揺れたり、悲しんだり、怒ったり、嘆いたり、さまざまな感情に縛られることはありませんか。感情に縛られているということは、そうした感情の奴隷になっているということです。見たり聞いたり触れたりするだけで、いとも簡単に、あなたの心は動いてしまうのです。人を信じず、心は思い込みで頑固に凝り固まり、常に人と衝突したり、次第に心を閉ざして固めてしまう。あるいは、エゴが強く、何もかもを人と比較し、私には家がある、美しい、力があるといっては人を蔑《さげす》み、得たものを失うのを恐れ、苦しむのです。

では、動かない心、揺れない心、悲しんだり、怒ったり、嘆いたりしない穏やかで平和な心になるにはどうすればよいのでしょうか。

深い平和の心の素晴らしさを知らないので、ある程度平穏であり、好きなことができていると、それに満足してしまいます。知恵を深め、本当の内なる豊かさに出合う、価値ある真の生き方に出合っていただきたいのです。心から解放され、パワーと知恵が湧き、楽になるためには、どんな方法があるのでしょう。

その秘訣は、ヒマラヤから生まれた本質のヨガ、五千年の知恵の中にこそあると断言したいと思います。

いろいろなヒーリングやサイコセラピーも、もとをたどるとヨガからヒントを得ています。ヒプノシス（催眠療法）などは、ヨガのシャバアーサナ（死体のポーズ）や瞑想からヒントを得ています。ヨガは、ヒマラヤ聖者のサマディの知恵から生まれたものです。そして、私はその伝統を汲《く》む教えを、シッダーマスターのハリババよりいただくことができました。永遠の幸福のための究極のサマディに到達し、悟り、真理を知ったのです。

その知恵の効果的な教えがサマディ瞑想を含むアヌグラハヒマラヤサマディプログラムです。本来浄められない混乱やストレスを根底から浄め、変容していく悟りへの道であり、すみやかに完全な人間になることのできるプログラムです。その実践で私たちの中にあるいろいろな直感が働きはじめ、過去から未来まで、何でもよくわかるようになるのです。心のスイッチを全部オフにし、必要なときだけスイッチが入るようになります。

わずか二、三時間寝るだけで、体力を回復することができるようになります。無駄な動きがないため、エネルギーの消耗がなく、内外の刺激や現象にもとらわれないため、カルマをつくることもなく、わずかな睡眠時間で回復することができるからです。

ところが、アヌグラハの数々のディクシャを受けることや、サマディ瞑想の習慣がない人の場合、ストレスを抱え込んだ心と体は混乱し、いつも疲れやすい状態にあります。無知と欲望のエネルギーはカルマを生み、カルマに沿ってどんどんエネルギーを消耗してしまいます。そのため、いくら眠っても疲れが取れず、朝から体がだるい状態をつくるのです。免疫力の低下を招き、病気になる土壌となってしまいます。

できるだけエネルギーを消耗させず、ストレスのない心と体をつくっていくことは、現代社会を生きるうえで必要かつ重要なことです。心身をリフレッシュし、体や心の体操やマッサージでは届かない深いところから、心身とエネルギーの混乱を整え浄め、生命力を高め、気づきをもたらし、平和な心、不動な心をつくっていくための知恵は、まさにサマディを得て悟りに導く、ヒマラヤ秘教の真のヨガと瞑想にこそあるのです。

自分の内側を見つめ、根源の存在に還っていく

ヨガには、ざっと思いつくだけでも次のようなものがあります。

●バクティヨガ　愛と奉仕と帰依を通して浄め、悟るヨガ
●ハタヨガ　科学的、実践的にエネルギーのバランスをとって悟るヨガ
●クンダリーニヨガ　チャクラの開発を通して超能力と悟りを得るヨガ

●ラージャヨガ　ヨガの王様といわれる、気づきを通して悟るヨガ
●グルヨガ　愛と尊敬と信頼とサレンダーを通してパワーを得て、悟るヨガ
●ギヤンヨガ　知識と神聖な知識を通して理解して悟るヨガ
●カルマヨガ　心身を完全にし、社会の中でより良く生きる行為を通して、自由を得て、瞑想の準備をするヨガ
●クリヤヨガ　科学的な心身のテクニックを通して悟るヨガ

私が伝えたいと思っているのはそれらのヨガを統合したものであり、それぞれのヨガのルーツの、公開されていないインナーなヨガ、サマディへのヨガであり、アヌグラハ瞑想、サマディ瞑想を含むアヌグラハヒマラヤサマディプログラムです。それはシッダーマスターからの数々のアヌグラハディクシャの伝授の恩恵によって根源的な変容をもたらす、ヒマラヤ秘教の真のヨガなのです。

サマディはすべての条件が整い、修行がすすんで起きるものです。サマディを得るためのテクニックはありません。シッダーマスターとともに座り、分析をしない純粋な心を持ち、ゆるがぬ信頼を持って自己にサレンダーできる人に、サマディが起きます。そうした心に、真の知恵、自由で苦しみのない純粋な自己が目覚め、悟りが起きるのです。

ただし、信頼を持つこと、判断しない心を持つことは、そう簡単ではありません。どうしたらサレンダー（明け渡すこと、エゴを落とすこと）できるのか。どうしたら分析やジャッジしない

心になれるのか。どうしたら無心で純粋な心になれるのか。そのためには心身の浄化が必要なのです。

浄化のための、カルマを浄めるさまざまなテクニックや方法が存在します。それが、心と体とプラーナを浄めるためのヨガです。それらがバクティヨガ、ハタヨガ、クンダリーニヨガ、ラージャヨガ、グルヨガ、ギヤンヨガ、カルマヨガ、クリヤヨガです。ヒマラヤ秘教は、これらの統合したヨガであり、そのエッセンスがシッダーマスターによってアヌグラハヒマラヤサマディプログラムとしてもたらされたのです。

こうしたことが悟りのためにアヌグラハを受ける準備になります。アヌグラハディクシャや、サマディ瞑想の聖なる波動やヒマラヤクリヤ秘法で深いカルマを楽に溶かして浄めます。気（プラーナ）のエネルギーや、サマディの意志の力のサンカルパ、聖なる音の波動、ヤジャナの火による宇宙のパワーや、ヤントラのエネルギーでの浄めと変容は、サマディからの知恵が加わることですべてがアヌグラハとなり、さまざまなヨガがさらに生きた慈愛の教え、人生の目的の悟りを完成できるものとなっていきます。

サマディへの道、悟りへの道は、それをよく知るシッダーマスターによって伝えられてきました。真の幸福になるため、サマディを得るため、悟りを得るためには、マスターの存在が欠かせません。木なしには木陰はなく、そこで休むことができないのと同じことです。

あなたは、おそらく意識のレベルの大変高い方であり、本をよく読み、知識も豊富にお持ちでしょう。しかし、そのためにどうしても目や耳からの情報にとらわれ、自分自身の経験や体験をもとに価値判断をしてしまいます。

大事なのは、頭で考えたり、判断したりすることではありません。いくら本や経典を読んで膨大な知識を頭に詰め込んだとしても、それは単なる知識にすぎません。頭の中に、いろいろな観念を詰め込んだにすぎないのです。例えば、人を許すことが良いとか、真我、純粋な存在になることなど、読んだことを実践するのは難しいことです。いくら空について説く仏教の本やインドの哲学を読んだとしても、悟りへの秘教はわからないのです。いざというときには頭で考えたことは表現できません。そして、純粋な存在について知識で知ったことと、自分自身が実際に変容して、サンスカーラやカルマを浄め、エネルギーを一つにして、源の存在（魂）になることとは違うのです。実際の体験を通して本当の知恵が湧き上がり、悟っていく、生きた知恵を得ていくことです。それによっていざというときも、直感のレベルで、恐怖のない本質の行動ができるのです。

サマディとは真理の道であり、本来のあなた自身に戻っていくこと、すべてを生む創造の源に還っていくことです。悟りの人、仏陀になることで、あなたのすべての方向への可能性を広げる、豊かさと知恵にあふれた幸福への道なのです。顕在意識から潜在意識、さらに純粋意識への旅です。意識を進化させ、神意識、超意識になることなのです。ハートを開き、自己の悟りを得て、神々の悟りを得て、至高なる存在に至り、全体となってすべてを知るのです。その道は本来厳しく、手の届かないものであった教えが、生きた教えとしてシッダーマスターからの恩恵となってやさしく実践し、その可能性に向かえるチャンスがあるのです。

まずは、自分を空にして素直になり、信頼してください。自分の内側を見つめ、私たちはいったいどこから来たのか、その一点にすべてを溶かし込んでいくのです。人を含め、すべての物質は何もないところからやってきました。しかし、それはただの空っぽの存在ではなく、すべてを生み出す力を持った、すべてを含む存在ということ、すべてをつくり出す創造の源、生命の源の存在、つまり神の存在です。そこから私たちは生まれてきたのです。遡《さかのぼ》ってそこに戻っていくことで、すべてを明らかに知り、悟ることができるのです。そのプロセスをひとつずつ体験し、その次元を超えていきます。そうすると、今までに得た知識が、一体どのレベルであるのか、どういうことを言っているのかが明瞭にわかるようになるのです。そのステージ一つひとつを祝福し、それを遡り、根源の存在に還っていく。それこそがサマディへの道なのです。

遡るための障害である曇りを超えるため、意識を引き上げる浄化とパワーが、シッダーマスターによるアヌグラハの存在のグレイスで与えられ、本質の自分にすみやかに出会うのです。

臓器間の空間をひとつにし、体のバランスを整える

ある西洋医学の外科医が、臓器と臓器の間には空間があると言いました。肝臓と胃の間には空間があって、その空間があるからこそ手術ができる、その空間こそ大切なのだというわけです。それは、単に体のバランスを取るために必要なのだとの認識にすぎませんが、そのことに西洋医学のお医者様が気づいたのは大変な進歩といえるでしょう。

東洋の医学では、身体は宇宙の五つの元素、木、火、土、金、水でできており、それぞれが木

は肝臓、火は心臓、土が脾臓、水は腎臓、金は肺臓の部位に対応するとされています。

インド哲学では、宇宙の生成を根源から見つめ、深く探求し、宇宙と人間の体は同じもので出来ているとし、それらは土、水、火、風、空の要素であるといいます。空は最も大切な要素であり、森羅万象を作り上げるもののひとつでもあります。

事実、私たちの体の中に空間というものがなく、塊《かたまり》だけで出来ているとしたなら、身動きが取れないでしょう。そこに空《くう》、つまりスペースがないと生命力は弱まります。

それぞれの要素は肉体にとって、形を維持するのに大切です。五つのエレメントのバランスが必要であり、それぞれのエレメントを浄めます。土の要素を浄め、土は水に溶け込んでいきます。水を浄めれば火に溶け込み、火は風に溶け込んでいき、風は空に溶け込んでいきます。そのプロセスは源への旅、ものの成り立ちのすべてを知っていく旅であり、それをコントロールできるようになるのです。

内臓は五つのエレメントでできています。それぞれの臓器のエネルギーを浄め、波動を調えていきます。

気の巡りや血液の流れを良くし、体のバランスを取り、浄めていくのです。さらに心を浄め、内側のすべてを知りつくし、変容し、それぞれのレベルを超え、すべてを超えて真我になります。それは、アートマン（魂）が自由になることなのです。新しく生まれ変わることです。しかし、こうした経緯は、体験でのみ到達できるもので、言葉で書きあらわすことは、残念ながら非常に困難だと言わざるをえません。

体を健康にするアーサナ

内なる自己のあらわれである体を整え、浄化することはとても大切です。肉体は目に見えるので、整えやすいといえるでしょう。体のバランスを取り、体の右と左とで内臓の偏りがないように、背骨が真ん中にくるように調整します。

ヨガではアーサナ（座法）がそれに当てはまる動きです。アーサナは、瞑想をするため、体を正して座るために生まれました。結跏趺坐《けっかふざ》法や半跏趺坐法、達人座法、さらにやさしい安楽座法など、いろいろな種類があります。下半身が硬く、膝や足首が硬いと足を組むことができないので、やわらかい関節をつくり、身体のバランスを取ります。筋肉のバランスを取って、内臓の偏りや骨格の歪みを整えて本来の自然体に戻すのです。

ヨガのアーサナは、調和を取るために、自由でパワフルな動物の動きからヒントを得てつくられました。動物には、その習性やエネルギーに、人間も本来持っている生命力や、ある種の超能力的能力があります。その動きを模したアーサナをすることで、そうしたエネルギーが開花し、バランスを取るとともに自然性を高める働きがあります。

背骨を中心に、体を前に曲げたり、後ろに反り返したり、横を伸ばしたりねじったりしながら、バランスを取っていきます。これにより身体の骨格や筋肉のバランスが取れます。

ヨガのアーサナは、基本八十四ポーズの他、変型を混ぜると何千種類ものポーズがありますが、その人の心身の状態に応じて、必要な動作を行うことでバランスがとれます。矯正ポーズや整体的動きのヒーリングヨガのプラナディヨガは、すみやかに体の異常を整えます。こうした矯正ポーズを含めて、その人に合ったアーサナの個人プログラムを組み立てて、実践することが大切です。アーサナといえども自己流に行うことは危険です。自分に合ったものを行うために、それを知るマスターから個人のプログラムをいただき、アドバイスを受けることで、より完璧になるでしょう。まず、サマディ瞑想やアヌグラハクリヤのヒマラヤ秘法をいただきます。

深いレベルである、体の形があらわれる前のエネルギーに働きかけるサマディ瞑想やアヌグラハを受ければ、内側からストレスが自然に浄化され、生理的、心理的変化を起こし、無理なく自然に姿勢が正されます。自然に痛みや歪みを取り除き、身体の異常がすみやかに整えられます。

心の源泉に還り、愛そのものになる

次に、心身の質を高めるために、心の調和をはかります。そのために必要なのがポジティブ・シンキング（前向きな考えかた）です。ポジティブに物事を考えれば、エネルギーは良い方向に流れるようになりますから、血液の循環もよくなり、細胞も活性化して、自然治癒力が高まります。

しかし、知恵のあるポジティブが望ましいのです。心の働きは原因があって結果があり、その連鎖はカルマによって方向づけられています。その心の思いであらわれる行為は、自分を守るためや、無知からのものであり、自分でもわからずに人を傷つけ、苦しめ、最終的に自分をも苦しめてしまう結果を生むのです。

そういった悪いことにおいてもポジティブにとらえ、反省もしないのであれば、困ったものです。ですから、ポジティブ・シンキングといっても、決して万能ではないということがわかります。心の働きにはプラスとマイナス、ポジティブな面とネガティブな面があり、自分にとってポジティブなことでも、相手にとってはネガティブになることもあるのです。

ポジティブの裏に必ずネガティブありと思っておいたほうがよいでしょう。ポジティブな心の動きは、ある面においては、自分を傷つけないための都合のよい解釈であり、エゴを強め、相手を理解しない、偏った執着でもあるからです。

心を溶かし、空になったときというのは、ポジティブにしろ、ネガティブにしろ、いっさいのマインドを超えたときです。そこにこそ本当の静寂があり平和があり、愛があり、知恵があるのです。

ですから、ただポジティブでさえあればよいというものではありません。ポジティブ・シンキングばかりしていこうとすると、疲れてしまうものです。いつも自分の心を見張り、正しく表現できているか、人を傷つけていないか、思いやりは出せているのかと気配りするあまり、心が休まる間がないからです。気遣いは素晴らしいのですが、度を越すと本人が疲れてしまい、エネルギーをダウンさせ、疲れやすくなって、神経の病にかかってしまうかもしれません。

宗教などの教えをみても、教義によって心を育むことばかりが強調されていますが、それも大変疲れることです。本質そのものを変容させることなしに、良い人になるために無理に自分自身の気持ちや本音を抑えたり、曲げたりしなければならないからです。常に、できているか否かの比較の心とチェックに明け暮れる人になってしまいます。自然に愛あふれる人ということではなく、その役割を演技していることになります。

では、どのようにすれば心が休まり、楽になるのでしょうか。何もしなくても相手が安心し、気持ちの良い関係を保てるようにするには、どうしたらよいのでしょうか。お互いになんらはからいの心もなく、遠慮やイライラやもろもろの欲望もなく、ひたすら母親の懐《ふところ》に抱かれているような安らぎや信頼や安心を感じながら二十四時間過ごすことができたなら、どんなに幸せなことでしょう。本当は一瞬でもそういった瞬間を持つ必要があります。人は皆、自分でないものになりすぎている時間が多すぎるのです。

心のケアのために欧米で発達した心理学的療法もありますが、どちらかというと心の分析であり、テクニックで、その迷路に入り込むと、全体のところからの気づきと、心を超える手立てが得られないことになります。心の理屈に翻弄されて、かえって苦しむ結果になりかねません。心で心を理解しようとしてよけいに心を使うことで、それが習性になってしまうからです。霊性の修行にとっては、心が強くなりすぎ、心の扱いが難しくなります。

浄化により心の曇りが取り除かれると、本質があらわれてきます。その旅をすすめ、本質的で純粋なあなたに戻る、つまりあなた自身が真理そのものになっていけばよいのです。サマディに向かうことです。安らぎと自信と信頼に満ち、なんら欲求や批判がない世界に向かうことです。そのためには、常に深い心からの愛、深い知恵からの自然な行動が重要になります。つまり執着のない心、とらわれのない心の行動です。そしてあなたは、心の源泉に還り、純粋で穢《けが》れのない愛そのものになっていきます。

その行いは、あなた自身が幸福になるだけでなく、まわりの人をも幸福にします。あなたは永遠に変わることがなく、すべてに恵みを与えてくれる存在と生命の根源の部分でつながり、心は必要なときにだけ使うようになります。本当の幸福を得て愛そのものになり、愛の海になり、サット・チット・アーナンダになるのです。

サマディの修行におけるひとりきりは、ロンリネスではなくアローンネス

サマディへの修行は、ひとりきりの状況にひたすら耐えることからはじまります。それは、孤独を愛するなどというものとはまったく違います。本当にひとりきりでいなければなりません。おしゃべりな人や寂しがりやの人は、一日人に会わないだけで、孤独で死にたくなってしまうかもしれません。孤独とは、ある意味では恐怖との闘いともいえます。

そのため、人によっては、

「そんなに苦しい思いをするなら、不満はあっても、適当に好きなことをしていたほうがましだ」

という方もいるでしょう。

ですが、サマディの修行におけるひとりきりとは、寂しさのなかでひたすら耐えるというものではありません。完全なるひとりになり、なんにもない真我、アートマンになる。内側が満ち足りた自立した人間になっていく、「アローンネス」ということなのです。自己になる、純粋な、自由な、本来のもともとの自己はそこにあり、そこに還るのです。つまりセルフリアライゼーショ

ンです。アートマン、存在といわれる自分自身にとって、肉体も心も衣にすぎません。それは、外の現象世界の出来事であり、幻です。それにさえもとらわれず、惑わされず、完全にひとりになっていくことなのです。

誰かや何かのことを考え、寂しく思ったり、悲しく思ったりしている「ロンリネス」とは別のものです。つまり、人はいろいろなエネルギーが集まって出来たものです。その源泉をたどり、真我になっていくのです。

誰もいない、何もないという状況は、はじめは「虚しさ」そのものと勘違いしがちです。信じてその道を進んでいたとしても、正しいガイドがなければ、この先どうなるかを考えて不安でたまらなくなり、自分自身が危険にさらされているといった錯覚を覚えることもあるかもしれません。そのために、道をよく知るマスターの存在やアヌグラハの恩恵は欠かせないことです。

もしあなたが、不安を抱えながらもマスターなしに自己流で進んでいくならば、無駄な心配や緊張で大変な労力と時間を消耗し、実りのないものとなるでしょう。それは危険きわまりないものです。この道は、マスターの助けなしには得られない道なのです。

さらに、サマディの修行や瞑想修行は誰にも邪魔をされないことが重要です。内側の静寂に入っていくための、誰にも邪魔されない安全な空間が必要です。

私は、都会の真ん中に静かに自分を見つめることのできる空間をつくりました。多くの人が内なる変容を目指して、幸福になるための瞑想センターです。このセンターはアヌグラハに満ちています。そこで多くの人が日常から離れ、安心して修行し、自分の中の愛と平和と真理に出合い、自由で豊かな人になっていただきたいと願っています。

サマディは最高の境地、それをなす人は最も尊ばれる

私がサマディの修行にヒマラヤを選んだ理由について、少し説明しておきましょう。逆に言えば、なぜヒマラヤではサマディへの道を進むことが可能なのか、ということでもあります。

出家し「神に出会いたい」と修行に励む修行者、サドゥと呼ばれる人たちは、聖なる道を歩み、神を信ずる人たちです。真のサマディ（大きな悟り）を目指し修行し、真理の体現者になっていこうとする人たちです。中でも厳しい修行をし、純粋なカルマを持った修行者にのみ、偉大なマスターとの出会いによってサマディが起き、悟りを得て、真理の体現者になっていくのです。その人々こそが、衆生の苦しみを解放することができます。インドでは、そうしたサマディに到達したサドゥは大変な尊敬を集めます。この伝統は、仏陀より以前から続いています。そして、仏陀も悟りを得たサドゥのひとりです。

古来、ヒマラヤでは多くの修行者が修行していました。ヒマラヤは神が住むといわれ、歴史の中で、さまざまな偉大な聖者、サマディに達し、悟りを得た聖者があらわれました。そのひとりに、ヴェーダやウパニシャドをサマディの知恵によって書いたヴィヤーサという聖者がいました。幸運にも私は、彼の住んでいたヒマラヤのケーブに行き、遥か古《いにしえ》の偉大なるヒマラヤ聖者、シッダーマスターの、ヴェーダを書き修行する気配を感ずることができました。偉大なる聖者、悟りの人の修行したバイブレーションは、今なおそのケーブにあるのです。多くの悟りの人を生み出

したヒマラヤは、そういった意味でも、純粋でスピリチュアルなエネルギーに満ちたところです。

真理を求める出家の修行者に対する、尊敬に満ちた温かい眼差しと、多くの偉大なる聖者の、完全な悟りのサマディを目指した歴史があり、いまなおサマディに没入しているヒマラヤ聖者たちがいます。サマディを修行する修行者たちは、修行を尊び、修行をする人々が多くいるという自然な環境と土壌があり、厳しい修行にも耐えることができるのです。

歴史には、サマディを通して真理に出合ったヒマラヤの聖者、多くのシッダーマスターがいます。ゴラクナート、クリパチャリヤ、バシスタ、アガスティヤ、パラサ、ドルバシャなど歴史的に有名な聖者、近くは仏陀をはじめ、キリスト、アディ・シャンカラチャリヤなどです。インドでの歴史がはじまって以来、サマディは、すべての人々が求める人生最高の目的であり、意識を進化させる、人の進む最高の境地であるとされ、そこに到達した人は最も尊ばれてきました。

また、西洋、東洋問わず外国でも、神を信仰していたり、瞑想をしたりする者に対して、尊敬の気持ちがあらわされます。それどころか、

「特に私は信仰している宗教はありません」

などと言おうものなら、変人扱いさえされて、信頼に値しないと思われるようです。そのため、信仰する人々は自信を持って、その道を進むことができます。

日本において、一般の人々の会話で、神や信仰を口にするのは、特別な意識がありすぎな感じがあります。私がよく訪れるアメリカやヨーロッパの人々は、映画などを通して見る姿ではとても自由奔放ですが、実際はそれとは違って、実はほとんどの人々が信仰深いのに驚かされます。

日常会話にも「オー、マイゴッド！」と言って神という言葉が頻繁に使われます。自由な反面、一方で信仰心があるので、あのように文化が花開いているのでしょう。

彼らは科学的リサーチが好きであり、そういう姿勢から、東洋の良いものをすすんで取り入れています。東洋の良さを仏教や瞑想、ヨガに見出し、それを積極的に取り入れているのです。キリスト教の中にも、瞑想に興味を持ち、取り入れようとする動きがあるのに驚かされます。瞑想やヨガ、ヒマラヤの教えは、セルフリアライゼーションから、さらにブラフマンリアライゼーションで、神、至高なる存在に出会うという教え、個人の変容の教えであり、宗派を超えたものなので、学ぶのは誰でもオーケーです。事実、私のところへは、イスラム教の人も、キリスト教の人も来ていました。多くの人々が瞑想に興味を持ち、実践して、より進化した人になろうとしています。

私は、アメリカをはじめとする西欧諸国の人々にも、真の幸福への道、サマディへの道、悟りへの道を示しています。彼らは悟りの大切さをいち早く理解しています。これこそが人類を救う道だからです。ヒマラヤからの恩恵が今、具体的な形となってあらわれていくときなのです。

悟りを得ることが急務です。世の中の不安、エネルギーの不安や病気、それらは人々が悟ることで解決されます。世界中の人々の百分の一が悟ることで、集合意識のレベルから世の中が変換し、全世界が幸福になるでしょう。

しかし、サマディを得ることは簡単なようで簡単ではありません。多くの真のマスターが生まれる必要があります。悟り、サマディは、それを楽しめ、マスターになろうとする人に向いています。すべての人が世界を変容し、平和に導くために、ワンネスの世界をつくることです。宇宙心を持つのです。一つの波動にチューニングして、すべての人が祈るのです。アヌグラハ瞑想は最終的に悟りに導くとともに、すべての人々が海のような心の宇宙心を持つのを助けます。アヌグラハをいただき、瞑想やチャンティングを行い、すみやかに世界をワンネスに導いていきます。

日本人にも、個人の変容と進化のための瞑想をすることや、悟りを目指すことの素晴らしさを知る人が多くあらわれてほしいと思います。そのためにも、瞑想やサマディ、悟りは特別な人のためのものではなく、すべての人への目的になります。

責任ある社会人として社会生活を正しくまっとうしながら、悟りのための修行を続けていくことです。ヒマラヤのバイブレーション、サマディのバイブレーションは、アヌグラハを通して世界中どこでもあなたの中に呼び込むことができ、出合うことができます。私はヒマラヤの地で修行しましたが、そのバイブレーションを、アヌグラハ伝授を通してダイレクトに受け取れるのです。瞑想は壁を取り除き、時間を超え、距離をなくします。ヒマラヤのシッダーマスターの恩恵は、信頼とサレンダーと愛で、すでに手の届くところにあるのです。これを通して自分の意識を高め、成長するために、自信を持って真理を探究し、瞑想に取り組んでいってほしいと思います。

ヒマラヤの秘教とそれを含む悟りへの道は、今なお秘密で、公開されていません。歴史の中でも、ほんのわずかな弟子にグルからディクシャを通して伝えられた秘密の教えです。私は現実のマスターであるヒマラヤの偉大なるグル、ハリババに出会い、アヌグラハをいただくことができ、ヒマラヤの秘法が私に伝えられました。

その教えは、アヌグラハディクシャとして、日本の人々に伝えられています。さまざまなディクシャを伝え、それを含めたアヌグラハヒマラヤサマディプログラムの実践は、苦しみを溶かし、才能を開発し、幸福になり、悟ることのできるチャンスです。もっと多くの人々に混乱やストレスから脱却して覚醒し、真のリーダーになって、この世の中に平和と愛をもたらしていただきたいのです。それを可能にするのがアヌグラハです。何百万人に一人受けられるかどうかのヒマラヤ秘教が今、ここにあるからです。シッダーマスターによるアヌグラハの秘法の伝授が、歴史上はじめて、日本において可能になったのです。

ヒマラヤ秘教の最も強力な恩恵であるアヌグラハは、内なる浄化と変容で愛と平和を深め、ユニバーサルな心をつくり、ヒューマニティを発達させ、社会への愛を広げ、世界を平和にします。自己を変革し、多くのマスターの出現によって、クリパを通して多くの人々が救われていくのです。

第6章

瞑想とサマディによる「究極の安らぎ」

1　カルマを一つひとつ浄めていけば、ピュアな自分に出会える

感覚的な喜びではなく、知恵が豊かになっていくような喜び

私たちには、感覚というアンテナがあります。感覚は、見たり聞いたりといったいろいろな刺激を受けて、心に伝えます。感覚はアンテナとなって、心に欲望を引き起こすのです。欲望は木の枝のように広がり、いろいろな方向に、いろいろなものをつかんでいきます。そして、つかむことによって、そのことにとらわれていくのです。

欲望は、これが欲しい、あれが欲しいと、とどまるところを知りません。ひとつつかむとまた別のものが欲しくなるというように、欲望は膨《ふく》らんで際限がありません。

この欲望に突き動かされている限り、心はすっきりと満たされることはありません。ひとつの欲望を手に入れたことで、一時的な満足感はあります。しかしそれは長く続かないものです。あっという間に飽きてしまうのです。心というものはそういうものです。常に新しい刺激を望んでいます。

気に入った洋服を買うことができれば、そのときは満足しますが、また新しい洋服が欲しくなります。観たい、観たいと思っていた映画を観たときは満足しますが、すぐにまた別の映画を観たくなります。自分の内側から湧いてくるような喜びは得られないからです。

私たちは、そんなことばかり繰り返しているのです。外側の刺激をどんどん取り入れることで、どこか満足できたような気がするだけです。それが悪い方向、例えば将来的に心や体を蝕むものが癖になると、破滅的にすらなってしまいます。害であるとわかっていても一時的な快感に酔いしれてしまうのです。お酒やタバコやギャンブルなどがそうです。

そういったことに溺れると、やがて、体も心もバランスを崩していくでしょう。一時的に気持ち良いという感覚は味わえますが、結局それは何かに依存したものにすぎません。生きていると、知らず知らずに欲望に翻弄され、生活から得る癖の方向に感覚が異常に発達したり、逆に麻痺したりするのです。強い癖は、通常では修正不可能になります。ですから、常に自分に注意深くある必要があるのです。

サマディ瞑想をはじめとするアヌグラハヒマラヤサマディプログラムによって得られるものは、そのような感覚を通じて得る心の喜びではありません。本当のことがわかってくる、本当の知恵が豊かになっていく喜び、安心感と幸福感です。間違った情報をとらえないために、感覚を浄化し、バランスを取ることが大切です。

感覚には、視覚、聴覚、嗅覚、味覚、触覚があります。それらは、自分を守るために与えられた必要なものです。しかし、これは見分けるためのものであり、そこにとどまるべきものではありません。正しい感覚を持ち、それを正しく使い、それに翻弄されず、それを超えていきます。それは、感覚に煩わされない喜びです。その修行にはプラティヤハーラという感覚の統制と、そこから進化し、ドラスタバワという心を観る修行があります。サマディ瞑想は感覚を統制し、それを超えていきます。すべての事柄に気づいていき、体のことがわかり、心のことがわかります。真理がわかり、すべてを知る喜びです。それは心を超えた体験であり、真我になる、セルフリアライゼーション、完全なる悟りの喜びなのです。至高なる幸福の喜びであり、何にも替えがたい、言いあらわすことのできない喜びです。

サマディの幸福は、感覚や心や体の喜びではなく、アートマンに達する、サッチダナンダという、真理の祝福なのです。内側の混乱が静まり、すべての矛盾から解放された、平和の喜びです。

今をどう生きるかに心を集中させ、何が大切なのかに気づく

私たちの体と心は、常に疲れている状態にあります。あらゆる欲望のなかで神経を使い、体を使い、心を使っています。何かに怒ったり、誰かに腹を立てたり、過去の事を悔やんでみたり、自分や誰かを責めてみたり…。これでは平和な心の時間はありません。それどころか、自分の心がどういう状態にあるかさえわからないでいる人が多いでしょう。それを無知無明といいます。自分がどういう心を持ち、どういう行動をしているか、本当に静寂のレベルから見てどうなのかは、そこにどっぷり漬かっているので、誰もがほとんどわからないのです。そういう人にかぎって、こう言うのです。

「自分は一生懸命生きているのに」

「真面目にがんばっているのに」

それなのに幸せじゃないのはどうして？　というわけです。

それに比べると、そういうことを気にせず適当に遊んで好きなことをやっている人のほうが、むしろおおらかに生きているように見えます。特に何かにとらわれるでもなく、こだわるわけでもない。だから、悩みもまた少なかったりするのです。

一生懸命なのですが、すべてを四角四面に考えてしまうほど真面目すぎたり、いろいろ勉強して、こう生きなければなどと心の思いが強くなり、自分を縛りつけたりしていると、自由に自分を表現し解放することができなくなります。するとエネルギーが流れにくくなるのです。固くなって不自由になってしまいます。物事はそう自分の理想通りにいきませんから、すぐ人と衝突してしまったり、自分の主張が通らないことで不満な気持ちをずっと引きずったりすることになります。

だからこそ瞑想が必要なのです。本当の自由と平和がどこにあるのか、何が大切なのかに気づいていくべきなのです。ただ一生懸命に行動しているだけでは不十分であり、効率が悪いのです。

サマディ瞑想はあなたをリラックスさせ、自由にしてくれます。サマディ瞑想をすることで、自分の考えにとらわれなくなり、心が平和になります。そして、心を静かにし、休ませ、無心になると楽になるのだということがわかってくるのです。よりいっそう自由な発想を生み出してくれると理解できます。

先のことばかり気にしたって、仕方ありません。なるようにしかならないのです。夢や希望を持って生きていくのは良いことですが、そのことを期待するがあまり、あるいは心配するあまり今のことができなくなるといった、取り越し苦労の癖があったりすると、本当に苦しいものです。

それを、運を天に任せるとまではいかないまでも、意識を今にもってくることで、過去を悔やまず引きずらず、今をどう生きるか、いかに豊かに生きるかに心を集中させていけばよいのです。

心を無心にして、いかに今を豊かに生きるかに心を集中させていくということは、とらわれず自由に、空の部分を広げていくということです。無心に今に生きることを可能にするのがアヌグラハやクリパを受け、サマディ瞑想を行っていくことです。

心を幅広く活用すれば、本当の幸せを実感できる

一般に人の心は、ついさっきのこととか、過去のこと、あるいは明日どうしようかなどを考えていることが多いものです。しかしそのことに気づいていません。そこには「今」がありません。つまり「今」は、人の心が何もないところにあるということです。

そんなふうに心が過去にいったり、未来にいったりして、ふらふらと揺れ動いていると、いっこうに心も体も休まりません。あなたは、夢の中でも揺れ動いています。ジョギングしている夢を見ると、寝ていても心臓はドキドキしています。また、雨に濡れた夢を見ると、体が冷たくなっていたりします。布団から足がゴトンと落ちたときなどは、どこかから落っこちた夢を見ているのかもしれません。体の感覚と夢とは、生理的に影響し合っています。もちろん、夢を見ることでカルマのエネルギーの解放が起きているのですが、カルマが寝ていても心を動かしていて、平和ではないのです。

心の状態は体に影響します。心が沈んでいると、体内の血液の流れも沈んだ感じになっていま

す。心の状態は、細胞の状態にまで影響するものなのです。反対に、恋をしているときなどは、心のワクワク感が体に伝わり、血液の流れも細胞も充実して、恋人に会いに地球の果てまでも行くぞと思うくらい、パワーが出てきます。しかし、誰もがそれほどの恋をいつもしているわけではありません。しかも、それが終わったときは、幸福の分だけ苦しむことになるのです。心は変化していきます。夢を見ているとき、目覚めているとき、それぞれのカルマにそって、変化していきます。

ですから、心とカルマに影響されない状態をつくっていかなければなりません。アヌグラハとサマディ瞑想により心とカルマが浄まり、心が揺れなくなり、今にいることができるようになります。心身にエネルギーが充電され、元気にリフレッシュします。心も体もリラックスします。物事を心配せず、おおらかになります。集中力が増し、生きるための新しいアイデアを生み出します。やる気が出てくるのです。生命力が増し、免疫力が強くなり、癒しの力が出てきます。

潜在的に持っていて、まだあらわれていない病気に対し、抵抗力ができてきます。ずっと健康でいられるわけです。予防医学というか、癒しの力を高めていくことで、自分の健康を維持できるのです。

こんなふうに言いますが、何がなんでも病気は悪いということではありません。風邪をひいたり、下痢をしたりなどの症状が出るのは、裏を返せば、自分の体が良くなるためのバランスを取ろうとしているあらわれともいえます。

ですから、それを警告として真摯に受けとめ、「ちょっと不摂生していたからな」とか、「寝不など、自分自身の心の持ちかたや生活を振り返り、それが必要なこととして起きているのだと、その状態を受け入れ、安らぎや感謝のほうに気持ちを向けて、バランスを取るのです。本来、症状は辛いものなので、つい愚痴が出て、悪いほうに想像しやすいのですが、そうすると、ますます悪い結果を招いてしまいます。そうなると心も苦しいのです。苦しみの思いを取り除くのは難しいことです。苦しみの心と一体になって苦しみ、愚痴を言ってしまうでしょう。そうならないためにも、病気の原因に目を向け、痛む姿は戦っているけなげな姿であると理解して、それを受け入れることです。それを心配したり、嫌悪したりして抵抗するのではなく、感謝するのです。病気を受け入れ、感謝をするということです。

病気の愚痴に限らず、いろいろな思いが愚痴になって出る時期があります。気づきが浅いとき、そのことでバランスを取っているのです。しかし、アヌグラハを受けて、サンスカーラとカルマを浄め、基本のサマディ瞑想をはじめると、愚痴の必要がなくなります。心の気づきが増し、バランスが取れるからです。愚痴は読んで字のごとく、愚かなものであり、気づきがないから、ももやもや不満のエネルギーが愚痴となって発散されるのです。

その後アヌグラハの伝授を受け、上級のサマディ瞑想を行うことで、さらに深く浄化が進み、すみやかにバランスが取れ、癒されるのです。体のホルモンの出が良くなり、血行も良くなって手足が温かくなります。痛みや体調の悪さなどが早く良くなります。体の不調から脱出するためには、バランスを取ることと、休息を取ること、抵抗力を高めることがカギです。これらを満たしてくれるのが各種アヌグラハディクシャやサマディ瞑想の実践なのです。

また、運動は健康な体を維持するうえで欠かせませんが、かといって年中いつどこでも運動をすることはできません。ましてや、風邪を引いたり病気になったりしたら、できないときもあります。しかし、心は違います。私たちは、心と二十四時間ずっと付き合っています。だからこそ、心の状態をしっかりつかまえておくことが大切なのです。

心のバランスを取ること、心を休めること、心を使うときはいつも心をハッピーに保ち、クリエイティブになれば、いつまでも若く健康でいられます。体を含め、人間とその生活は、機械のように自動的に働いていているようでいて、深いところですべて心によってコントロールされているのです。自分の心と上手に付き合うことができたら、こんなに有益で、素晴らしいことはありません。心を幅広く活用することで、私たちは本当の幸せを実感できるようになるのです。

その一方、心ほどやっかいなものはありません。いったい何を指して心というのか、ああだ、こうだと言い訳するのも、自分を守るエゴなのですが、それは、本当に自分の心の思いでしょうか。誰かから聞いたり、何かの本で読んだりした知識に過ぎないのではありませんか。心に振りまわされないために、心とはいったい何なのかということに気づき、そして、サマディへの道のプロセスで心を成長させ、意識を目覚めさせるのです。

カルマを一つひとつ浄めていくと、本当にピュアな自分があらわれてくる

心はいろいろなことを考え、いろんな行動をしています。過去を抱え込んでは、先のことを心

配しています。例えば、ゴルフをしていて、もっと遠くに飛ばしたいのになかなかうまくいかないというのは、心が自分の体の能力に限界をつくってしまうからです。すべてを心が支配しています。

心と体には過去からの歴史が全部刻まれ、細胞組織の中に全部残っていて、さらに宇宙空間に記憶されています。宇宙と私たちの体は同じシステムであり、自分に起きたことは宇宙に記憶されているのです。それはカルマの結果とサンスカーラです。カルマとは行動と思いのこと、サンスカーラはカルマの結果であり、その記憶という意味です。良いカルマも悪いカルマも、喜びも悲しみも全部残っています。それも、何生も何生も繰り返した、すべての体験の記憶が残っているのです。

あなたが過去において、人前でしゃべったり歌ったりしたときの緊張した記憶も残っています。それは、自分を良く見せたいがゆえのことなのか、それとも誰かに笑われたからか、それはいろいろあるでしょう。そういうものが自分の中にトラウマとして残っているため、同じ場面が来ると、また緊張してしまうのです。それを取り払わない限り、その現象は永遠に続きます。

苦手意識もそうです。私はこれが苦手とか、この食べ物は苦手とか、こういうタイプの人は苦手などという意識ですが、それもまたトラウマとして、私たちの心に残っています。それらの過去の記憶によって、私たちはとても不自由になっています。

トラウマは、ときにこんな作用も引き起こします。

ある男性がひとりの女性を愛し、傷つき別れたとします。するとその男性の中に、その女性のようなタイプは嫌いだというトラウマが発生します。ところが皮肉なことに、次に出会った女性もまた前の女性と同じタイプだったりすることが多いのです。

自分の中に、そういう女性がプログラミングされているため、また同じことを繰り返してしまうのです。自分の思いが、かえって同じものを引き寄せてしまうのです。ですから、その思いをクリアするために、無心にならなければなりません。無心になってはじめて新しい生きかたが出てくるのです。そう簡単に無心になれるものではありませんが、その心がけが大切なのです。

まず、自分にとって何がトラウマになっているかわからなくても、心の内側を見ていきます。それだけで、ああ、こういうことがブロックになっているのかと、気づくことができます。なぜこれが苦手なのかということにも思い当たるのです。

自分でそれに気がつくことができるようになり、カルマに気づいて、それが良くないと思えば、誰だってそれを変えていきたいと思います。そのためにはどうしたらよいのか。それを浄めていくのです。その浄める行為がアヌグラハヒーリングディクシャやアヌグラハサンスカーラディクシャ、さらにサマディ瞑想の修行なのです。これらは何生も何生もあなたを苦しめ、影響を与えていたカルマを直ちに浄め、楽にします。アヌグラハヒマラヤサマディプログラムはカルマを浄化し、アートマンになり、真理になっていくのです。

なかなか自分の深い部分に気づけないとき、一つひとつの心のトラウマに気づきを与え、サマディのパワーにより、すべてが光のもとにさらされ、癒され、消えてゆきます。

サマディ瞑想やすみやかなヒーリングのためのセッション、ヒーリングディクシャはサマディパワーですみやかに浄化し、調整してワンネスにしていき、見えない部分を一つひとつ浄め、さらに全体を一気に浄め、本当にピュアな自分があらわれてくるのです。やがて、「ああ、自分は光なんだ」と気づくはずです。

太陽のようにすべてが照らし出され、わかり、悟るのです。心にコントロールされず、自由に、自分の思い通りに行動できるようになります。アートマンになるのです。それは、カルマから解放された最高に豊かな生きかたなのです。

自分から与えていくこと。エネルギーは出したらまた入ってくるから

あなたは、ヨガと瞑想を健康法のひとつだと考えていることでしょう。ベーシックな健康な体をつくり、心のストレスを取り除き、能力を発揮できるようになるための基本だと考えていますよね。能力には、それこそいろいろなものがあります。心の平安、創造力、記憶力、直感力、体力、気力など、いくらでもあります。

アヌグラハヒマラヤサマディプログラムは、アヌグラハや、サマディ瞑想他で、サマディ（悟り）を得るシステムですが、実践の途上でいろいろなことが可能になってきます。

例えば、睡眠時間が少なくてすむようになります。人によって異なりますが、だいたい三時間くらいで十分です。超人的な力を持った超能力者になっていきます。内臓が疲れません。神経も疲れず、内外ともにストレスを受けないから、パワーが充電するのです。瞑想そのもので、深くリラックスしてエネルギーが無駄に使われず、充電されるので、さらにパワフルになり、いろい

ろな可能性が出てきます。

また、時間を超えることで、それにとらわれずにすむようになります。何時だからこれをしなければいけないとか、これを食べなければいけないという心のとらわれがなくなり、気楽になります。恨み辛みがなくなって優しくなります。集中力が増して、頭も良くなり理解力が増します。性格はしっかりしているけれどとらわれず、柔らかくなります。

神経が安らぐので、肌のツヤが良くなります。頭がリラックスして、目の緊張が取れることで、目が良くなります。耳がよく聞こえるようになり、つまらない言葉は流すことができるようになります。自信もつきます。

ダイエット効果もあります。食事のコントロールが自然にできるようになるので、我慢して食べないというより、食に対する執着がなくなっていくのです。そこが、今流行りのダイエット法とは大きく違うところです。

こうして見ていくと良いことばかりのようですが、さらに効果を上げ、意識を高めるためには、ただ何かを与えてもらうことばかりではいけません。かえってカルマを背負ってしまいます。必要なのは、見返りのないエネルギーを出していくことです。エネルギーというのは、出したらまた入ってくるものです。人間はエネルギーの製造機ともいえます。それをもらうほうばかりに意識を向けていますと、最後にはいろいろなところが詰まってきて、上手に機能しなくなってしまいます。

ヒマラヤの教えは愛です。愛という上質のエネルギーを出します。ヒマラヤの聖者に学んだ仏陀は、慈愛のかたちでエネルギーを出すことをすすめました。そうすると、心身のかたまりが自然にほどけ、自信がついていくのです。カルマが浄化され、心が空っぽになっていき、無限の存在からのエネルギーがいただけるのです。

もちろんアヌグラハをいただき、サマディ瞑想をしていると、エネルギーを出しやすくなり、欲張りではなくなります。「寝たい、寝たい」ではなく、「寝なくてもよい」になり、「食べたい、食べたい」でなく、「食べなくてもよい」となるのです。肉体的にも精神的にも経済的にもエネルギーが無駄に使われなくなります。省エネになるわけですね。修行により内側が変容して、時間や体力、気力、経済力を無駄に使わなくなるのです。

今使っているエネルギーは、たくさんのものや知識、あるいは愛を取り込んで、それを一生懸命使っているのですが、こだわり、好き嫌いで使っています。それは気まぐれな使いかたであり、エゴ的な使いかたです。コンピューターを使うとき、刺激の与えかたや手順を間違えると、動かなくなってしまいます。それと違って人は融通が利きますから、かなり無理をして、ストレスがあっても動きます。ですから、オーバーワークで融通が利かなくなると、手も足も出なくなってしまい、無気力というサインを出してしまうのです。もっと人間に対するエネルギーの出し入れに気づいていく必要があるでしょう。そこに、愛の哲学が必要になってきます。

対象がものであっても、愛によってよりスムーズに動いていくのです。ましてや人であったらどうでしょう。愛を出すということは、エネルギーが滞ることなく活かされ循環し、固まりがほどけ解放されていくエネルギーの使いかたなのです。

アヌグラハを受けたり、アヌグラハの橋となりクリパを伝授していくこと、各種サマディ瞑想や各種クリヤ瞑想（ヒマラヤ秘法の瞑想）をすることは、あなたを愛の循環に入れて進化させます。あなたの目覚めが、多くの人々を苦しみから救い、本当の自由な人をつくることに貢献していくことになるのです。あなたの愛をシェアし、人々を目覚めさせ悟りに導いてください。

2　深いレベルから自分をどんどん浄化し、透明な自分に出会う

負の気持ちが入ると、そちらのほうにエネルギーが流れるため、成果は上がらない

心は、普通見えません。自分の心がわからないのですから、まして他人の本当の心などわかるはずもありません。サマディ瞑想をしてようやく、見えない世界、心のメカニズムに気づき、心を超えたところに、私たちの心の動きを生み出す無限のエネルギーがあることに気づくのです。

仕事に一生懸命集中していたり、好きなことを行っていたりするときには、そのことに心がとらわれている状態になっていて、雑念は湧いてきません。音楽を聴いたり、人の話を聴こうと耳に意識を集中させていたりするときも、耳と体と心とがひとつになり、心がそのことでいっぱいになっていますから、やはり雑念は浮かびません。

喋《しゃべ》っているときも同じです。喋ることと心とがひとつになっているのです。体を動かしている

ときもそうです。意識は、体を動かすことに集中しています。

私たちは、普段は目や耳や鼻などの五つの感覚で、いろいろなことを感じ取っていますが、それ以外にも何かを感じ、キャッチする第六感という感覚のアンテナを持っています。深く感覚を超えた瞑想に入っていくと、五感の働きは鈍くなり、外から心は刺激されず、静めるように働くため、そのプロセスで普段は気づかないものが見えてきたり、浮かんできたりします。それは浄化の姿ですが、自分の心が結びついていたものが何かということもわかってきます。自分が執着しているものの姿です。それによって、自分の心の傾向を知ることができます。そのわかりやすい例が癖です。自分の行動のパターンです。

やることなすこと上手くいかない、失敗だらけという人は、人に邪魔されているように思えたり、自分はどうしてこうも運がないのかと嘆いたりすることでしょう。でも、どうしてそうなのか、どこに原因があるかには気づきません。気づかないから、また同じ失敗を繰り返してしまいます。気づかない限り、そのパターンから解放されないのです。

あなたが学生ならば、なぜ試験で良い点が取れないかと悩むでしょう。良い点が取れないことの答えは簡単です。勉強しなかったからです。ただし、自分としては試験に備えてきちんと勉強したにもかかわらず、良い点が取れなかったという場合もあります。一生懸命がんばったのに、なぜ失敗してしまうのでしょうか。一生懸命がんばることは大切なのですが、「これだけやっているのに」と、少しでもこだわりの気持ち、執着した負の気持ち、心の緊張や働きが入ると、エネルギーはすぐにそちらのほうに流れ消耗してしまうため、いくらがんばっても成果が上がらないことになってしまいます。とらわれの気持ちがマイナスとなって、そちらのほうに強く引っ張り、自己限定してしまうからです。

心の中の泥水は、瞑想することにより泥と透明な水とに分けられる

サマディ瞑想の習慣のない人は、自分の内側で何が起きているのか、自分が何に執着しているのか、どういうところに否定的な思いがあるのかがわかりません。ですから、エネルギーを正しい方向に向かわせるにはどうしたらいいか、わからないのです。

すべての結果には原因があり、その原因は心の中にあります。サマディ瞑想をしていると、心の中にあるものが見えて、どういう心のありかたが自分も相手も傷つけることがないかを知ることができます。

怒り、疑い、憎しみ、恨み、悲しみ、妬みの気持ちというのは、すべて自分の心の葛藤です。小さいときから「ああしなければいけない」「こうあらねばならない」と教えられてきたことは、すべて心の緊張となっています。

では、何も言わず、何も教えずに野放しで育てればよいのかといえば、それもまた違います。人にはそれぞれ生まれ持っているカルマやサンスカーラ（過去からの体験の記憶）があり、そのサンスカーラの方向にエネルギーはどんどん引っ張られ、カルマとしてあらわれていきますから、自由の中にも規律が必要になってきます。正しいエネルギーの使いかたは、道徳的な教えでガイドするほうがよいのです。

瞑想も同じです。瞑想をしようとして、ただボーッと座っているだけでは、何も改善されません。心のなかに、したいことや欲しいものなど、欲望の思いがあれば、どうしてもエネルギーはそちらのほうに引きずられてしまうからです。確かに瞑想とは、ボーッと何もしないでいる状態であるものもあります。

ただ、それは思いに抵抗するのではなく、観るという行為です。ただあるがまま、それを観ているのです。それはたいへん高度な瞑想であり、さらに進化して、何もせず、見ていることで平和で喜びに満ちるまでになるのには、行うのではなくただ観るという新しい癖をつける努力をしなくてはなりません。

一方、そのことを早く起こすためにも内側のワークをすすめるのです。心は常に働きます。働いて何かをしたくなる心を活かした方法で、積極的に、すみやかにエネルギーを浄め、カルマを浄めていくのです。それが各種アヌグラハ瞑想の中にあります。サマディ瞑想の秘法の持つパワーは、波動のエネルギーであり、太陽のエネルギーです。太陽はレーザーを運び、その波動は、陽子、電子、中間子の三つの働きをします。さらに、電磁的エネルギーをつくり出します。それぞれのレベルは異なりますが、微妙な、神秘的な、根源的、科学的なレーザーのようなエネルギーが発生し、カルマや心を浄化し、思いを浄化します。

サマディ瞑想をすると、内側の蓄積された、要らない汚れが浄化され、パワーを引き出され、バランスが取れるのです。それによって、いろいろなエネルギーの混乱が整い、心と体を美しくします。内側のパワーを目覚めさせ、パーソナリティを変容させます。やがてはサマディに連れていきます。完全なるアーナンダと静寂に導くのです。

たとえば、コップに入った透明な水に、泥を入れてシェイクすると泥水になります。サマディ瞑想をする前の人は、心や身体がストレスで固まって、泥水と同じような状態です。それを静かに放置すると、やがて泥が沈み、透明な水と分離されていきます。瞑想によって心が静かになる様子は、それと似ています。

あなたは本来透明な存在です。サマディ瞑想によって、本来の透明な自分を素早く取り戻していくことができます。

自分の知らないエネルギーがあることに、気づかされる

宇宙には、八百万《やおよろず》の神といわれるように、さまざまなエネルギーの存在があります。また、それに類似して私たちの体の中にも、七万二千の多くのエネルギーの道が存在します。アヌグラハやサマディ瞑想に頼らずそれを全部整えようと思えば、それこそ何生も何生もかかります。それらの多くのエネルギーは、本来人が生きるため、いろいろな能力を発揮するためにあります。優しいエネルギーもあれば、怒りのエネルギーや奢りのエネルギーも、いろいろな知恵のエネルギーもあります。

神は生き物を創造するにあたって、すべてに同じ材料を用いています。それぞれの動物は、その特徴とするエネルギーをたくさんもっています。人もそれと同じものをもっていますが、特に人としての特徴的エネルギーである、脳のエネルギーが発達しているのです。

しかも私たちは、過去生からの進化のプロセスにおいて、それぞれの心の使いかた、体の使いかたに差異があるので、キャラクターによってエネルギーの度合いが異なります。ちょっと失礼な話ではあるのですが、人のことを動物にたとえて、誰々さんはライオンのようだとか、あの人は牛みたいだとか、ヒョウのようにすばやいなどと言ったりしますね。それは、本当にその人から、そういうエネルギーが強く感じられるからです。

インドに行くと、さらに不思議な光景に出合います。より自然に近い環境のなかで、能力の抜きん出ている人が多いからです。例えば、ツルは一本足でずっと立っていられる鳥ですが、サドゥの修行で、一本足で何十年も立ったりしている人がいるわけです。

鳥はみな足が細く、頭が小さいのに、胸は厚く肺が大きくつくられています。頭に比べて異常に大きい肺があり、空気の要素が多く軽いので、細い足でずっと立っていられます。人間はからだの形態やシステムが違うのですが、修行によって心をコントロールし、マインドをなくし、エネルギーの混乱をなくしてひとつのエネルギーを強め、そのエネルギーになりきることで、同じように立ち続けることができるのです。

また、ヘビは手足がなく、ほとんど背骨を包む細長い筋肉の体でできていて、背骨のまわりの組織が抜け替わり自然に脱皮しますが、ヒマラヤ聖者、シッダーマスターの秘法の中に、脱皮することができる、カヤカルパという秘法があります。これは偉大な長寿の人間科学です。この人間科学が発達し、マントラのパワーによるカヤカルパと、薬草、ハーブによるカヤカルパ、ヨガサマディによるカヤカルパの三つの方法があり、このように修行によって、今までの皮膚と内臓のすべてが新しくなり、古いものが脱皮のようにむけて、三十歳ほども若くなるというものです。ほんのわずかなシッダーマスターだけに伝わる秘法です。チャンガデワというシッダーヨギは、百年に一回、四十日間サマディに入って、新しい歳と新しい体で帰ってきます。

人によっては、ある種のトランス状態に入ると、猿のような真似をしだす人もいれば、牛のような真似をしてみせる人もあらわれます。過去生において自分がその動物と縁が深いのか、あるいは強く記憶に残っているせいなのか、突然ネコになったり、犬になって吠えたりすることがあるのです。

私たちは、牛になったり犬になったりするために瞑想しているわけではありませんが、それによって自分の知らない、隠れたエネルギーに気づかされたり、自然のパワーを得ることができたりします。まったく違う人格になることだってあるかもしれません。過去から記憶された部分に刺激が強く加わり、ある種のエネルギーが流れると、そこだけチャンネルされて引き出され、発達してしまうことがあるからです。チャネラーはアートマンになることではなく、ある種のエネルギー、心が催眠状態になっているのです。チャネラーなどはそういった能力なので、そこから情報を多く引き出すことができるのです。最初のうちはその能力に酔いしれるのですけれども、そのエネルギーは強くなり、次第にコントロールできなくなり、バランスを崩します。また、ここに悪い人格があらわれると大変なことになります。自分がその人格に乗っ取られ、人格に変調をきたします。コントロールされてしまうことにもなりかねません。

映画でしっかりものの任侠の女房役を演じたある女優さんは、普段の性格がどういうものかはわかりませんが、役を演じていて、ものすごくすっきりして気分がいいと言っていました。片肌脱いで、えいとばかりにタンカを切ると、抑圧されたエネルギーが一気に発散されていくようで、解放感に包まれるというのです。しかも、そうやって演技にのめりこみすぎると、日常の言動まですっかりそっちの人格に変わってしまうのだそうです。そのため、本来の自分を取り戻すために、スポーツをしたり、温泉につかったりするということです。

深いレベルからたまった垢を取り除き、自分をどんどん浄化していく

極端なことをやりすぎると、自分というものがなくなってしまいます。それは、ものすごく不自然なことです。不自然なことをやって得られる解放感は、本当の解放ではありません。生きていくということは、ある種のドラマを演じているといえますが、だからといって、この場面では怒らなければとか、泣かなければなどと、しょっちゅう演技をしていてはいけません。必ず、心が安定している本来の自分のレベルに戻らなければなりません。

人は、職業や立場によって、それぞれ違う人格ができていきます。お客さん相手に商売をしている人は、ときには無理をして相手に合わせなければなりませんし、営業マンは、相手に受け入れてもらうために、無理に自分を演出しなければいけないことも多いでしょう。また女性は、子どもの前ではお母さんになり、夫の前では妻になり、友達の前ではひとりの友達となり、自分の親の前では娘になっています。無垢な精神状態に比べたら、これさえもその立場によって変化した状況になっているといえます。

社会において人は、先生や弁護士や社長さんなど、それぞれの社会的役割をこなします。これらは無意識のうちにいろいろな役を演じて振舞っているのですが、それぞれの立場の制約や思い込みがあり、自分本来の、自由で、自然に安らいでいる姿ではありません。本当には安らいでいないのです。このように、日常的に人はいろいろな心を使っているため、一度それをゼロにしていくことが必要なのです。

サマディ瞑想は、瞑想のなかでも、もとの自分に戻ることがとっても楽に、自然にできる瞑想法です。サマディ瞑想によって、心をリラックスさせ、深いレベルから自分をどんどん浄化し、溜《た》まった垢《あか》を取り除き、すべての引っかかりをなくしていくのです。

自分の中に執着がある限り、どうしてもそこに力が入ります。そのため、必要以上にがんばろうとしてしまいがちです。思い入れが強ければ強いほど、そこには疑いが入っていたり、余計な知識が入り過ぎていたりするものです。すると、そこが団子のように固まって、怪物化していくことにもなりかねません。

人は心のレベルで生きています。それは、良いとか悪いとか、好きとか嫌いとか、プラスとかマイナスのエネルギーが常にあるということです。マイナスのエネルギーが強く働き、マイナスのほうにぐっと引っ張られると、そちらに深く落ち込んでしまい、鬱《うつ》になったり、過ちを犯しかねません。

常に本来の自分に気づいて、あちらに行くと自分を汚すことになるからここに留まろう、そちらはマイナスの方向だから、行くのはよそうというように、自分自身をコントロールしなければならないのです。

人によってもともと持っているカルマが違うため、心の使いかたも違います。エネルギーが強すぎる人は、とても攻撃的になり、暴力を振るいたくなることもあるかもしれません。その人が瞑想の習慣のある人なら、暴力はいけないというメッセージを心に持ち、それを自分なりのルールとして守ることで、自分自身をコントロールしていくことができます。

サマディヨギの知恵で、こうしたカルマの記憶を掘り起こし、さまざまなトラウマを浄化することができます。心をすみやかにゼロに戻し、執着を解放できるのです。アヌグラハのパワーによって、深いところからバランスを取り、変容させ、癒すことができます。サマディ瞑想で、そうしたカルマを溶かしていくのです。

これらの行を通して、心と体をマネジメントする技術を学んでいきます。ストレスを背負い込まず、平和に、幸福に生きていくことができるようになります。宇宙的愛を育み、執着がなくなり、無心になることで、心をコントロールしなくとも自然に安らぎ、自由に、愛と知恵と平和なパワーに満ちて生きることができるのです。

3　瞑想

瞑想は自然に起きる

体は、心と生命エネルギーのプラーナによってコントロールされています。体は心によってコントロールされ、心はプラーナによってコントロールされているのです。いろいろな決定は、深い知識であるブディによって決まります。それは心を通して働くので、それらにもプラーナのパワーが働いています。プラーナはいろいろなエネルギーを持ち、体とブディと心に働いているのです。

プラーナをコントロールするには、心と体を執着から取り除き、浄めなければなりません。そのため、心と体に気づくとともにプラーナについても、いろいろなプラナヤーマを修行していきます。プラナヤーマとは、単なる呼吸法のことではなく、気のコントロールのことです。体をつくっている要素、エレメントや、感覚のセンターに集中していき、瞑想を行うことで気をコントロールできるようになります。

すべては心の欲望で、心はそこから大変なエネルギーを得るのです。体から自由となり、感覚から自由になり、社会に執着して生きて、それを超えていくのも心です。集中を練習しながら、なおかつ、これからなろうとするものから執着を外していきます。

集中を修行して、一つひとつが執着から切り離れていくと、自然に瞑想が起きるのです。瞑想は集中から起き、自由になるので、瞑想中はいろいろなことを行わないほうが良いわけです。ただそこに座り、いろんなことから自由になります。完全なるリラックスが瞑想です。心にいろいろな思いが浮かんでも、考えたり行動するのではなく、自分の存在を見ている、偉大なる証人になるのです。ただ見ることをドラスタといいます。

サマディへの修行は瞑想が重要です。集中の後に瞑想が起きます。しっかり集中のパワーを発達させなければなりません。その流れに従えば自然に瞑想が起きます。瞑想は何の境界もありません。何の的もなく、限界もないものです。それは、広い広い空のようなもの、あるいは海のようなものなのです。空に雲が自由に動くようなものです。心が何の執着もない状態です。

また、プラティヤハーラ（統制）というステージを通じて、すべての感覚器官を浄めます。感覚器官をすべてきれいにし、純粋になるのです。外からの刺激を内側に運ばない、何の言葉も受け取らない状態になります。プラティヤハーラという修行は、感覚の動きにとらわれないために浄化することです。執着せず、サレンダーを通して、神の足元にすべてを捧げます。サレンダーとは、海に飛び込むように、すべてが溶けて神と一体になるための、神への献身なのです。

常に注意して自分を見守り、行動しますが、すべての行動を理解して行うのです。アウェアネスといわれる気づきも同じことです。なにも取り込まず、ただ見ていることができます。深く理解して見ているからです。執着しないのは、感覚を通して起きるリアクションに対し、私は要らないとただあきらめるのです。

これらをプラティヤハーラといいます。それを行ってはじめて自然に瞑想が起きます。次に揚げるのは心と体を浄めていく道具です。音、波動、プラーナ、感覚、心、呼吸のそれぞれを見つめ、それを超え、見ることも落としていくのです。ひたすら見て、それを手放していく。あなたはそこにもういないのです。心が外れるのです。

瞑想は、悪いものを取り除き、リラックスします。離れていく科学です。一つひとつ体を体験し、見つめ、理解して、それを超えていくのです。その間の体から魂には、いろいろな橋があります。対象に集中して、瞑想して、信頼して献身を行い、その対象を理解すると、そのことはそれほど重要ではなくなるのです。私の本当の目的ではないと気づきます。一つひとつを超えて、ハイヤーセルフに近づいていきます。至高なる神の分身こそが、自分の中にあるアートマンです。悟りを得たマスターはそれに等しい存在なのです。

瞑想はいつでも起きます。人は集中を修行し、瞑想は起きるのです。

瞑想の中でサマディが起こります。それはクリヤヨガで起き、バクティヨガで起き、ラージャヨガで起き、ハタヨガで起き、すべてのヨガで起きます。集中で、コンテンプレイション（楽な集中）で、想像で、ヴィジュアライゼーションで、サレンダーで起きるのです。

なかでもサレンダーは最も偉大な修行です。特にサラガティ瞑想といいます。何もしないです べてのエゴを捨て、私は至高なる存在、神と一緒であり、神がすべてを行うと理解します。神と一体であり、私は何の意味もなくなり、子どもになり、母なる懐に抱かれ、悟りの存在と一体になるのです。

これらが、集中から瞑想を通してのサマディに行く道です。見ていることができるように、すみやかにさまざまな執着と混乱を一掃するのがアヌグラハのパワーで、深い瞑想にガイドします。さらに最も柔らかな解放に導くのは、無限の波動に近いサマディ瞑想であり、安全で確かなものです。

アヌグラハ瞑想はハートを開く

あなたは体です。体にはエゴがあります。あなたは心です。心には心のエゴがあります。あなたはブディ（知識、本当の知恵）です。ブディには知識のエゴがあります。

現代は最もエゴが発達していますから、この世界に見えない存在があることがわかりません。心と体こそが自分であり、創造の源の存在である神なしに生きることができると思っているのです。そんなエゴの考え方、無知な考え方で生きていても、生命力は働いています。

心と体を支えている源の存在が神です。

人生を平和にするのは大変難しいことです。神は、かたちのある人として存在してはいません。神とはこの宇宙のすべてなのです。目に見えるもの「肉体」、目に見えない細やかなもの「アストラル体」、さらに細やかな存在「コザール体」と、すべてを形成しているのが、創造の神の存在なのです。

電気力、電磁力、さらに分子や原子、電子、原子核、すべてのエネルギーは、神の力によって動くのです。それぞれの、目に見えるもの、動くものには、それ自身のパワーがありません。私たちの手は、それを動かす神経やエネルギーは、神なしには動きません。目は神の力がないと見えないし、心は神なしにはものを考えられないのです。心やブディは動きません。これらのものを動かすエネルギーは最後の存在ではありません。

誰も知らないすべての根源があります。すべての行動を超えたところにあるのです。それを発見できるのは、瞑想を通して、サマディを通してのみです。サマディを通してすべての不思議は開かれ、神の存在さえも体験できるのです。人は橋になり、真理を発見することができます。どんな形も、創造の源の存在、神がつくったものであり、最終的に神に戻っていくことがわかります。

神はどんな形にもなり、神はどこにでもいて、すべてです。何ものも神なしには存在できません。神はあなたとともに、あなたの中にあるのです。神に出会えるのは人間だけに与えられた知恵です。心と体は神に出会うための道具です。集中力を高め、気づきを発達させ、見つめること、理解することを発達させることで、神と顔を合わせることができます。

心は美しいチャンネルです。心は最も無知な存在です。悪い心を持っていると、自分が苦しみます。問題をつくりだし、純粋無垢なアートマン、存在からずっと離れてしまうのです。

美しい心と一緒ならば、愛の力と慈愛の力があなたを神に近づけます。良い心とは純粋な心、何もない空の心、無の心です。何も執着せず、何の欲望もない純粋な心になることができるのです。

人を傷つけず、暴力を振るわない、盗まないこと、悪口を言わないことを実行するのは、本当の愛への道です。真の愛は、真のハートからやってきます。瞑想はハートを開く扉です。ハートは、直接的にアートマン（自我）とパラマアートマン（大我）に通ずる道です。戸が開かれ、そこから悟りへの道を歩むことができます。

心をサレンダーします。それはハートになることです。体や心、知識のエゴを超え、苦しみを超え、人生を平和にするのです。ハートはアヌグラハによってすみやかに開かれ、マインドのカルマが浄化され、心がハートにサレンダーするのです。自己の悟り、神の悟り、至高なる存在の悟り、真の悟りへの扉が開かれるのです。

4 悟りへの道、サマディ

サマディへの修行

サマディの修行は、内側への旅であり、体、心、ブディ、さらに真我、アートマンとなる肉体と心の生まれる前の源泉に還り、すべてを知る旅です。いろいろな対象とワンネスになるサンヤマのレベルがあり、解脱の最高のサマディに至る、セルフリアライゼーションからそれを超え、至高なる存在と一体になります。

まず、あらわれた世界に執着しない、肉体に執着しないという修行を行います。

いたるところに存在する神を感じます。何か自他に対して悪いことをすると、それを悪いことと感じ、反省することが大切です。反省したら浄化をします。自分自身を良いとか悪いとかいうところから距離をもって、執着しないことの修行が必要です。行動する体が執着を起こさないよう、修行します。それぞれのエネルギーの、センターのチャクラを浄め、クンダリーニを目覚めさせていき、やがて体を知り尽くし、体のサマディを得ます。このサマディをヴィタルカサマディと呼びます。

ヴィタルカサマディは肉体のパワーを得て、五つの要素、土、水、火、風、空のエレメントをコントロールします。

さらに体を超えたサマディ、ヴィチャーラサマディがあります。これはいうなれば思いのサマディです。これらのサマディは、真の悟りのステージではありません。神聖な真理は偉大なる科学のプロセスです。成功のためや社会生活のため、心と体を浄化して、完全にしていきます。

体と心の働き、知識（ブディ）と魂はそれぞれ違ったエネルギーであり、働きです。それぞれ違った角度で働きますから、いろいろなステージのサマディがあります。

超能力を得られるのは、最高に体をコントロールして目覚めさせる、ヴィタルカサマディです。綿のように体を軽くしたり、体を重くしたりする能力、小さな鳥のようになって飛んだり、石のように固くしたりします。これらは、サンスクリット語で、アリマ、ガリマ、ラギマ、マヒマというシディ（超能力）です。

アリマは「小さな分子」という意味で、小さなアトムとなり、体を見えなくすることができます。ガリマとは、「大きな」という意味で、小さな虫になる力を得て、大きくなるシディです。ラギマは「小さな虫」という意味で、小さな虫になる力です。偉大なパワーが発達します。マヒマとは、「偉大な」という意味です。偉大なパワーが発達して、そのような力を得るのです。

ラーマーヤナに、このパワーを用いている例が紹介されています。ある聖者が、小さな虫になって、部屋の中をチェックする様が描かれているのです。海を渡るのに、ハヌマーン（猿）のヨギは渡れないので、小さな飛ぶ猿になって飛ぼうとします。途中で悪魔がその猿を食べようとするので、次はシディによって小さな虫となって、悪魔の口から入って耳に抜けたのです。ここに紹介した例はヴィタルカヌガマシディといいますが、このようなシディパワーの話がさまざまに伝わっているのです。

ほかにも、思いのシディであるヴィチャーラヌガマシディがあります。これは思いを発達させるシディで、思いのパワーやヤントラのパワー、祝福、ブレッシングのパワー、音のパワーが発達し、思ったことすべてが実現するのです。

ヴィチャーラサマディは心の動きを強めるサマディです。心の思いと一体になることで物事を成就させていきます。

さらに、アーナンダヌガマサマディがあります。

心とブディと体が根源の存在と一体となり、幸福になるサマディです。喜びのシャワーを浴び、天国にいるような感覚をおぼえます。これはとっても幸福なステージなので、ほとんどの聖者はこれを最終の悟りと勘違いしてしまいます。ただし、ここはいまだ、思い込みのワンネスなのです。

そして、アスミタヌガマサマディ、これはエゴが「私はこれだ」となりきることです。エゴのアンカーラと一体になります。すべての他のものと離れるのですが、これもまだ本当の悟りではありません。エゴの悟りです。

順番に、私は体だというステージ、私は心だというステージ、私は神だというステージ、そして、私はアスミタ（エゴ）だというステージになるわけです。このステージにおいて心は純粋ですが、まだ、「私」という大きな執着があります。体が強く、心が強く、喜びが強く、私という意識が強いと、欲望が再び訪れます。そのすべてを超えていかなければなりません。

強いパワーを持っても、良くない方向に用いると危険です。正しく用いなければ、悪い方向に行くのは当然ですね。ヨガ修行をするときは、心の動きにも注意しなければならないのです。そんなとき、導き手であるマスターがいてくれれば、こんなに心強いことはありません。繰り返しマスターが必要だと述べたのはこのためです。

サマディは悪い人の手にいくべきではない

心の思いのパワーや肉体のパワーは、シディパワーが残るサマディです。サンプラギャタサマディといわれています。あるいはサビカルパサマディ、あるいはサビジャサマディともいいます。「サ」は種子があるという意味で、エゴのパワーを理解しないで使ったり、それを超えずにアーナンダの状態にいたりするのは、いまだ完全なるサマディ、完全なるエンライトメントではないのです。エゴは自分を大切にする心であり、他のためにという心がない。そこには愛と慈愛がありません。

インドでタパスといわれる苦行や、多くのヨガパワー、肉体や対象と一体になる、サンヤマ（統制）のパワーを間違って理解した人もいました。ラーマーヤナに説かれている悪魔の集団です。ラーマーヤナには、悪魔を破壊して、良い世の中にする聖者の話が出てきます。肉体と心と知識を、悪魔は間違った悪いことに使ったのです。悪魔は神に反抗し、聖者と知識人に反抗したわけです。そして、世界の人々に問題をつくったのです。悪魔はこの世界を力ずくで乗っ取ったのです。彼の名前はラワナといい、一万年も前の話です。彼のタパスは悟りのためではなく、ただマインドがパワーを得たいためにしたのです。神を信ずるのではなく、心を信じたのです。偉大な哲学者でパンディットであったのです。天国への階段をつくり、肉体を持ってそこへ行きたいと思ったのです。

このようなタイプの人が、稀に世界にあらわれます。歴史の中で、心が浄化されないままシディを身につけ、心のパワーや思いのパワーで働き、間違った行動を起こした人です。マスターのブレッシングを受けて、スピリチュアルなパワーを通しても、エゴの強い彼らの心は変わらず浄められないのです。本人がパワーの思いにとりつかれ、変えたく思わないのです。汚れた心が残ったまま、誤ったパワーを持ったまま、この世界に執着して何度も生まれ変わってくるのです。そうして、次の世も、その次の世も、問題をつくるのです。

こうした人はパワフルで、普通の、一般の人々はとうてい対抗できません。彼らには不思議な力があり、自分は特別な人間だと思っています。彼らを破壊するためには、偉大な人が生まれなければならないのです。あるいは修行でパワフルになった人が必要です。

ですから、それぞれの時代に応じて悪魔を滅ぼすために聖者があらわれました。インドで伝えられるラムやクリシュナ、ブッダ、マハヴィーラといった人たちです。

世界には自分勝手なエゴや間違った考えで力を使う人がいます。それは、タパス、苦行や瞑想、ヨガ、サマディが悪いのではありません。サマディの修行は自分自身を良くするため、世界を良くするために働きます。いつも、世界のために自分の心と行動が良いのかどうかを思うものです。

心が浄化されず、気づきのない無知、我欲のままでは危険です。ヨガや瞑想修行はそれをする動機が大切です。真のサマディの修行は心の浄化のため、執着しない、とらわれない純粋な人になるためのものです。カルマをつくらず無欲になると、サマディが成功します。

アヌグラハをいただき、心を超え、真理に気づき、ハイヤーセルフになるのです。悟った存在になります。多くのサマディに成功したヨギがヒマラヤに住んで、エゴもなく、執着もない自然な生活を送り、世界を助けようとしています。

スピリチュアルパワーや政治のパワー、科学のパワーが正しく用いられれば、世界は変わります。変えてゆくのは瞑想とサマディです。サマディを通してパワーを得ることで、パワーを超えることができるのです。心に気づいていけば、悪いほうに行くことを防げます。心はあなたの魂の支配者にならないのです。

サマディは内側を目覚めさせ覚醒することであり、すべてを深く洞察し、理解できます。常に気づいており、あなたは存在で、真我です。神の分身です。これは神聖な真理を与えます。心と体を超え、それにコントロールされないのです。それの主になるのです。

修行をとらわれの心とともに行うと、まちがった方向に行ってしまいます。心が悪いとすべてが悪くなるからです。自分は心ではないと気づくことです。心に支配されないでください。ヴェガーナンダという聖者は言います。サマディは悪い人の手にいくべきではないと。心を強める修行は時にエゴを強めるので気をつけなければならないのです。

真のマスターによる真のサマディ修行を続けていくと、心を超え、最後にはすべてを超えて何もなくなります。すべての源である宇宙、本質の存在に到達するのです。蓮の花の、千の花びらのベッド、つまりサハスララのベッドに休むのです。私はサマディで心を超え、何もない、カルマのない無種子のサマディ、ニルビジャサマディの体験をし、真のサマディに達したのです。

空（アカーシャ）は何もないということですが、空の中にも五つの微細なエレメントがあります。それは物質の基本の要素です。空は、開かれてゼロであり、境界がなく限界もなく、エレメントがありますが、形がないのです。アストラルな見えない存在で出来ていて、大きさもなく、形もありません。

形のあるものは限界があります。土も水も、火も風も、どんな形のものも、それを超えて空になります。外側のものは常に変化しますが、空は常に空です。源の存在から空が生まれ、風が生まれ、そこから火が生まれ、火から水が生まれ、水から土が生まれ出てくるのです。このプロセスをディセンディングといいます。空は母であり、そこから、風、火、水、土の順に、さらに形のある物質が生まれるのです。

形のあるものから見えないものへの変化をアセンディングといいます。この場合は、土から水、火、風、空のプロセスを経て変化します。宇宙の形のある存在が生まれ出るプロセスと、消滅するプロセスです。

アセンディングは、目に見える世界から見えない世界へのルートになり、集中と瞑想を助けます。最初に目に見えるものと一体となり、それに溶け込み、何もない存在となるわけです。すべてのものの生まれ出るところを知ることができ、真我に還り、さらに超え、至高なる神と一体となり、すべてを悟るのです。

心は根源の存在にサレンダーする

サマディ修行は、最初にサビカルパサマディ、つまり物質や種子のあるサマディ、わずかな心があるサマディとなり、さらに瞑想をすすめて、ニルビカルパサマディ、種子のない、何もないサマディになるのです。最初は自分の中のすべての物質の要素となり、次にそれに溶け込むのです。

その過程でまず土になり、土を知り尽くし、そのパワーを得ます。土が少なくなり、水があらわれ流れると土が消え、水が残ります。さらにすすめると火となり、やがて風となります。風がさらに空に消えていき、空の中にすべてのエレメント、要素があります。これらはグナという物質の性質をあらわすものです。

そして空は無に変容します。純粋なサットバ（真理）です。それは創造のパワーです。

ひとつの神に千八の名前があり、それぞれのサマディ修行があります。サマディは最高の目的に達することで、すべてそれが生まれる源に連れて行くのです。ヴィシュヌは千八の名前があり、シヴァ神も千八の名前があります。ブラフマ神とかヴィシュヌ神とか、いろいろに呼ばれているこれらは、すべてベーダーンタの考えであり、エネルギーです。それぞれのクオリティのエネルギーがあるわけです。

サマディで真我になり、純粋な空となり、無になり、ナッシングネスになるのです。すべての源です。それははじまりであり、終わりなのです。

自分が体を持ち、心を持った存在であったとき、そこには平和がありません。多くの人々が住んで、多くの家がありますが、すべて限界の中に住んでいます。大きな家に住む人、小さな家に住む人、誰もが全部を満たすことはできません。物質の世界に住むのは欲望です。決して満たされることがない苦しみの世界なのです。

体にも限界があります。体は小宇宙ですが、その内側に限界があります。内側にはプラーナの体や感情の体、心の体、理知の体、感覚の体があり、それぞれ人によってどこに多く住むかは違ってきます。それらがバランス良くスムーズに有効に機能する平和を願っています。それらを浄め、執着せず、無心、何もないエンプティネス、ナッシングネス、空に達しなければならないのです。

無心は平和です。その間にすべての要素があり、すべての物質、それぞれの体があり、すきま、ギャップがあります。ギャップは何の動きもなく、空っぽであり、無重力です。

ゼロは最も力強い、根源の無重力地帯なのです。小宇宙のすべてをコントロールする源なのです。その外側にはいろいろな動きがあります。光があり、創造のエネルギーがあります。バイブレーションがあり、常に変化していて形がありません。そのエネルギーは大宇宙の中でも、星、惑星の間を渦巻き、円を描いて、それぞれがお互いにバランスを取って存在しています。

この現象は体の内側のギャップでも起こっているのです。このシステムはエネルギーをつくりだし、電気的なエネルギーや電磁気的エネルギーが体の中につくられるのです。体の中にも宇宙があり、多くの星があり、川があり、海があります。内側は生きるためにお互いに戦い、平和がなく、常に変化して動いています。動きが停止することはありえません。

内側にはふたつの宇宙があります。ひとつは目に見えない大きな宇宙、もうひとつは目に見える宇宙です。それぞれは生きるために苦しみ戦っています。それぞれは同じ存在、神から生まれたのです。宇宙と、個別である人や木々、動物、それぞれのエネルギーにその源があるのです。

体の中には四つのメカニズムがあります。体、そのなかに心、ブディという知識、チッダという純粋な意識、エゴであるアンカーラです。

心には好きとか嫌い、分別する心、批判する心があります。知識はそれに気づいて、理解します。チッダは純粋な心であり、コンシャスネスです。それは体の宇宙のルーツであり、それらのもとに宇宙的心があり、純粋の意識があります。それぞれは強いつながりをもっているのです。

内側の世界で起きることは、外の世界でも起きます。また、外の世界で起きたことは、内側の世界でも起きるのです。これらは自然のプロセスです。それぞれにつながっているシステムがあるのです。自己は創造のエネルギーの源泉ですから、純粋な心、チッダからエネルギーが湧き上がって、内側と外側の世界に向けて、心はどんどん成長していきます。その中にあって、自己、真我は決してそれらにつながらず、執着せず、静かです。真我、アートマンは限界もなく、常に純粋で、何の欲望もない、純粋無垢な存在です。アートマンは、体や心の記憶や知識やエゴによって覆われているので、アートマンにそのすべてが映り、錯覚して苦しみを感ずるのです。


すべての人々は平和を望みます。本当の幸福を望みます。本当の調和を望みます。ですから、心は根源の存在に帰依し、従い、サレンダーするのです。サレンダーとは最も力強い、パワフルな科学なのです。平和な喜びに心がサレンダーすると、そこに喜びが訪れます。喜びでいっぱいになるのです。体、そのなかの心、知識、それぞれは大切なものです。体にパワーは必要であり、心にはブディが必要です。

心は美しい世界に執着し、いつも忙しく、すべては行動的で、常に喜びと痛みを感じます。得ることと失うことを感じ、上がったり下がったりを感じます。プラスとマイナスを感じ、少ないと多いを感じます。生きること、死ぬことを感じ、戦争と平和を感じます。良いエネルギーと悪いエネルギーを感じます。心はまた、いろいろなものを発見し、楽しみ、いろんなテクニックを発見し、文化をつくり、科学を発達させ、美しい世界をつくり、人工的に美しく、きれいに、贅沢な、ゆったりしたものをつくりました。ですが、心は肥大し執着して、こうした世界から自由になることを望みません。それが心の性質です。形のあるものは変化しますから、それに執着している心は常に苦しみを伴います。マインドは常に動き揺れるのです。

ヒマラヤの聖者、シッダーマスターは、これらのバランスを取り、静寂になり、無限のパワーに出合う科学を発見したのです。本当にバランスのとれた人生は、ヒマラヤの秘教ヨガとサマディによって到達できるのです。

ヴェーダの世界、知恵の言葉、真理の言葉は、サマディヨギのサマディから得られたものです。それは、愛と慈愛にエゴがサレンダーする道なのです。体と心には平和が必要です。ブディにはリラックスが必要です。そして、アートマンには自由が必要なのです。

体のしくみと宇宙のしくみはつながっています。人間は自然をコントロールし、自然の波動を乱し、自然を破壊し、戦っていますが、同じことが体にも起きています。体と心のどこにでも苦しみがあり、戦い、混乱があります。ですがもし人がサマディを得て、平和と静寂と、リラックスする心を持つことができるなら、宇宙全体がサマディを持ち、リラックスすることができ、平和になるのです。

マインドのサマディは社会に成功をもたらす心の満足のサマディで、すべての感覚の動きをストップさせ、心を海のように満たすのです。それは、良い悪いを超え、痛み、喜びを超え、ただ海のような大きな心になるのです。すべては平等になります。

心は感覚とともに体に執着しています。感覚は肉体の感覚器官に執着しているからです。いろんな文化、習慣や、しきたり、社会で成長したそれらの要素が、人の心に影響を与えています。すべての体験が心の中に記憶として蓄積され、心を不自由にしているのです。

心と体とブディ（知識）は自分自身のエネルギーを持っておらず、それらは本来何の動きもない鈍い存在です。それらの源泉はアートマンなのです。体は心のパワーによって働き、心はブディのパワーで働きます。だからこそ、サマディの修行を体から行って、体のサマディ、心のサマディを経て、自己の悟り、セルフリアライゼーションを体験するのです。あなたは心ではない、体ではない、肉体の感覚ではない、アストラルな、目に見えない微細な感覚ではないことに気づくでしょう。それらのすべてを超えている存在であることに気づき、真我、アートマンを悟るのです。

サマディは、体のシディ（超能力）、心のシディを体験し、さらに神秘の意識を体験する、内なる世界の旅であり、すべてのシディを持ちながらそれに目覚め、それを超えています。プロセスの一つひとつを体験し、超えて、サット・チット・アーナンダ（真理と純粋意識と喜び）という祝福に満たされるのです。さらには神の悟り、すべてを超えたナッシングネス、至高なる神に達するのです。すべての感覚器官をコントロールし、時空を超え、死を超えて帰ってくる究極の境地です。

サマディを行う者は、いっさいの苦しみを脱して、喜びと愛とパワーと知恵が満ち、さらにはそれをも超えて、ムクシャ、ケーヴァラヤ、ニルバーナのステージになるのです。そしてそこから還り、宇宙心を持ち、パワーが発達し、世界の人々を助け、クリエイティブなことができるのです。人々を目覚めさせ、理解させることができる力を持ったのです。アヌグラハを与えることができるようになります。サマディはアヌグラハ、至高なる存在のグレイスそのものなのです。

本来サマディへの道は、特別なカルマの持ち主のみにチャンスが与えられるものでした。しかし今は、自然が失われ、ストレス社会、欲望の社会で、すべてが混乱し、人々が苦しんでいます。多くの人々を一刻も早く救われなければならないときです。時代も進歩し、サマディへの道も進歩しました。私はすみやかに皆さんが救われますようにと神に願い、神はその願いに応えてくれました。そして神の愛により、ヒマラヤ聖者、シッダーマスターの悟りのエネルギーが、サマディパワーが橋となって、それを願うすべての人にアヌグラハが与えられる、サマディへの道が開かれたのです。すみやかに苦しみなく真の幸福になり悟る道が示されているのです。

第7章

現代インドのヨガと瞑想

1　インドにおける神の存在とは

「クンムメラ」は、インド最大の平和の祭典

インドでは古来、真のサマディは人の意識の進化の最高の境地とされ、それをなす人を「サマディマスター」あるいは「シッダーマスター」として尊び、愛し、神になった人、神として祈ります。サマディのパワーとサンカルパは、人類の心に働きかけることにより、人々をクリエイティブに、幸福にし、地球の環境浄化をはかり、世界平和に寄与していくのです。

人々は常に、偉大なる聖者のダルシャンを愛し、どこからどこへでも出かけて、特別なブレッシングをいただくのが最も幸運なことと考えています。中でも、公開サマディの場に臨んで、恩恵を直接いただくことは、人生の中で最高の稀有な幸運と考えています。そのため、そうした祭典には、インド全土から、世界中から何十万もの人々が集い、サマディマスターの偉業を讃えるとともに、祝福のブレッシングをいただきます。サマディヨギのサマディのアシュルバードをシャワーのようにいただくことで、心身やカルマが浄められ、一瞬にして心が幸福になるのです。

聖者が集まる祭典の中で、数千年の歴史を持ち、インド最大の国家的平和の祭典といわれ、世界のスピリチュアルなフェスティバルが「クンムメラ」です。それは、仏陀以前の古代から続いていると言われており、インドの聖なる川の出合うところにある、ハリドワール、アラハバード、

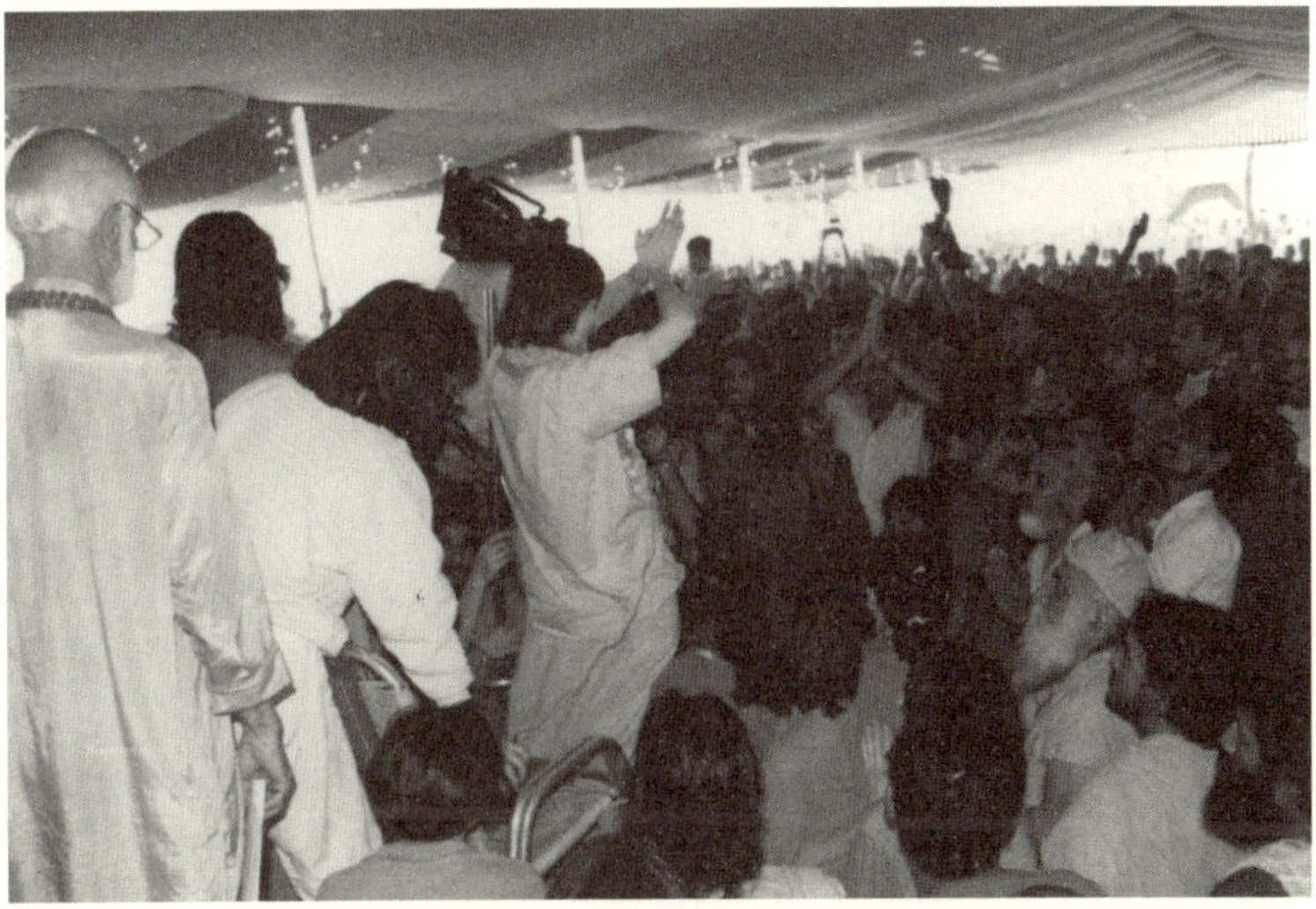

クンムメラでのブレッシング

ナシーク、ウジェインの四大聖地で、十二年に一度、一カ月以上にわたって行われます。クンムメラにはインド中の聖者、サドゥ（修行者）が集まってきて、聖者の行進や聖なる川での大沐浴が行われます。多くのスピリチュアルマスターはテントを構え、祝福と平和のメッセージを直接いただこうと、ダルシャンのためにインド中から多くの人々が集まります。サドゥや巡礼者がのべ八千万人も集う、まさしく世紀の祭典となります。

サドゥは、クンムメラのときには、いっせいにヒマラヤの奥地やインド中から集まってきます。このクンムメラで、私は世界の平和のための公開サマディを行いました。インドの各地やクンムメラの聖地、ウジェイン、アラハバード、ハリドワールでも行ってきました。

二〇〇一年にアラハバードで開催されたマハ

ー・クンムメラは、特に盛大なものとなりました。二一世紀はじめてのクンムメラであるとともに、十二年に一回のクンムメラは、宇宙の惑星、木星と月と太陽と地球のエネルギーが強く影響するときであり、さらにその循環の十二度目、すなわち百四十四年に一度の、最もそのパワーが強く、人々を祝福する大祭となったからです。

ダライ・ラマをはじめ、ポール・マッカートニーやマドンナなどもこのクンムメラに訪れました。そこでの公開サマディはとても強力なものとなり、人々を祝福しました。

そして、このマハー・クンムメラで、私は外国人でありながら、聖者の中から特に選ばれ「シュリーマ・マハ・マンドレシュワリ（偉大なる宇宙のマスター）」というスピリチュアルな称号をアカラというインドの聖者の協会からいただくことができたのです。インドにおいても数人しかいないという尊い称号をいただき、インドの中で最も成功した女性の聖者のシンボルとなったのです。

私がサマディを行うまでは、歴史がはじまって以来、外国人で、しかも女性がサマディを行うことはなかったそうです。もちろん一千万人もの出家修行者がいるインドにおいてすら、それは数百年に一人到達できるかどうかという、困難で、非常に高度なステージです。

それを、外国人の女性が成し得たということは、特に男性優位の階層社会であるインドにおいては、まさに奇跡的なことだったに違いありません。

ヨガによって完全な心と体を取り戻す

インドは、ヨガ発祥の地です。本来ヨガとは、心と体と魂を磨き、調和をはかり、セルフ、自己になり、さらに至高なる存在、スープリームセルフになる、つまりは神と一体になる具体的な修行方法ですが、今では、体のヨガの初歩的なものは、健康を維持していくうえで欠かせないものとしてすっかり大衆化され、ヨガといえばヨガ体操の健康法のみを意味するほどになっています。インドにおいても健康法としてのヨガがブームです。しかし、こうした初歩的な健康のヨガから悟りのヨガまで、インドでのヨガに向かう姿勢は、ヨガの偉大さを知り、その奥には自己の真理と神の真理があることを知り、神に出会う道、真理への道として、常に尊敬を持ってなされていて、信仰的です。

先にも触れましたが、インドの人たちは、神さまに会いたいという気持ちがとにかく強い民族です。小さいときから神を慕って、祈りを捧げ続け、加護と力をいただいて生きています。そのような環境で育つため、神に出会いたいという気持ちがどの民族よりも強くあるのでしょう。神を愛し、いつかは神に会いたいと思っています。信ずるのみでは満足しないのです。それは最高の喜びと幸福を与えてくれている実際の体験があるからなのです。でもそれは、そう簡単な事ではありません。

神とは何なのでしょう。至高なる存在とは何なのでしょう。私たちにはいろいろな自分の姿がありますが、そのなかに本当に力強い、自分を生かしてくださっている存在があります。それは目には見えませんが、何かしらの力が作用して、力強い自分をつくり出してくれているのを感じたりするでしょう。ガソリンを燃やして車を動かすように、私たちの心も、何かのメカニズムが働いて動いているのです。

心を動かしているものがあります。体を動かしているものがあります。それは私たちの奥深くにあり、それが私たちを生かしめ、動かしてくれています。その存在の力によって、考えたり、話をしたり、感動したりできるのです。その存在がなければ、ご飯を食べたり、寝たりするだけのことさえもできないし、考えることもできない、話をすることもできません。

それは寝ているときも、心臓を動かし、呼吸をさせ、内臓を動かして新陳代謝を行っています。心が休んでいるときも、そのエネルギーは体のシステムを制御し、いつでも心が働けるように用意してあるのです。それが生命エネルギーの根源の存在、真我、あるいは自己、魂なのです。

さらにこの宇宙をつくり出し、すべてのパワーを与えて私たちを生かしめてくれている至高なる存在があります。スピリチュアルな言いかたをすれば、それが存在であり神なのです。私たちは、神という存在から与えられた力によって、この世に生かされています。

至高なる存在はパワーの存在です。科学でいう原子力のようなパワーです。すべてはそこから生まれ発達してきました。すべての宇宙と万物は、至高なる存在、つまりブラフマンによってつくられたのです。

人は、最初は至高なる存在の自然の力により創造が起き、生まれました。今は皆、自分のカルマ（行為）の結果のあらわれによって生まれ、生き、そして死という輪廻を繰り返しています。

サンスカーラという過去生、再誕の記憶、プララブダという、未来を引き起こすカルマの結果を持って生まれ、いろいろな体験をしながら生きています。そして、今にあらわれるカルマの結果、ボガを生きます。自然の力によりこの世界が創造されました。それは自然に起きたのです。神のゲームなのです。

この宇宙に、私たちはいったい何のために生まれてきたのか、食べるために生まれてきたのか、成功していくために、エンジョイするために生まれてきたのかという問いかけが生まれます。スピリチュアルの世界では、この世界が生まれたのは、神の意志であるといいます。宇宙のひとつのプロセスに生かされています。私たちは、宇宙をつくっているその大きな存在、神の意識から分かれたビーイング、存在であり、アートマンであり、そこに物質としてのプラクリティがついて人として生まれたのです。

このもともとの純粋な存在を知るため、悟りを得るため、真我に出会うために生まれてきたのだといえます。人生を成功させるため、世界にチャレンジして、美しい人生を築き、さらには人生の意味を知り、悟りを得てすべてを理解するために生まれてきたのです。それは、自分が実際に変容して真我そのものになり、さらにそれを超えるという体験で悟ることです。

さて、シヴァは最初にサマディを行った神聖な人であり、すべてのスピリチュアルな秘密の教えは、彼から生まれました。彼は妻にすべてのスピリチュアルサイエンスを語りました。そして、ヨガや瞑想が生まれたのです。不死の科学であり、心身、魂を完全にし、悟るための教えです。

ヒマラヤ聖者はそれを修行し、ヒマラヤの秘教としてずっと伝えられてきました。グルから弟子に口伝で伝えられてきたのです。

聖者は、ヨガと瞑想を含むヒマラヤの秘教の神とマスターの特別なブレッシング、アヌグラハと秘法の実践によってサマディを得て、真理に出合い、至高なる存在の神を実際に体験して知るのです。しかしヨガと瞑想をしさえすれば、誰にでも真のサマディが起こるというわけではありません。インドにおいて多くの聖者がサマディを目指し、真理を求め、悟りを求めて修行しており、その修行者は一千万人もいますが、真のサマディはその中のほんのわずかな人しか到達することのできない難しいステージです。

真のサマディのプロセスにおいて、聖者はさまざまなことを経なければなりません。それは、完全な心と体をつくるプロセスとして、どうしても必要なことなのです。

ヨガとは、結ぶという意味であり、愛をもって結ばれ調和を得ます。本質のものに結ばれ、安らぎ、平和を得ます。真理に結ぶ、神と結ぶための実践の哲学です。科学的であり、スピリチュアルサイエンス、人間の科学です。インドにおいてヨガは宗教なのです。人の意識を進化させ、宇宙と自己に調和をもたらし、人を幸福にする真我になる実践の教えです。

苦しみを取り除くには、完全な心と体を取り戻し、真我は何なのかに気づき、本来の自己、アートマンに還っていかなければなりません。人の心と体はもともと完全なものでした。ところが、いつのまにか自分とは違うものをそこにくっつけていった結果、心と体は自分ではないものに翻弄され、エネルギーを消耗し、力を失い、苦しみの中で生き続けています。くっついたものは、思い込みの強い心やこだわり、反対する心のエネルギー、頑固なエゴ、それによるエネルギーの混乱、心の乱れと体の不調和です。そうして至高なる存在から離れてしまった自分から、本来の自己に戻り、至高なる存在と一体となり、真理を知るための修行をするのです。肉体から心、さらに真我に出会う内なる旅の実践です。それぞれを、調和をとって超えていき、創造の源に還り、すべてを知っていく、サマディに入るための教えなのです。

人生最後の沐浴で、汚れを消す

一般にインドでは、修行者は祈りや経典を読んだり、タパス（苦行）やヤジャナや瞑想、信仰を通じて心を浄化し、心の安定を得て、真理を知ろうとし、より至高なる存在に近づこうとします。そのプロセスで多くの恩恵をいただき、幸福になります。そして、その中でもほんの少数の本格的な修行者がサマディを得ていくのです。多くの偉大なる聖者が行ってきたように、心身を浄める方法はいろいろあります。アートマンに出会うセルフリアライゼーション、神に出会うゴッドリアライゼーション、至高なる存在に出会うブラフマンリアライゼーション、自己の真理を知り、宇宙の真理を知ることは、人生最大の目的です。

しかし、インドの修行者にとっても、真の悟りに出合うための必要条件のサマディヨギ、シッダーマスターに会うことはなかなかかなわないことです。こうした行ができる人というのはインドでも限られています。悟りへの道、サマディへの道がアヌグラハによって可能であり、危険な

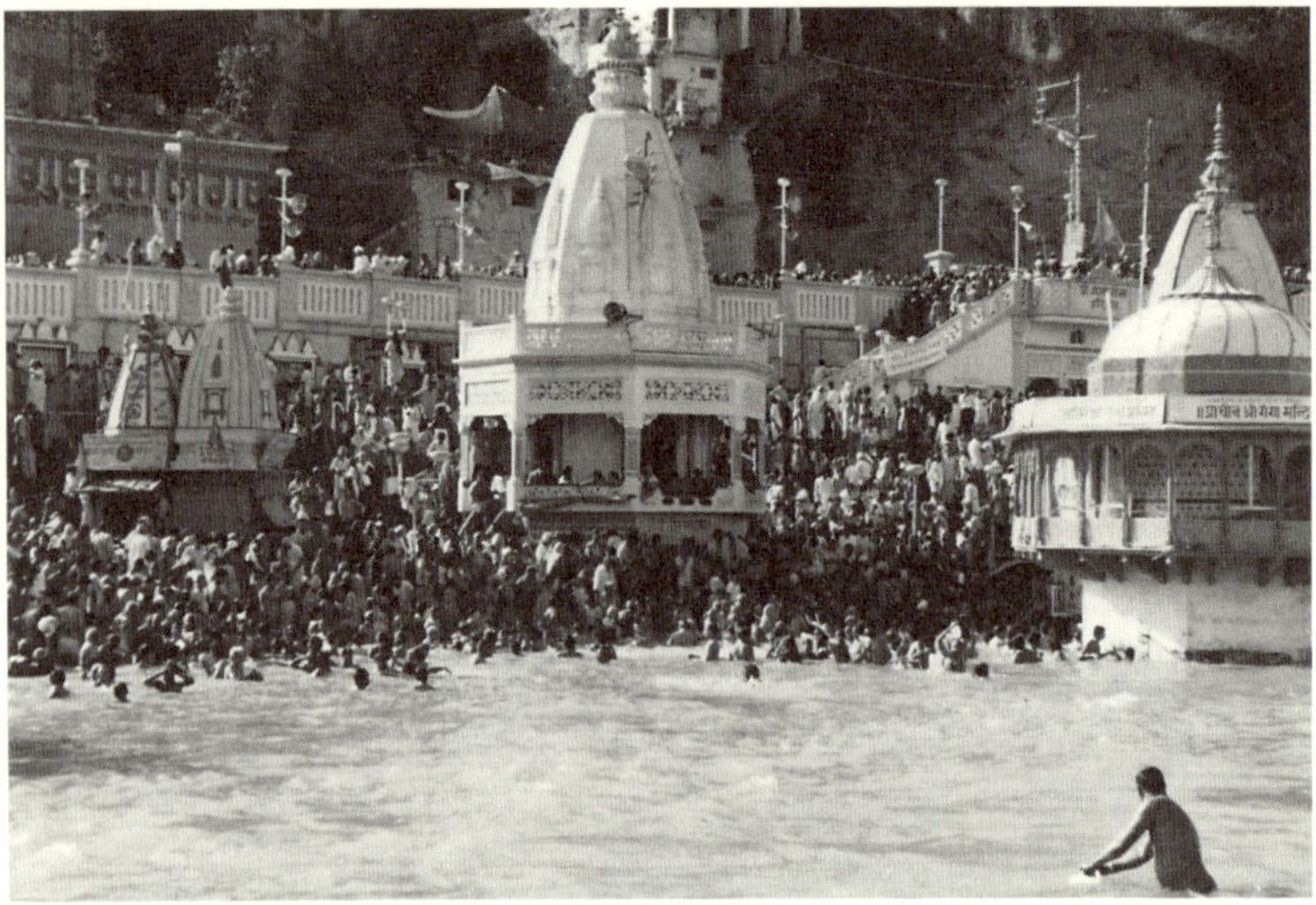

ガンジス川で沐浴する人々

くすすめられることは奇跡的なことなのです。一般の人々は、安全な道をすすみます。愛を強め、神やマスターを愛して、ブレッシングの恩恵をいただき幸福になる道です。信仰の道、献身の道、これをバクティヨガといいます。幸福になるため、神に常に祈りの瞑想を捧げ、信仰し、行為を正し、布施や奉仕の善行を積んで心身を浄めます。さらにヤジャナという火の浄化やガンジス川の水に浸る沐浴によって、自らの汚れを取り除き、優しく清い自分自身を取り戻し、神の恩恵を受けます。

信仰深い人は、沐浴をよくしています。また、多くの人はクンムメラのときなど、年に何回かカルマを浄めるために沐浴をします。特に、人生の最後には、すべてを浄めて死んでいきたいと思い、ガンジス川への巡礼をして、沐浴をします。神への祈りや、ガンジス川の沐浴などの浄めの儀式で懺悔し、すべてを浄めて人生の幕を閉じ、死んでいくのです。人生の最後に、最高の死にかたをしたいと願っているのです。ある意味で、仕事を引退してからも、この、浄めて神に出会うという最高の人生の目標があるということは幸運なことです。最後まで希望を持って豊かな人生を生き抜くことができるからです。私は、そうした彼らの生きかたこそ、本当に豊かな生命のありかたではないかと思っています。

いずれの道も、常に至高なる存在、神を讃え、マスターを愛し、深い信頼を通して神とマスターよりのブレッシングをいただきます。そこには常に個人個人の自己を超えた存在、中心に向かう力があり、パワーと安心と愛が満ちているのです。

インドは、日本人の心のふるさと

あなたにとって、豊かさとはなんでしょうか。たくさんのものに囲まれていれば、人は豊かでしょうか。おいしいものを食べ、素敵なドレスに身を包み、立派な家に住んでいれば人は豊かでしょうか。一生懸命仕事をし、余暇に旅行や遊びやスポーツをして楽しむ生活は本当に豊かな生き方でしょうか。それであなたの心は本当に豊かでしょうか。

豊かさを実感するところは、もちろんあなたの心です。だったら、自分の心がどう感じようが、余計なお世話じゃないかと思われる方もいらっしゃるかもしれません。でも、考えてみてください。本当にあなたの心は豊かでしょうか。深いもので満たされていると言えますか。あなたにとって、本当の価値とは何でしょうか。食べるものがあり、着るものがあり、友だちがたくさんいることでしょうか。お金がたくさんあることでしょうか。才能にあふれていることでしょうか。

外からいくらたくさんのものを与えられても、病気になり、弱ってしまったら、平和でも幸せでもなくなってしまいます。過去からずっと蓄積したストレスで、いつ心身のバランスを崩すかしれません。もしかしたら、家族が、社会が、地球が、バランスを崩すかもしれません。いいえ、これはもしもの話ではなく、すでにあまりにも発達し、忙しく、ものにあふれ、心が発達しすぎて、バランスが崩れ、混乱しています。それに、年をとらない人はいません。だんだん老化し、体も精神の働きも鈍くなっていきます。

ですが、こうした生の中で永遠の生命は確かにあります。それに気づいてほしいのです。本当の平安と知恵を、生命エネルギーをいただいてほしいのです。欲望や執着、混乱が浄化され、バランスが取れ、すべてが解放されたとき、あなたの意識は永遠の生命に気づくはずです。それが悟りです。

インドにはそのヒントがあります。インドは、苦しみから解放され、私たちに真理を教えてくれた仏陀が生まれた国です。目覚ましい技術やモダンな文化発展とともに、強い信仰を持つ宗教の国であり、古くからの伝統的な文化がなお力強く存在している魅力的な国です。

私たち日本人の中には仏教の教えが潜在的に流れていて、社会の中でも、いろいろな形や言動となってあらわれています。あまり自覚がないかもしれませんが、いろいろなことを自然と教えてもらっているのです。だからこそ、日本人の多くが自然にヨガや瞑想に興味を持ち、実践するのではないでしょうか。インドに行くと、心のふるさとに巡り合えたような郷愁を覚えます。インドは心の憧れの国なのです。

自分の外側のものは常に変化し、不安定なものです。それに依存して豊かさを得ていても、いつそれが自分の手元から離れていってしまうか、あてにできない存在です。肉体も年をとり、老化し、病み、美しさを失います。心も常に動いていて、不安定です。それらは皆、本来自分のものではないからです。その自己ではなく変化するものに喜びと幸福を見いだし、執着すること、欲望をもつことは、浅はかであり、無知であり、苦しみをつくり出しているのと同じことです。

ですから、真理に出合うこと、本質に戻ること、目覚めることが急務なのです。仏陀は、菩提樹の下で座禅を組み、悟りの境地を得ました。瞑想をして、サマディを得たわけです。王宮を出て出家し、七年間ヒマラヤの仙人、聖者を訪ね、修行して悟りを得たのです。仏陀は瞑想することで本質に出合い、悟りを得ました。そのための道が、ヒマラヤの教えなのです。

悟りの道は仏陀の時代よりさらに進化しました。アヌグラハヒマラヤサマディプログラムはサイエンス・オブ・エンライトメント、悟りの科学です。アヌグラハの恩恵とクリパの伝授と秘法の瞑想ですみやかに真の自己に気づいていただきたいと心から思います。豊かな人生を送るために、心身の混乱を整え、深くリラックスして、エネルギーを充電し、愛と平和の人に変身し、悟りを得ていただきたいと思います。

2　まわりに影響されない人間になるためのQ&A

（この項ではダルシャンの集いに参加した方々を中心に寄せられたご質問にお答えしていきます）

サマディでは、三人に二人は帰ってこないそうですが…（質問者A）

――グルに会われて、サマディができる許可がいただけるのには、どのくらいの期間があったのでしょうか。ある雑誌に、「素直にサレンダー＝エゴの明け渡しができる」と書かれていましたが、それは、瞑想中に明け渡しができたという感覚なのでしょうか。

サマディについては、マスターの許可が必要です。何かあったとき誰かが見守っていなければなりませんからね。インドにおいては政府の許可も必要です。しかし、どれくらいの期間修行したら許可がもらえるということではありません。私は、ずっと以前から瞑想をしており、心のヨガも最終段階に来ていました。偉大なマスターに出会うこともでき、ヒマラヤで毎年厳しい修行をしていました。サマディを行うというマスターの意志と弟子の意志が最も大切なのです。

サレンダーはエネルギーを受け取ることです。もし、サダグルに出会えるならとてもラッキーなことです。強い信頼を築くことで、サレンダーが自然に起きます。サレンダーは愛の感情のエネルギーです。地球のようになって、空から雨が降って降り注ぐように、それを受け取るのです。

そういった信頼の感覚を持つことです。それは自然に起きるのです。そしてサマディを得て光になるのです。すべてにおいて、瞑想中も、生活においてもということです。マスターを思い、日々の生活でサレンダーができ、迷うことがない状態を確立すること。そうしてはじめてサマディに入るのです。サマディは時間と空間がなくなり、動きがなくなることでもあります。

それは死を超えるということです。そのためには「もうお任せします、体のことはどうなっても心配しません」という気持ちでいないと無理なのです。エゴというのは心の働きですから、欲があったり、恐怖心があったりするとできません。ですから、一般的にいう信頼が必要です。信頼がないと、とてもサマディができないのです。サマディに最も必要とされるものは、神と真の自己とマスターへの信頼です。テクニックや訓練は準備のためのものです。

インドの人々に最初からあり、現在の日本人に一番欠けているのは信仰心です。でも、信仰心、信頼というのは、教えてわかるものではないように思います。そのため、どうしてもテクニックに走ってしまい、理屈が先に立ってしまうのです。

情報を集めてエゴで判断したり、やみくもに目をつむって盲目的に信じることは危険でもあります。それでもなお、情報分析によらず、エゴの判断にもよらず、人知を超えた目に見えない力を信じるということがサレンダーです。

真のヨガ修行の究極に本当のサマディがあります。そのヨガは、その人や他の人を傷つけるものではありません。心と体の変容をし、調和をはかり、平和と愛そのものである真我、アートマンを知ることです。そこに溶け込む、サレンダーするということです。ですから、あなたは、ヨガを自分のエゴを膨らませるために使ってはなりません。自慢したり、超能力をひけらかしたりするなどというところに使うべきでもありません。例え能力があったとしても、そういう道には危険が存在します。

本当のヨガは、エゴを取り、無心になる修行なのです。そして、愛が滲《にじ》み出る修行なので、人を傷つけないのです。エゴを超え、愛をもって人の役に立ちたいという人たちこそに、やっていただきたいものです。パワーにこだわり、パワーを悪用するような人は、やってはいけないのです。

――何かの本で、サマディをやると、三人のうち二人は帰ってこないという話を聞きましたが、本当ですか。先生のサマディのビデオを拝見しますと、入滅から復活された後、ご自身で動かれているようなのですが、サマディに入っている間は完全に意志がないわけですよね。

サマディは死を超えることです。存在になることです。サマディの完全な体験なしに、真のサマディに入るのはとても危険です。帰って来られないからです。

二〇〇四年、ウジェインでのクンムメラでも、行者がサマディを試みました。そのうちのひとりは三十時間後に地下窟をオープンしましたところ、亡くなっていたのです。もう一人はサマディに入る途中でやめて、逃げてしまいました。私はサマディに入って四日目に戻ったわけですが、完全に心身が浄化された状態でないと死を超えることはできません。サマディから戻って来られない人もいます。

古来、多くの聖者がサマディに入ろうとして失敗しました。成功した人には、完全なるマスターからの正しいガイドがありました。昔から今に至るまで、仏陀やシャンカラチャリヤ、ゴラクナート、マチェンダラナート、ハリババ、オッタルババ、スンダナート、パイロットババジ、チャンガデバ他、偉大なる聖者にサマディが起きましたが、私はこれらの人々にサマディの中で出会い、彼らのガイドでサマディを行っているのです。サマディを充分な準備なしに、また、マスターのアヌグラハなしに行うことは、命を落とす危険な行為でもあります。

サマディは死を超え、呼吸もなく、種子のないニルビカルマサマディになり、神とシッダーマスターへの信頼によって与えられる力だけがあり、それでサマディの没入から戻り、帰ってくることができます。

すべてが目覚め、心と体は浄められ一点の曇りもなく、自我になり、さらにそれを超え、神の存在とワンネスとなり、全体になっているので、目覚めた後、体と心に至高なる存在の力はすぐに働き、スムーズに動くことができるのです。

食べないでいれば、普通であれば当然体力も落ちていきます。大切なのは、すべてが完全な状態となることで、エネルギーは何も消耗せず、至高なる存在からの生命力で生かされることです。

オリンピックのマラソン競技で優勝した、あるランナーの話を紹介しましょう。そのランナーは毎日毎日走り続け、準備をするのだそうです。オリンピックでの本番のときは、食事から体調からすべてが整っていたとしても、ちょっとした膝の痛みが起きれば、走り続けることで異常に発展する危険があります。ですから、心の自信と体調のすべてが整わないと、ベストの結果につながらないのだそうです。オリンピックのレースの一瞬の結果のために、四年間すべてをそのために使って練習を積み重ねると言っていました。

このような努力は、結果を最高のものにするためのすべての事柄にいえることだと思います。こうした訓練には、監督とコーチがいて、本人を励まし、環境をつくり、本人はその練習以外のわずらわしさがないようにし、アドバイスをしてくれるのです。オリンピックという晴れの舞台のため、その一瞬のために、四年間たゆまずに努力をし続けていくのです。

悟るためにもこんなシステムがあるといいのですが、日本においては、神とかサマディや悟りと口に出すこともためらってしまうでしょう。私はひそかに息を凝らして、長い間努力に努力をし続け、人に知られずにひそかに修行を続けてきました。その果てに、サマディを得ての心身の解放のあと、人々への苦しみを救うための愛が、パワーが、満ちたのです。何の生命保障もなく、私はただ信じてそれを行いました。

私の味わったような苦しみをさせたくないと思い、私は突破口を見つけました。あなたに示された確かな道をただ信頼して気づきをもって通り抜けていくことで、悟りが得られるチャンスがあります。修行できる環境をつくり、とても楽しく、やさしく、ヒマラヤの修行をすみやかに、効果的に行えるヒマラヤのアヌグラハから生まれたアヌグラハヒマラヤサマディプログラムを用意したのです。超人的な記録に挑み賞賛を得るということではなく、ひとりでも多くの人が、心身を浄化し、変容して苦しみから解放され、平和の人、愛の人になり、生きることを楽にするために、そして苦しみで使っていたエネルギーを、内なる自己変革と自己発見のためのスピリチュアルアドベンチャーへの道のために、愛と平和の人になり、環境を浄化し、人々を救うため、悟りに導くために使っていただきたいのです。世界が平和になるために、世界を愛で満たすために、悟りの魂を増やすのです。

そういう人になったからといって、いつも誰かが褒めてくれるという保証はないし、賞賛もないのですが、内側の喜びと自信、神からの恩恵は限りなくやってきます。物事がわかるという知恵の豊かさ、平和の喜び、愛とパワーの喜びが満ちるのです。人生における真の豊かさのため、サマディのパワーをいただき、アートマサクシャットカール（悟り）を得て、真理を悟っていただきたいのです。

――あらゆるものとひとつになるという実感は、二十四時間いつもあるものですか。

日常はいろいろ雑事に追われますが、サマディの意識は流れ続けています。常に気づきを持ち覚醒しているのです。何の煩悩もありませんから、エネルギーが無駄なく必要な事柄のすべてを見て、瞬時に判断しなければならないときは、その力を活用します。まわりのあらゆるものの本質を感じ、一体となることができるのです。いつも自分自身とともにいて、まわりの現象に惑わされない無心の状態にいることができます。

——日常のルーティンは、人間意識のほうが便利ということですか。

そう、心をうまく使って、その瞬間、その瞬間、必要なことだけを思うわけです。先のことも心配せず、エゴからではなく、無心で瞬間、瞬間を生きていくと、サマディパワーが流れ、空っぽなのに、必要なことがポッポッと出てくるのです。ストレスを生じませんから、サマディヨギは外から見て普通の人と同じようでも内側が違うのです。変容し、心と体を浄化し、それを超え真我となり、さらに至高なる神と一体となった意識は常にあり、目覚めを持って住み、執着をつくらず、カルマを積みません。進化した意識で効率良く意識を使うので、物事を的確にすばやく、楽に行うことができるのです。

——瞑想法を教えていただく場合、どれくらい時間がかかるのでしょうか。また、ひとりでも可能ですか。

瞑想法はアヌグラハ瞑想とよんでいます。悟りを得るためのものであり、そのために心を浄めるものです。入門のサマディ瞑想と並行して各種のアヌグラハやクリパ、その他のヒーリングや瞑想法もそれぞれ順次受け、進化できます。最初のコースは三ヵ年となります。また、エンライトメントリトリートの合宿コースでは、さらに悟りのためのスペシャルアヌグラハ瞑想の秘法を受けることができます。

アヌグラハ瞑想の基本の瞑想法はすぐに伝授を受けられ、はじめることができます。時間のない方は半日か一日、そうでない方は通いの三日間、伝授を行います。もちろんひとりでも可能です。入門のイニシエーションでの浄化とパワーの伝授で、瞑想秘法が伝授され、その日のうちに深い瞑想を体験し、スピリチュアルな瞑想者になります。この基本の瞑想は大変安全でお守りのような役割になり、どなたでも持つことができます。

最初の瞑想秘法の伝授は、アヌグラハグルディクシャと神のグレイスによるパワーと浄化の伝授です。五つの宇宙のエレメントの波動によって浄め、心身と魂の調和をはかり、カルマを浄化し、統合して、変容を促します。マスターを橋として、アヌグラハが流れ、神の恩寵をいただき、アートマン、深い純粋な存在、真我とコンタクトして、スピリチュアルな人に変容するのです。内なるパワーを目覚めさせ、過去生と今生からのネガティブなエネルギーを浄化し、シッダーマスターからのディクシャ（イニシエーション）の伝授によって、すべての問題が浄められ、悟りの潜在性が覚醒します。

さらにサマディ瞑想秘法が伝授されます。深く安らぎ、変容し生まれ変わります。一回で楽になるのです。アヌグラハグルディクシャでまず瞑想の種子をまいておき、その後実践することで、さらに瞑想の体験が深まるのです。

悟りへの道は一人で行うと危険です。悟りのマスターの守りとガイドを受けて、時々進化の状態をチェックし、サポートを受けることで、安心して浄化を進めていけます。

体の浄化と進化、心の浄化と進化、魂の浄化と進化という悟りへの階梯を、過去の聖者の厳しい苦行をして悟っていった道ではなく、シッダーマスターからのパワー、知恵、癒しの伝授ですすめ、楽に効果的なエッセンスのみを受け取ることができます。

アヌグラハシャクティの、最高の知恵から生まれた生命科学、悟りの科学の秘密を提供しています。

瞑想法は、基本を受けて、その後さらに目的別にすすめ効果をあげます。悟りの目的の他、健康づくりが目的でも、成功する目的、心身の不調を良くしたい目的でも、その人に合ったプログラムを提供しています。

瞑想の修行は魂の栄養です。一生実践することが大切です。ヨガのアーサナを習うのにも、一回ではすべてを習うことができません。瞑想も同じです。すべての事柄は、体験を通して学んでいく必要があります。それを極めようとすると時間がかかります。時々センターに通って、気づきや浄化、癒しや成功のための特別講座のグループで修行されると効果的です。

ディクシャでアヌグラハの神のグレイスをいただき、楽に生きて行くことができ、信頼を深めることで、常に愛とパワーの癒しと知恵が与えられるのです。

あわせて順次シッダーマスターのアヌグラハシャクティディクシャを受け、アヌグラハのイニシエーションで、秘法とパワー、知恵の伝授をいただき、すすめていきます。さまざまな心身のレベルを安全にすみやかに目覚めさせ、浄め、深い瞑想ができ、悟りに導かれます。

悟りを目的とすることで、その途上、すべての目的がかなえられていきますから、大きな目的をもって、人生を豊かに生きていってほしいと願っています。

最短のコース、七日間のエンライトメントインテンシブリトリート（合宿）は、ヒマラヤで何年間も修行したような効果があります。それは、基本コースからサマディコースまで、それぞれ七日間で行い、すべてのカルマを浄化し、内なるシャクティ、ギヤン、平和を目覚めさせ、変容します。合宿中、数々のアヌグラハ瞑想とシャクティパットのアヌグラハスペシャルディクシャ、さらにクリパの秘法をいただき、サマディに入っていきます。

大きな癒しと意識の進化が起き、解放され、悟りに向かうことができます。あらゆることが成功に導かれ、生きることが楽になります。時間のない方のために一日コース、三日コースもあります。何かの技術を、ゆっくり時間をかけて習得するということも大切ですが、苦しみを先に引き延ばすよりも、早く解放されることで変容し、生きることを楽にして、真理を悟り、才能を開花させ、多くの人々のために役立ててほしいと願っています。

日本人が、いま最も考えなければならないことは？（質問者B）

――ビデオを見て、インドの方が、日本から来た相川さんを、日本人ではなく、ヨグマタという存在として見ていて、相川さんを中心にインドの方の輪ができていたというか、そういうつながりのようなものが感じられて、びっくりしました。すぐに愛でつながってしまうのですか。

インドに行くと、すぐに無条件の信頼でつながります。愛でつながるわけです。

インドでは、サマディが、人の意識の究極になること、神意識になることだと知っています。サマディヨギ（シッダーヨギ）の本当の意味を理解し、知っています。インドには修行した聖者をたたえる慣習があり、サマディヨギということで絶大な信頼が寄せられます。彼らの信頼の対象となるわけです。それは、国籍や人種を超えた信頼です。

サマディという、梵我一如、真の解脱、真の悟りに到達し、それを証明したわけですから、すぐさま信頼と信仰につながっていくのです。サマディパワーと信頼の愛で、その場にいるだけで愛でいっぱいになります。サマディヨギとともにそこにいるだけで浄化され、アヌグラハの至高なる存在のグレイスをいただき変容が起きるのです。それほどの信頼で結ばれるわけです。

内なる存在につながる橋として、こうしたマスターとの出会いを尊び、その体験の記憶はすべてを信頼に変え、内側を満たし、日々安心をいただいて生きていくことができるのです。インド人の強さと明るさは、こうしたことを通じて内なる存在と真理、神とつながっている強さです。

今、日本でもサマディヨギ、シッダーヨギのダルシャンというかたちで、サマディパワーのアヌグラハを受ける機会があります。さらに苦しみのない純粋な存在につながり、いつも愛と守りをいただき、苦しみのカルマを浄化するために、サマディヨギのシャクティパットが得られるディクシャというエネルギー伝授を橋として、アヌグラハが受けられます。それはサマディを起こしていく悟りへの道です。

――すべての人がそうなのですか。

ほとんどすべての人がそうです。神を愛し、マスターを愛し、その愛にさらに神やマスターのブレッシングが加わって、ポジティブに、安らぎをいただいて生きています。出家の修行者も一般の人も、信仰心は同じです。ただ浄化の仕方が、その人に合ったものになるだけです。一般の人はカルマの浄化として、神を信じることは一番です。さらにすみやかにエゴを浄化するために、自分の大切なものを差し出し、カルマを浄めます。欲望や執着を取り除き、心と体を浄化して救われるために、奉仕と布施を行うのです。近代国家であるアメリカもヨーロッパの国々も、年をとった人はもちろんのこと、若い人もほとんどの人が深いところでは神を信じ安心をいただいています。

日本は、経済が発達して物質的には豊かな国になっていますが、心の中は不安だらけです。心の拠りどころがないからです。なかなか神の存在を理解できず、神を受け入れられません。だからこそ自分自身を信頼し、自分を支える源、存在に戻って、真理を知っていくサマディへの道、セルフリアライゼーションの真理の悟りが大切なのです。贅沢なことに、いきなり最高の道に出合うのです。自分の源に自分を満たす愛があり、心身を支える生命の根源、アートマン、真我を思い出し、実際に出会っていくのです。真我を愛し、信愛を養って、真理の悟りのプロセスで心の支えにつなげていくのです。自己への信頼です。

真我をすみやかに体験していくために悟りのマスター、シッダーマスターのアヌグラハをいただき、サマディ瞑想を行うのです。

よくポジティブ・シンキングといいますが、心をポジティブにしていさえすれば本当に幸せなのかというと、そうではありません。過ちでも自分に都合よく、ポジティブに考えてしまうことだってあるからです。それでは、単に自分に都合のよいポジティブであり、奥深い真理を知っての行動ではありません。ですから、本当の幸せにはなりません。

心は魂ではありません。自分にとって都合のよい心を持って自分を守っているつもりであっても、そのことで、かえって真理への扉が閉ざされてしまい、パワーが届かなくなってしまいます。ですから、そうした都合のよい心、エゴを超えていくことが本質的な成長であり、本質の豊かな人になっていく道なのです。自分は自分はと、自分を強くするエゴの自信ではなく、真我はパラマアートマン、神の存在から生まれ、神は至高なる存在から生まれているのだということ、つまり至高なる存在の神の片鱗に気づき、そこを無条件に愛していく。そうすることで、守りをいただき、かつ、気づきをもって覚醒して自由に安心して生きていくのです。

――日本人は愛を持った信仰を持ち、スピリチュアルになれますか。

日本にはインドから仏教の教えが伝来しました。仏陀は、瞑想しなさい、慈愛を持ちなさい、すべては平等です、といった教えを説かれています。しかし、仏教は日本に来て、人々の心を苦しみから救うという教えより、死んだ人を弔う形で定着したようです。そして仏として身近の死者を思い、神のように祈ります。死んだ人の方が、神を思うより思いやすかったのでしょう。死を恐れ、死者を尊敬し、死を悲しむところから、日本の風土に合ったありかたとして、教えが定着していったのです。

人が死ぬと苦しいし、別れることは辛い、その喪失を受け入れることは大変です。肉体と心に執着し、目に見えるものに執着しているからです。死者を弔うこと、死者の成仏を願うことで、自分の意識を変えていったのです。インドには、生きている人のために、仏陀の慈愛やクリシュナの愛という教えがありますが、日本にはあまり伝わって来ていません。控えめの民族性ゆえか、侘《わ》び寂《さ》びという、どこかしら抑えた、エネルギーの澱《よど》んだ感じをよしとする観念があります。

インド人は気候や風土のためか、素直に明るく無条件に神を信じていて、おおらかな愛の信仰があります。神やマスターを、愛を持って信じ、献身していき、神と一体になっていく、バクティという信仰による悟りの道が多く行われています。もともとある愛を浄め、無条件の愛に高め、強く信ずることで、悟りを目指すのです。

本当の豊かさは自分の中にあるということを、もっと日本の人たちに知っていただきたいのです。日本人は瞑想の気質を持っています。アヌグラハのヒマラヤの教えは内側に気づきを与え、変容して、真我、アートマンに出会って、素晴らしい人になっていく最高の教えです。それは何かに染め上げる洗脳ではありません。人が歩む最高の道、真のサマディへの道、真理に出合う悟りへの道を示しているのです。内側のすべてを覚醒して、愛と知恵とパワーを引き出す教えです。アヌグラハを受け、クリパの伝授を受け、サマディ瞑想を通して修行していくことで、カルマが浄められ、心と体がリラックスします。心が広くなり、自分と他を受け入れ、大きな愛が発生していきます。さらに、至高なる存在が感じられ、尊敬や愛があらわれてくるのです。そこから信頼が生まれてきます。今まで見えなかった存在を感じ、真我への道を示してくれるマスターや、すべてのエネルギーの源泉、至高なる神への信頼が生まれるのです。自分が確かに変わって、楽になった。アヌグラハによって、ヒマラヤの秘教によって変わった。そこには偉大な力があり、また、見えない存在、自分を超えた存在を実感し、信頼が生まれるのです。

インドでは、クンムメラという祭りのときなどに奉仕と布施が行われます。何日も何日も、見返りなど期待しないで、仕事を休んで行われるのです。銀行員も社長さんも弁護士さんも、ありとあらゆる方がやっています。どこか具合が悪いから、満足できていないからと、恩恵を受けに来ているわけではなく、みんな健康で愛にあふれ、自分の家庭や仕事には十分満足しているのに、さらに良いカルマにしたい、功徳を積みたいと奉仕に励むのです。聖者のダルシャンや沐浴とともに、この奉仕と布施の行で、カルマを浄め、幸福になっていきます。

公開サマディの行事も、そうした奉仕と布施の精神が土台にあって催されます。何千食という食事が朝昼晩、人々に無償で施され、もちろんそうした資金や活動は、ボランティアやお布施でまかなわれています。その期間中、人々は神やマスターの祝福を得て、天国のような幸福を体験します。愛が強いからこそできる行事です。こうした伝統は、何万年もかけて培われたものであり、多くの悟りの魂を輩出した文化であり、真理を生きる真の意味を見聞きし、理解しているからなのです。すぐに日本にもこうなってほしいというわけにはいきません。

奉仕は、キリスト教でも教えています。日本でもボランティアという形で浸透しつつあります。ですが、自己の内側を見つめ、自己の内なる存在、神を信じ、そこに捧げる、あるいはすべての神に捧げていく、エゴを落とすための、浄化するというスピリチュアルな動機がない行いは、自己防衛と欲望に走る、エゴが増大するだけの形になっているように感じます。こうした行為が、本当の意味で魂を浄化するボランティアになっていくといいなと思います。深い浄化をすすめ、ストレスを取り除き、真理に気づき、意識の進化をしていくことで、私たちの本質は慈愛にあふれ、知恵があり、自信がある存在であることに気づきます。そして、与え、奉仕することは浄化であり、愛があふれることだと気づくことができます。アヌグラハを受け、瞑想を深め、真理の悟りを目指すことで、本当の愛と慈愛のうねりが日本に広がっていくことでしょう。

――日本人が今最も考えなければならないことは、何でしょうか。

本当に豊かな人生を送るために、自分はいかに生きるべきかを、もう一度考え直してください。ほとんどの人は人生の本当の目的を知らないし、真理を知りません。とらわれのない自由な真我、魂、さらには至高なる存在を知らないのです。海の中で魚を獲ろうとしているように、人生の目的を外に探しています。人生の目的は自分の中にゴールがあるのです。人は真理を知らず、インナーパワーを知らず、それを用いていません。もっと良いつながりを自分自身の中に持つことです。

人はストレスを抱え、先を心配し、不足のみを嘆き、競争社会の中で、愛を失い苦しんでいます。苦しみや不安というのは、どこかがアンバランスなときに発生するものです。自分の中に歪みがあると、心やエネルギーが混乱し、さまざまな否定的心、苦しみが出てきます。何もわからずがむしゃらに生きているうちに、バランスを崩してしまうのです。それが心身の不調和を発生させます。

アンバランスは無知と欲望によって発生します。真我を信じないのです。自分を信じず、他も信頼せず、まわりを気にしています。仕事、家族、子ども、夫、妻、親戚、まわり、日常生活。常にまわりが重要であり、自分のことを何も知らないのです。人は一瞬一瞬死んでいっているのです。

ヒマラヤ秘教は真のヨガや瞑想、真理を知ること、自分がいったい誰であるのかを正しく理解することです。ヨガとはユニオン、結合、調和という意味です。調和があると、そこに愛と平和が生まれます。それは宇宙のすべて、自然界のすべてに調和が取れ、平和を生むのです。まず自己の調和が大切であり、そこからまわりに調和が波及していきます。アヌグラハや、各種アヌグラハ瞑想は、この世界に、社会に調和と平和をすみやかに起こすプログラムです。みんなが本当に調和を取り戻し、苦しみを解放し、愛情深く思いやりある人に成長し、存在そのものが、まわりの人の癒しになっていければ、どんなに素晴らしいでしょう。

アヌグラハの伝授は、本来何生もかかる悟りへの道を縮め、サマディパワー、神、至高なる存在の恩寵で一気にバランスを取り、カルマを浄め、問題を解決し、守りをいただくのです。インナーパワー、内なるパワーを目覚めさせ、平和と調和をつくり、人生に成功をもたらし、真理に出合い、アートマン、真我に出会い、悟りに導きます。生命力がいきいきと息づいて、健康な体、健康な心を得て、自分の存在に満足するのです。悟りは重要です。

　生きることが充実してくると、人を羨むこともなく、何もなくても幸せになれます。それが達成できたとき、そこにあるのは真理の悟りです。本当の喜びだけです。

　昔は自身の不調和の発生を防ぐため、さまざまな決めごと、掟が生活のなかにありました。現代はそうした習慣がない一方、個性を育てる自由がある良さもあります。

　あなた自身を愛し、信頼し、まわりを尊敬し信頼し、すべてを創造する源の存在を信頼し、尊敬を持つことが大切です。エネルギーを奪うエゴという混乱を落とすことができます。信頼がないと常に自分と他を比較し、自分を安心させるためのチェックを行って、優越感を感じたり、変にコンプレックスを感じたり、あるいは人を見下したり、いつも心が自己防衛に働いてしまいます。自己防衛では一時的な安心を得られますが、やがてバランスを崩し、エネルギーを消耗して、真の安らぎから遠いものになっていくのです。

　私たちは皆、存在から生まれた兄弟です。形の違いはあっても、出所は同じです。自分の一時的な安心のみでなく、皆が幸福になることを願いましょう。存在、創造の源、つまり本質につながること、それは偏りのない平和な愛のあるところであり、真理であり、神、または真我につながる中心にいること、信頼につながっていくことであり、本当の安らぎをいただき、力強く生きていくことができるのです。そういう生きかたが必要なのです。それができないと、心は常に不安を抱え、エゴでこわばり、心は曇り、体は疲れ、変に自信過剰でまわりが見えない人になってしまいます。あるいは人の批判に明け暮れる、コンプレックスの塊で終わってしまいかねません。

多くの人は、競争社会の中で常に比較し、批判する心を使い、勝つことを考えてきてしまいました。常に追われる気持ちで先を急ぎ、情報を集めていますが、真理がわかっていません。そこには安らぎがなく、本当の成長がないのです。もう一度素直な心を取り戻すために、心身の調和をはかり、自分を愛することです。

人は自分に満足できないと、お金や地位や名誉を欲したり、他のもので自分を満足させようとします。しかし、それだけでは本当に豊かにはなれません。純粋な存在に実際に出会っていくために、自分の内側の変容の旅、真理に出合う、真我に出会うスピリチュアルな冒険をしていくことが必要なのです。自己のクオリティを高め、神から生まれた分身である、心を超えた、もともとの自己に出会い、そのものになっていくのです。その旅は古来の悟りの道、真のサマディへの道であり、困難を極めた道でした。しかし今やそれが、アヌグラハという悟りの恩恵をいただきながら簡単に起きるのです。

すべての人々にアヌグラハが必要です。苦しみからの救いであり、恐れからの解放です。豊かな人もそうでない人も、子どもも大人も、男性も女性も、政治家もビジネスマンもスポーツマンも公務員も、より良い家族をつくり、より良い社会をつくり、より良い世界をつくるために、誰もが愛をもってクリエイティブに人々を愛し、生きていくために、そして、瞑想修行を通じて、安全にエンライトメントに至るのです。アヌグラハを受けるために、シッダーマスターを橋とする直接のシャクティパットやディクシャのイニシエーションで、アヌグラハを受けながら、瞑想修行と愛行であるクリパ伝授を通して悟ることですべてが満たされ、また、愛の心を海のように大きくして、それをシェアし、すべての人々が満たされていく橋となっていくのです。あなたを橋とした愛のネットワークで世界が平和になるのです。

新約聖書など、頭にはいっぱい詰まってはいるのですが…（質問者C）

宗教は、教義を信じ、心をそのように染め上げ、理想の心をつくり、行動します。一方、瞑想からサマディへの道は、エンライトメント、悟りへの道です。真理に出合うため、自分を純粋な姿に戻すのです。それはゼロになることであり、何かの思想、教義を信じ、そのように振舞ったり思い込んだり、染め上げるのではなく、自分で気づき、真理と真理への道、セルフ、自己を発見する道です。

アヌグラハを受け、各種アヌグラハの瞑想を行じる悟りへの道は宗教を超えたものなので、特定の信仰を持っている人でも大丈夫です。自分を見つめ、自分は一体誰なのか、その答えを探して、悟りへの道を歩み、あなたのなかの真理に、自己に出会っていくというのが瞑想です。実際に本当の自由と愛を知り、確立した人になる修行をしていくのです。

――人間は、よく何かにとらわれるわけですが、キリスト教を信じるというのも、とらわれているということになるのでしょうか。

いいえ、それは愛です。キリストは、十字架に架けられ、復活しました。それはつまり、サマディを得て帰ってきたともいえるでしょう。真理を知ったのです。キリストは砂漠で四十日間修行したと聞きました。悟りの魂のキリストは、愛を説いた偉大なマスター、素晴らしい悟りの人です。偉大な魂が一生懸命に真理の道を歩み、気づき、そして本当の幸せを説いたわけです。死後、キリストは神の子としてあがめられています。イエスについて語られたことや教義は、その方の気づきや弟子の気づきです。その方々がイエスから聞いたり、聞いた人の解釈や体験から生まれたりしたものであり、本当の真理が何なのかは、結局のところ、自分で悟っていかなければわかりません。ただ押し付けられ、それを信仰するのではなく、キリストが悟ってわかった境地を自分もわかろうとする、そのために真理を実際に知る悟りの修行をするのです。

今までは実際に悟りの道を歩み、神を体験する真理を体験することは不可能であるとされ、誰も考えもせずにただ、悟りの魂のキリストや仏陀をあがめていたわけです。しかし、シッダーマスターの恩恵で悟りへの道がガイドされ、いまやそのことを自分で体験できるのです。

ヒマラヤの秘教、アヌグラハヒマラヤサマディプログラムは真理に出合うための実質的な悟りの科学です。真理の科学、人間の科学です。自分の体と心と存在の真理を学ぶ体験の哲学です。自己の内側を浄化し、真理に気づき、豊かな精神をもつことで、豊かな成功をもたらしてくれるのです。そのプロセスで、キリスト教を信じることがとらわれかどうかが自然にわかってくるでしょう。それは愛であるのです。

真理を悟った人は、尊い存在であり、希望の存在です。ですから、キリストのこともいえば、仏陀のこともいうわけです。その方々は真理に気づき悟った純粋な人であり、キリストになり、仏陀になった方々なのです。みんな素晴らしい悟りの存在であり、人々の理想の人であり、地球のバランスを保っています。

あなたの場合、キリストを通して神様に到達していくわけですが、アヌグラハや各種アヌグラハをプラスして実際に至高なる存在、神を知り、自己を知って、真理を知って、キリスト意識を悟っていってください。

キリスト教には、聖書がありますよね。

――はい。新約聖書です。ただ、そういうものが、頭にはいっぱい詰まってはいるのですが、本当に心で悟っているのかといえば、そうではないなあと思ったり…。頭では理解できても、心で理解できていない気がして。それに、お話を聞いても全然身についていないなあと思うのです。

でも、私の話はよくわかったでしょう。キリスト教でいえば、天国と地獄がありますが、私たちの心と体は、苦しいときは地獄みたいなものです。自分の心と体を、サマディ瞑想や気づきと感謝と愛で、生きながらにして天国にしていくわけです。

宗教では、良い行いをすれば、死んでから天国に行くと教えられているわけですが、瞑想修行の準備にも、心と体と言葉の三位一体で、自分を汚さないように、行為を正していく教えがあります。しかも、アヌグラハヒマラヤサマディプログラムでさらに深く自己の内側を浄化し、瞑想修行をすれば、今生にて、生きているうちにすみやかにすべての苦しみから解放され、自分のなかに天国をつくることができるのです。それが、真我に出会い、神の分身である存在になるサマディ、悟りです。キリストも神と一体となり、サマディに入って再び復活したわけです。キリストも瞑想をし、真理を知ったのです。

仏教の創始者である仏陀は、キリストが生まれる五百年前、紀元前五百年頃に生まれています。シヴァは、紀元前五千年です。ヒマラヤ聖者がルーツであるヨガは、それ以前より脈々とその教えが発達し続けたものです。神がヨガをつくり、シヴァが最初のヨガを伝える師となったといいます。その流れをくむヒマラヤの聖者から、仏陀は修行を習いました。心を滅して、真理を知る行は、まさに実践の哲学です。

修行して、至高なる存在に出会っていけばよいのです。そうすることで、自分が一体誰であるのか、聖書の言葉も体験を通じて、どのレベルのことを言っているのかがすべてよくわかるようになるでしょう。

色について

――ところで、先生は、いまとてもきれいな色の洋服を着ていますが、何の色なのですか。

この色はサフランカラーといって、太陽の色です。すべてを平等に照らすので、すべてを平等に見るという意味で、インドではサドゥ（修行者）が着ています。

また、瞑想をしてサマディに入ることは、光になることでもあります。ピュアな自己は光、太陽と同じです。サドゥは光の人になることを目指す人であり、悟った人は光になった人です。それでその色の服を出家の修行者は着ています。

――白というのは、全部合わせた色ですよね。

白は平和のシンボルで、純粋をあらわします。インドでは、白を着るのは在家のスピリチュアルな人や、ブラマチャリヤ（子どものころからスピリチュアルな道に入った独身の修行者）とか、出家していない人でスピリチュアルな活動をしている人たちです。ブラマチャリヤというのは、禁欲とかヴェーダを学ぶ時期を意味しますが、結婚していない人という意味でも使います。純粋な人という意味です。アヌグラハグルディクシャ（イニシエーション・入門の浄化と瞑想伝授）のときは、白い色の洋服を着て、汚れのない心で修行しますという決意を自分自身にあらわしたりします。

タントラの行者さんは、黒を着たり、赤い色を着たりします。赤は、エネルギーの高いことを意味しています。パワーを秘めているということです。破壊という意味もあります。萌える若葉の若草色は愛の色、生命の色です。ハートのセンターの色です。

こういう色を身につけることで、まわりに光の波動を与えていくわけです。色によって心が明るくなったり、暗くなったりしますよね。色は心に影響しますから、静かになりたいときは落ち着いた色を着るとか、そういう工夫ができます。

もし、あなたがある色に対して否定的な思いがあった場合、その色の波動に影響を受けてしまいます。そういう場合は、その色を見ても心が否定的な方向に反応しないよう、トラウマをアヌグラハセッションで消していくことが必要です。それに気づき、見つめていくことでトラウマは消えていきます。

宇宙にもいろいろな波動がありますが、そういったいっさいの波動の影響を受けず、むしろそれを超えていく人になっていただきたいと思います。とらわれず、シャットアウトするのです。星の運行などにもいっさい左右されず、自分の小宇宙を支配していくことです。サマディへのエンライトメントに至る実践は、易などにも作用されず、超えることができます。なぜなら、サマディは全体的になることであり、すべてを知り、すべてのバランスが取れ、何にも変化させられることがなくなるからです。

そのために、まわりのいろいろな波動に影響されることなく、より良いものに変え、世界の平和のために修行をしていくことです。いつも無心でいられるように修行をしていくことが大切なのです。自分自身の根源からの調和がまわりに波及し、まわりを平和にし、バランスの良い状態でいられるように、自分の小宇宙のバランスを取り、まわりに影響されない人になってください。自分のエネルギーを整え、力強くなり、安定した人になることは、それこそが自然環境を浄化し、自然と社会のバランスを取り戻す力となっていくのです。

おわりに

瞑想とは、真我に還ること

今、瞑想やヒーリングが静かなブームを呼んでいます。めまぐるしく移り変わる現代社会の中で、人々は日々の疲れを癒すため、自分自身を取り戻すために、安らげる時間と空間を求めています。それが、人々を瞑想やヒーリングへと向かわせるのでしょう。

いっぽう、病気を治したり、健康維持や増進のためにヨガを学ぼうという人たちも急増しています。そうした人々の中には、ヨガを通して、瞑想へと向かう人も少なくありません。

私は、長い間、瞑想の必要性、ヨガの大切さを訴え続けてきました。

冒頭でも述べましたが、私は、日本ではあまり知られていなかった頃から、生活の一部、自分の一部として瞑想やヨガを実践し、心理療法や各種療法、ヒーリングの調査や研究をし続けてきました。そして、シッダーマスターに出会い、ヒマラヤ秘教の直接のグルディクシャ（イニシエーション）をいただき、ヒマラヤの修行を経て、浄化し、死を超えて、すべてを超え、真理になり、究極のサマディに到達し、生命の科学を知り尽くしました。

毎年、世界平和のため、人々に愛と平和をシェアし、真理を証明するため、公開サマディをインド各地で行ってきました。

さて、私にとって、瞑想やヨガは、生きることそのものでもあります。そして、その体験から、この真のヨガと瞑想のヒマラヤ秘教の最高のエッセンスであるサマディパワーのアヌグラハを分かち与える決意をし、人々の幸福のために伝えています。そして、真理を知る悟りへの道、サマディへの道、エンライトメントをガイドしています。そのトータルなプログラムは、アヌグラハヒマラヤサマディプログラムです。

アヌグラハヒマラヤサマディプログラムは、幸福への導き、時間と空間を超え、真理に出合い、悟りを得る教えであり、すべてを超えた、自由で知恵にあふれ、愛にあふれる人に生まれ変わる方法です。単に知識として手に入れるものではなく、アヌグラハというサマディパワーの特別な神、存在のグレイスを受け、心と体を浄化し、問題を解決し、内なる目覚めをすすめ、すみやかに悟りが起こされていくのです。シンプルに、誰もが社会のなかでヒマラヤの知恵をいただけます。

このプログラムは、健康になるため、美しくなるため、意識を進化させるため、能力を開発するため、超能力を開発するため、真我、アートマンに出会うため、あるいは人生の成功を得るため、人生を豊かにするため、真のサマディを体験するためと、いろいろな目的のすべてに応えられる、サマディの知恵から生まれました。それは体の科学、心の科学、魂の科学です。意識を順次進化させ、すみやかに変容し、エンライトメントを得て、悟っていきます。純粋な意識で、人々がワンネスとなり世界を平和にしていくのです。その人のレベルに応じて順次浄めと秘法の伝授のアヌグラハディクシャという、シッダーマスターのイニシエーション（パワーの伝授とその儀式）を受けて、ハイヤーセルフに達していくのです。そのことで人はすべての苦しみから解放され、自由自在な人となり、どんな願いも実現するようになります。

それらはアヌグラハグルディクシャ（サマディパワー、神の恩寵でサンスカーラやカルマを浄め、深い静寂を体験し、瞑想秘法をいただく）、アヌグラハサンスカーラディクシャ（過去生からの記憶、サンスカーラを浄め、変容する）、アヌグラハシャクティディクシャ（サマディパワーのシャクティパットによってサマディパワーを直接的にいただき、ワンネスになる）、アヌグラハクリヤディクシャ（クンダリーニを目覚めさせ、チャクラを浄化、ヒマラヤクリヤ秘法をいただく）、アヌグラハサンカルパディクシャ（サマディパワーで、すべてを可能にする意志の力を目覚めさせ、変容をいただく）、アヌグラハサマディディクシャ（サマディに導かれる）、アヌグラハヒーリングディクシャ（シッダーマスターのヒーリングのパワーと浄化）、クリパシャクティディクシャ（サマディヨギの恩恵で掛け橋を通して浄化する）です。すべてシッダーマスターより直接に与えられるディクシャです。

体を浄め、心を浄め、五つの感覚を浄め、チャクラを浄め、クンダリーニを目覚めさせ、それぞれの源泉に導かれワンネスとなり、アートマン、真我に達し、悟りを得ていくのです。それが自然にアヌグラハ、至高なる存在のグレイスにより引き起こされるのです。

これは、人々をすみやかに変容させる奇跡の恩恵です。何十年も続いた苦しみから、簡単に変容する真理の力は驚きのひとことです。その力はあなた自身の中にもあり、私はそれを目覚めさせるお手伝いをしているだけなのです。

瞑想が多少ブームになっているとはいえ、まだまだ多くの人々に理解されているわけではありません。信仰の習慣を持つことが少ない日本人にとって、何もせず、目を閉じたままじっと座り続ける瞑想は、現実とかけ離れたイメージがあるようです。

私は、確信をもってお伝えしています。瞑想とは、そしてサマディとは、人間本来の自然な生きかたを体得する最高の道であると。自然は美しくパワフルで、何のとらわれもなく自由で、苦しまず、悩まず、すべてが満ちて深い叡智があり、ただそこにあり、悠然と輝いています。自然はすべてに命を与え、生かしめているのです。

それはアートマン、すべてから自由な真我の姿です。真理です。心を超えて、体を超えて、そこに還っていくことで、新しいすべてを知る、豊かな、自由な、純粋な自分に変容できるのです。もともとの自分は純粋無垢で、自由な、汚れのない自己です。心は自分ではなく、体は自分ではないのです。心と体にカルマ、サンスカーラがあるのです。その真理に気づくのです。それがサマディへの道、エンライトメントへの道、本当の幸福への道です。外への旅ではなく、内側への旅、インナーパワージャーニーで、そのスピリチュアルな冒険で、その真理、もともとの自己に出会えるのです。アヌグラハのパワーで真理、愛と平和になるのです。

自分のすべての現象は、マインド、すなわち心がつくりだしています。マインドの欲望と無知によって、どんどん苦しみをつくり出し、混乱し、人間は本来の輝きを失ってしまっています。そのため、心に気づき、浄化し、心に翻弄されずに、心をコントロールしていけるかが、いかに幸せな人生を送るかの重要なテーマになります。

怒りや悲しみなど否定的な思いを抱いているときには、エネルギーがどんどんロスし、物事がうまく進みません。反対に、楽しく幸せな気持ちでいると、エネルギーは充電されていきます。

誰もがそのことをよくわかっていて、できるだけマイナス思考を止めてプラス思考にしていきたいと思っているはずです。ですが、わかってはいてもうまくいかないのが現実です。そうしたマイナスの思いというのは、生まれたときから潜在意識にインプットされてしまっているため、自動的にどうしても表に出てきてしまうからです。

人の中に、そういう設計図がすでに入ってしまっているために、そうなるように運命づけられているのです。その設計図がサンスカーラです。過去生からの体験の記憶や形成された価値観が、すでに記憶の奥に刻まれ、サンスカーラとしてあります。また、生まれたときからのまわりからの教育による価値観など、すべてがカルマをつくり、サンスカーラの一種でボガとなって、今に影響しています。

ですから、ただ単に普通の生活を送っていたのでは、良い悪いと判断する思いはいつまでたっても消えることはありません。それどころか、ますます増幅してそれらに翻弄され、運命のなすまま苦しむことになってしまいます。そのことを輪廻の輪の中にいるといいます。カルマを繰り返していく状態です。そこから完全に解放されるためには、それを超えた純粋なパワーが必要です。内なるメカニズムの真理を知るマスターの知恵と慈愛が必要なのです。

アヌグラハヒマラヤサマディプログラムは、ヒマラヤ聖者のシッダーマスターから生まれた秘教のエッセンスであり、アヌグラハの至高なる存在、神のパワーが、すみやかに輪廻の輪を外します。一刻も早いサンスカーラとカルマの苦しみからの解放をすすめ、真理に気づかせ、神の分身としての自己に出会わせ、この世界に平和をもたらし、宇宙的愛を満たすプログラムです。

アヌグラハの数々のディクシャと、サマディマスターの恩恵であるクリパシャクティ伝授で内側が目覚め、すみやかなカルマの浄化とバランスが得られ、ワンネスになります。一瞬にして変容し、深い心と体の調和が起き、安らぎの体験をするのです。アヌグラハグルディクシャやアヌグラハクリヤディクシャで、サマディ瞑想をはじめ、音や光の瞑想の伝授を受け、その実践を経て、内側を目覚めさせます。原子力のようなスピリチュアルパワーでストレスを取り除き、パーソナリティを根源から変容させることができます。シンプルで、楽に実践でき、あなたを安らぎと幸せへ導き、あなたは真理になり、真理の自己を悟るのです。

これはすべての人への救いの道です。すべてにパワーを与えている内なる創造の源の存在につながらなければ、日々エゴとストレスの汚れの中で目も開けられず、混乱して生き続けたり、強がりと思い込みの醜い心で、愛のないエゴでつっぱって生き続けるか、浅はかな奢りを持って生き続けるかなのです。アヌグラハによって創造の源泉の存在につながり、それと一体となり、真理を知り、無知から光明の人にすみやかに生まれ変わるのです。アヌグラハの恩恵が安らぎと希望と本当の豊かさをもたらしてくれるのです。

ヒマラヤからのメッセージ

私たちは古来、人間としていかに生きるかという大きなテーマを持って生きてきました。

その答えを得るために、多くの聖者が厳しい修行を行い、偉大なるヒマラヤ聖者となりました。ヒマラヤ聖者たちは、強力なタパス（苦行）を行い、自分自身がマスターであり、自由を楽しんでいます。ときにもっと平和になりたいと思うと、ヒマラヤの奥地でサマディに入り、時空を超えたステージに入っています。彼らはすべての人間のカルマを終え、神聖であり、神のような存在となり、人々の平和を願っています。

私は幸運にも、そうした偉大なるヒマラヤの聖者たちに出会うことができました。それは、本当に稀《まれ》なことです。私の場合は、私の過去生からの縁によってヒマラヤの大聖者ハリババやヒマラヤ聖師団の偉大なる聖者の恩恵を受け、サマディ、涅槃への道を歩き出すことができ、私はいったい誰であるのか、何のために生まれてきたのかという人類最大の質問の答えをいただき、真理を体験し、この現実界に戻ってきたのです。

私たちは、日々の生活に追われ、あたふたと毎日忙しくしています。そういう中にあって、人の内側に深い海のような静けさと愛の満ちた存在があることを、そこからすべてのものを生み出す大きな生命の力があるということを、すっかり忘れてしまっています。体が自分なのではなく、心が自分なのではありません。あなたを支えている創造のエネルギーの源の存在、神があり、それが自分、アートマンです。真理です。純粋で、何の苦しみともつながらない超越した存在なのです。そのことを思い出すことが必要です。

そうした神秘に、誰もが出合えるのです。しかしながら、普通に生きていると、そんなことはわからないので、苦しんだり、暗《ヤミ》があっても、こんなものなのかと思って生きているのです。その暗を、光に変容させていくことを知ってください。それは難しいことではありません。

とはいえ、話を聞いただけでは、変容することも、あなたのパーソナリティを、クオリティをまったく新しく良質なものに変えることもできません。だからといって、私と同じようにヒマラヤへ行って修行をしてくださいというわけにもいきません。というより、そんなことをする必要などないのです。日々の生活の中で、簡単にできることだからです。

その出合いかたを教えてくれるのが、ヒマラヤ聖者、悟りのマスターからの恩恵であるアヌグラハヒマラヤサマディプログラムです。まずアヌグラハグルディクシャで神秘の音をいただきます。光の波動が放出し、それを受けると浄化されて、本来の太陽の光のように輝く自分自身に立ち還っていくことができます。あなたが、その神秘の音の波動を持つと、いつも根源の存在につながって、太陽でいられるようになるのです。これは音の瞑想法です。

また、次の段階での秘法は光の瞑想法です。クリヤディクシャの伝授によるヒマラヤクリヤ秘法の神秘の光のエネルギーは、あなたの中の曇りをすみやかに全部溶かし、若返らせ、光輝く人になります。あなたの体を通し、心を道具として、それを磨くことによって、本来の自分に戻っていくことができるのです。その途中で、さまざまな能力、機能が高まっていきます。アヌグラハヒマラヤサマディプログラムの実践で、あなたの中のごちゃごちゃになったエネルギーは整理され、楽になっていくはずです。

すべてサマディ瞑想とクリヤ瞑想とよびます。アヌグラハ瞑想をすることで、自分のなかに空間が生まれてくるのを感じるはずです。そこから私たちは、物事の全体を見ることができるようになります。物事の全体とは、本当の姿のこと、真理のことです。これまで学んできた知識を頼りにするのではなく、もっと深いレベルの知恵と洞察、真眼から見る本当の姿なのです。

山を登り終えたとき、あなたの中には達成感が生まれます。修行とは、まさに山に登るようなものです。それも、内なる世界のヒマラヤに登ることです。あなたの内側にも山があり、谷があり、川があり、宇宙があります。その内なる宇宙を探索し、すべてのヒマラヤの山々を登り終えたとき、その向こうに、あなたは青い空の広がりを見ることができるでしょう。その瞬間、これまで背負ってきた重い荷物を、あなたはすっかり取り外すことができるのです。

アヌグラハ瞑想は、その内なる世界へ導き、サマディに向かう道標です。

ヒマラヤで修行に励む行者たちは、実際の山々を回りながら、さらに内なる山々をも征服していきます。途中で出合うジャングルは、それぞれの煩悩です。その煩悩を修行で駆逐し、「嫌だ」とか「疲れた」という思いも乗り越え、さまざまなシディを得て、ついに登り終えたとき、そこに訪れるのはサマディであり、時間もなく、空間もなく、今にいて自由な世界です。何にも代えがたい自由と静寂と喜びなのです。

アヌグラハという悟りの恩恵は、何生も何生もかかる厳しい悟りへの道、真理への道に変革を与えました。ヒマラヤの恩恵の直接のブレッシングを私はヒマラヤからサマディを通して運んできました。順次、各種アヌグラハの瞑想や各種アヌグラハクリパを受け、内なるスピリチュアルなセンター、チャクラのセンターを目覚めさせ浄め、クンダリーニを目覚めさせ、浄めます。サンスカーラを浄め、記憶を浄め、カルマを浄め、神経のバランス、エネルギーのバランスを取り、見えないところから浄め、調和をはかることができるのです。

すべてを浄化し、宇宙心を得て、深い静寂とほとばしる愛、さらには光の世界を体験するでしょう。たなびく白い雲が、真っ青な空に溶けていき、ある瞬間、真っ青な空だけになる。至高なる神と出会っていくのです。シッダーマスターを橋としてクリパシャクティ伝授を受けた指導者のクリパのネットワークで、悟りに向かうエネルギーは集合意識のレベルからうねりとなってスピードアップしたのです。

しかし、スピリチュアルな修行は、自分勝手に行ったりすると、スピリチュアルな障害、霊障を発生させてしまうことが多いものです。

本来は、真の悟りを得たマスターのガイドがあって初めて安全に進められる道なのです。人々は、美しくなったり賢くなるために多大な努力を払っていますが、それはたんに外から付け足している作業です。内からの確かな変容ではありません。あなたはもともと賢く美しいのです。あまりにあれこれ頑張ってきたので、埃《ほこり》がついてしまったので、ただそれを思い出すことができないでいるだけです。人は年をとるにつれて、体の各部位の力が弱まり、それとともに元気を失っていきます。

しかし、サマディへの道は不死になる道です。あなたのエネルギーを調え、ひとつとし、細胞の源から細胞をよみがえらせ、若返らせてくれます。あなたの生命の源泉に入っていく道であり、

DNAからも浄め、生まれ変わることができる悟りの道なのです。

確かな何かに生きる意味を見つけようとされているあなたは、これまでもしっかり生きてこられたはずです。そんな自分を褒めてあげてください。サマディへの道、瞑想修行は、人生を豊かにさせ、アートマン、真我になる、さらにそれを超え、すべての真理を知っていくこと、真の人生の目的に出合うことなのです。アヌグラハヒマラヤサマディプログラムはあなたの人生へのご褒美です。日本を変え、世界に平和をもたらすことに貢献する道です。

ヒマラヤの秘教は伝説ですが、それが今、サマディの科学、悟りの科学とともによみがえり、手の届くところにあります。ここに、サイエンス・オブ・エンライトメントという悟りの科学となってあなたの身近にあるのです。サマディ瞑想をはじめとするさまざまな秘法が、ヒマラヤのような静寂の中で、豊かなあなたと出合うのを待っています。

あなたの中の静けさ、神秘に出合っていただきたいのです。神の恩恵、目に見えない大いなる存在からの無限の恩恵をいただくために、容《い》れ物である心と体を空っぽにし、心を癒し、体を癒して、心身のコントロールができるようになってください。

最高の人生の目的は、サマディを通して真我に出会うことです。信頼によって、イニシエーションを受けた日から次から次へと幸運が生じ、常に深く豊かな人生の歩みの発見があります。そして、ついに完全なる人間の完成と完全なる魂の自由を得るのです。

最後に、私からあなたへ、ヒマラヤからの祈りのメッセージを捧げたいと思います。

あなたの右の手と左の手は、いまひとつになります。どうか、あなたの揺れる心、右に行きたい心と左に行きたい心がひとつになって、あなたの魂と一体になり、あなたの中で調和がはかられ、あなたがいったい誰であるのかということが実感でき、還るべきところを発見し、安らぐことができますように。

あなたが素晴らしい存在であることに気づき、内側から愛と感謝が湧き出で、平和が湧き出で、日々の生活がそれらで満たされますように。

あなたがさらなる存在と出会い、あなたの愛とヒマラヤの愛がひとつになり、世界が愛と平和に満たされていきますように。

著者プロフィール

ヨグマタ・相川 圭子（ヨグマタ あいかわ けいこ）

10代のころよりヨガや瞑想を実践。

1972年「相川圭子総合ヨガ健康協会」の創設当初から、全国のヨガクラス（現在、朝日カルチャーセンター・ＮＨＫ文化センター・読売日本テレビ文化センター・池袋コミュニティカレッジ、東急ＢＥ等）を監修指導。同時に、癒しと浄化、能力開発の研究を重ね、1984年に、ヒマラヤの大聖者ハリババに邂逅、師事。ヒマラヤでの幾多の厳しい修行をへて、意識の究極段階「真のサマディ」に到達。

1991年から世界平和の祈りの公開サマディを行い、2007年１月のアラハバードで18回目となる。インド政府、および聖者協会より、世界で二名のみである「サマディマスター」のタイトル、「ヨグマタ」（＝ヨガの母）「現代瞑想の母」の尊称、「シュリーマ・マハ・マンドレシュワリ」（＝偉大なる宇宙のマスター）の称号をいただく。

また、インドにてチャリティ活動を行う一方、日本や欧米各国にて、ヒマラヤンマスターの恩恵のアヌグラハでヒマラヤ秘教の教えと心身の根源からの浄化と調和をすすめ、意識の進化と変容で、愛と平和と悟りの成就をガイドして、この導きを通してブラザーフッドの世界平和をすすめている。

HPアドレス　http://www.science.ne.jp
問い合わせ　tel 03-5773-9870

シッダーマスターが示す　悟りへの道

2006年11月21日　初版第１刷発行
2019年３月15日　初版第６刷発行

著　者　ヨグマタ・相川圭子
発行者　韮澤 潤一郎
発行所　株式会社 たま出版
〒160-0004 東京都新宿区四谷4－28－20
☎03-5369-3051（代表）
http://tamabook.com
振替　00130-5-94804

印刷所　神谷印刷株式会社

©Yogmata Keiko Aikawa 2006 Printed in Japan
乱丁・落丁本はお取り替えいたします。
ISBN978-4-8127-0109-6 C0014